U0281792

重庆市中药饮片炮制规范

（2023年版）

重庆市药品监督管理局　编

重庆大学出版社

图书在版编目（CIP）数据

重庆市中药饮片炮制规范：2023年版/重庆市药品
监督管理局编. -- 重庆：重庆大学出版社，2023.11
ISBN 978-7-5689-4270-6

Ⅰ. ①重… Ⅱ. ①重… Ⅲ. ①饮片—中药炮制学—规
范—重庆 Ⅳ. ①R283.64-65

中国国家版本馆CIP数据核字（2023）第234128号

重庆市中药饮片炮制规范（2023年版）
CHONGQING SHI ZHONGYAO YINPIAN PAOZHI
GUIFAN（2023 NIAN BAN）

重庆市药品监督管理局 编
策划编辑：杨粮菊

责任编辑：陈 力 版式设计：杨粮菊
责任校对：谢 芳 责任印制：张 策

*

重庆大学出版社出版发行
出版人：陈晓阳
社址：重庆市沙坪坝区大学城西路21号
邮编：401331
电话：（023）88617190 88617185
传真：（023）88617186 88617166
网址：http://www.cqup.com.cn
邮箱：fxk@cqup.com.cn（营销中心）
全国新华书店经销
重庆升光电力印务有限公司印刷

*

开本：889 mm×1194 mm 1/16 印张：25.5 字数：811千
2023年11月第1版 2023年11月第1次印刷
ISBN 978-7-5689-4270-6 定价：198.00元

重庆市中药饮片炮制规范

ChongQing Shi ZhongYao YinPian PaoZhi GuiFan

中药饮片

《重庆市中药饮片炮制规范（2023年版）》
编委会

名誉主编：唐英瑜　周隆海

主　　编：陈忠于

执行主编：李小平　熊有明

副 主 编：周祥敏　张　毅　曹纬国　陈绍成　蒋万浪

编委：（排名不分先后）

黎　军	李　玲	郭华安	肖静杰	朱舒兵	刘力萍	左　凯	袁祥慧	石　克
陶慕珂	张正锋	徐小利	冉海琳	郑小平	吴　佳	苏　晶	陈晓虎	程　露
王　慧	汪杨丽	何世新	张　华	张德伟	李洪斌	唐　瑜	杨军宣	赵　燕
李园园	唐地萍	向　蓉	王礼秀	陈开东	廖洪霞	黄祖建	潘宏春	李世友
冷　静	曾博程	王文娟	蒋燕青	潘左侠			

- -

参与单位：

重庆市食品药品检验检测研究院	重庆上药慧远药业有限公司
西南大学	重庆中药饮片厂有限公司
重庆中医药学院	重庆希尔安药业有限公司
重庆第二师范学院	重庆泰尔森制药有限公司
重庆市中医院	重庆康迪药业有限公司
重庆市中药研究院	重庆万力药业有限公司
重庆市药物种植研究所	重庆华奥药业股份有限公司
重庆市万州食品药品检验所	重庆海王生物工程有限公司
重庆市涪陵食品药品检验所	重庆众景中药饮片有限责任公司

重庆市

ChongQing Shi ZhongYao YinPian PaoZhi GuiFan

中药饮片炮制规范

中药饮片

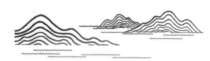

前　言

　　"中医药学凝聚着深邃的哲学智慧和中华民族几千年的健康养生理念及其实践经验,是中国古代科学的瑰宝。"中药饮片是中药材经过炮制后可直接用于中医临床或制剂生产使用的药品,是体现中医药功能主治的物质基础。

　　为加强中药饮片的监督管理,促进饮片炮制工艺与现代生产技术相融合,保障人民群众用药安全有效,根据《中华人民共和国药品管理法》《中华人民共和国中医药法》《重庆市中医药条例》等法律法规,坚持"守正与创新、科学严谨、强化风险管控"原则,在《重庆市炮制规范及标准》(2006年版)的基础上,完成了《重庆市中药饮片炮制规范》(2023年版)(以下简称《规范》)的增修订工作。

　　本《规范》收载了重庆市内生产、经营和使用的中药饮片301个,其中新增170个,修订131个。

　　本《规范》的修订遵循以下宗旨。

　　贴近生产使用需求。针对中药材存在同名异物、同物异名的情况,本《规范》在编制体例上对收载饮片所对应的中药材基原、药用部位、采收时间、产地加工等进行了规定,并明确了药材执行标准;针对同一种中药材经过不同的炮制加工形成的不同的品种,其性味与归经、功能与主治、用法与用量、注意事项等内容所存在的差异,本《规范》以一饮片品规一标准的体例予以收载,以达到清晰、规范和适应临床需求。

　　传承特色炮制技艺。重庆与四川炮制技艺源远流长,共同组成了川派特色炮制技艺。通过对我市和四川省历史上炮制方法与饮片规范的整理和挖掘,以临床应用为导向,本次增订了鳖血柴胡等使用单位急需的特色饮片规范,继承和发扬我市中药饮片炮制技术特色,保障我市名老中医的经验方有据可依,本地药厂的特色中成药有药可配并指导其用药安全。

　　促进地方习用药标准建立。本《规范》依据我市各地区历史用药特点,首次纳入七叶莲、蕨麻、金花茶、炒黄瓜子等饮片规范,以利于我市药用资源的保护、开发和发展。

　　科学收载技术指标。为加强饮片的安全性、有效性和可控性,科学制定质量标准项目,本《规范》在大多数品规中新增了鉴别、检查、浸出物、含量测定等检验项目,制订相应的限度标准,以保障临床用药安全有效。

　　本《规范》是我市中药饮片生产、经营、使用、检验和监督的法定标准。

本《规范》自实施之日起，凡是与本版收载的品规重名的原炮制规范同时废止；本版未收载的品规，仍可执行《重庆市中药饮片炮制规范及标准》（2006年版）（已经公告废止的除外），但应符合《中国药典》相关通则的技术要求。

本《规范》在修订过程中，得到国家药典委员会有关专家的指导以及相关单位的大力支持，在此一并感谢。

编撰中难免有错误和疏漏，欢迎社会各界提出宝贵意见，以利进一步修订与完善。

重庆市药品监督管理局

2023年6月

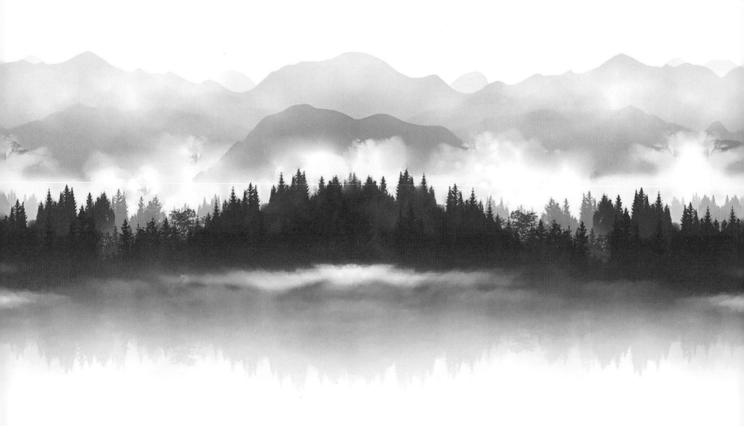

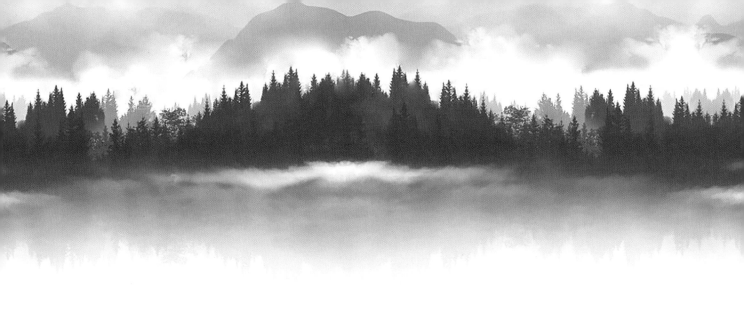

凡　例

　　中药饮片是指在中医药理论指导下，按照中医辨证施治、调剂、制剂等不同需要，以及中药材自身的性质，经净选、切制和炮制等工艺、方法加工处理制成符合一定标准规格的片、丝、块、段等的中药炮制制品，是能适宜调剂、制剂及医生处方需要的药品。

　　《重庆市中药饮片炮制规范（2023年版）》（以下简称《规范》）分为前言、凡例、目录、正文、附录、索引六个部分，共收载中药饮片301个品规。

　　一、各部分描述的主要内容如下：

　　1.前言　概述制定本《规范》的历史渊源、目的、依据及管理办法。

　　2.凡例　解释、制定、执行本《规范》的基本指导原则，并对共性问题给予规定。

　　3.目录　按中药材名称的笔画顺序排列。

　　4.正文　品规项下内容按顺序分列为：（1）标准号；（2）饮片名；（3）炮制；（4）性状；（5）鉴别；（6）检查；（7）浸出物；（8）含量测定；（9）性味与归经；（10）功能与主治；（11）用法与用量；（12）注意；（13）贮藏；（14）附注等项。

　　5.索引　本《规范》为方便查阅，编制了饮片拼音索引（按首字母拼音顺序排列）、饮片标准号索引、拉丁学名索引。

　　二、各项描述原则：

　　1.【药材名】采用药材收载标准中的正名。

　　2.【来源】描述中药材原植（动）物的科名、植（动）物名、拉丁学名、药用部位（矿物药注明类、族、矿石名或岩石名、主要成分）及采收季节和产地加工等。

　　3.【药材收载标准】指该饮片对应的药材执行标准。

　　4.【饮片名】按照重庆用药习惯的名称选定。

　　5.【炮制】概略表述饮片的加工制作方法。

　　各品种炮制项下的完整工艺过程见本规范附录1炮制通则及《国家中药饮片炮制规范》炮制通则。

　　6.【性状】系指中药材炮制后饮片的性状。描述内容有：形状、大小、色泽、表面、质地、断面特征及气味等方面的内容。属多基原的同一种饮片，性状不同者，则先重点描述其中一种，其他种仅分述其主要区别点。

　　在饮片中对叶的表述有"完整叶片"者，系指叶鉴别特征信息的保留。

　　7.【鉴别】系指中药饮片的理化反应、显微、薄层色谱等鉴别。

8.【检查】 系指检查中药饮片中含有并需要控制的物质的方法。

9.【浸出物】 系针对部分中药饮片中的可溶性物质所进行的检测。

10.【含量测定】 系指部分中药饮片中一类成分或某一主要成分的含量测定方法及限量范围。

本《规范》鉴别和含量测定项所用试药、试液均以《中国药典》所载标准为依据。

11.【性味与归经】、【功能与主治】 根据《中国药典》及有关中医药理论和重庆市内中医临床用药经验等文献编写，经有丰富经验的中医药专家审定而成。

12.【用法与用量】 用法除另有规定外，一般均指水煎内服。用量系指成人一日常用剂量。

13.【注意】 系指用药禁忌、药物配伍禁忌等内容。

凡毒性中药，均予特别注明，以起安全警示作用。

14.【贮藏】 系指对中药饮片储藏与保管的基本要求。

15.【附注】 凡须必要说明的其他问题，均在本项内加以注明。

三、其他：

本《规范》所用术语、计量单位、符号、试药、试液及检验方法等及其他未尽事项，除另有规定外，均应按照《中国药典》凡例及通则项下有关规定执行。

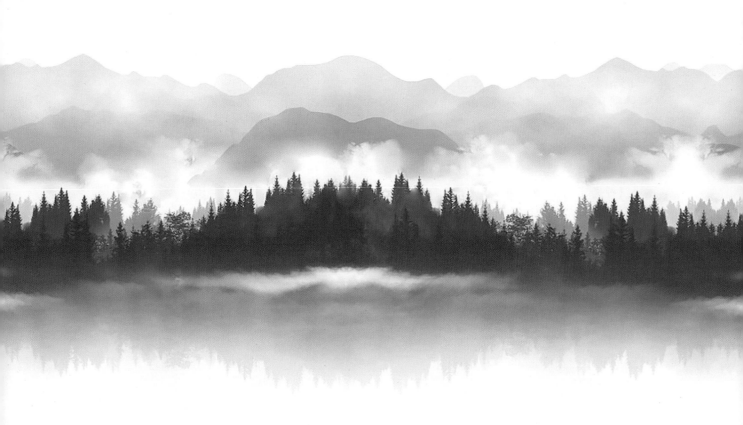

目　录

附　录

索　引

一支箭

Yizhijian

OPHIOGLOSSI HERBA

本品为瓶尔小草科植物尖头瓶尔小草*Ophioglossum pedunculosum* Desv.、狭叶瓶尔小草*Ophioglossum thermale* Kom.的干燥全草。春、夏两季采挖，除去杂质，干燥。

【药材收载标准】《重庆市中药材标准》（2023年版）

DB50/YP102—2023

一支箭

Yizhijian

本品为一支箭的炮制加工品。

【炮制】除去杂质，洗净，切段，干燥。

【性状】本品呈不规则的段，灰绿色至黄绿色。细根直径约1 mm，灰黄色，质脆，断面白色。叶多皱缩卷曲或断碎，完整者展平后卵圆形或披针形，长2～6 cm，宽0.3～2.8 cm，全缘，基部楔形或圆截形。质柔软，难折断。气微，味淡。

【鉴别】本品粉末黄绿色。淀粉粒众多，单粒，圆形或类圆形，脐点裂缝状，长径至15 μm。上表皮细胞呈多角形，有的细胞壁呈浅波状弯曲，下表皮细胞壁呈深波状弯曲，气孔不定式。导管为网纹、环纹或螺纹，直径约30 μm。薄壁细胞类长方形，长径至220 μm，宽至50 μm。

【检查】水分　不得过15.0%（《中国药典》通则0832第二法）。

总灰分　不得过17.0%（《中国药典》通则2302）。

酸不溶性灰分　不得过8.0%（《中国药典》通则2302）。

【浸出物】照醇溶性浸出物测定法（《中国药典》通则2201）项下的热浸法测定，用稀乙醇作为溶剂，不得少于20.0%。

【性味与归经】苦、甘，微寒。归肝经。

【功能与主治】清热解毒，活血祛瘀。用于痈肿疮毒，毒蛇咬伤，烧烫伤，瘀滞腹痛，跌打损伤。

【用法与用量】15～30 g。外用适量。

【贮藏】置通风干燥处。

1

七叶莲

Qiyelian

SCHEFLERAE CAULIS ET FOLIUM

本品为五加科植物鹅掌藤*Schefflera arboricola* Hayata的干燥茎叶。全年均可采收，除去杂质，洗净，可切段，干燥。

【药材收载标准】《重庆市中药材标准》（2023年版）

DB50/YP085—2022

七叶莲

Qiyelian

本品为七叶莲炮制加工品。

【炮制】除去杂质，喷淋，稍润，切片或段，干燥。

【性状】本品为茎叶混合的片或段。茎呈圆柱形，直径0.5～3 cm，表面灰白色至棕褐色，可见纵皱纹。切面黄白色至黄褐色，髓部海绵状或中空。叶多破碎，完整者展平后长卵圆形，先端微尖，基部圆形或略尖，全缘，淡绿色至黄绿色。气微、味淡。

【鉴别】本品粉末为灰白色。石细胞无色，常单个散在或成群，类方形或不规则形，壁厚，有层纹，纹孔明显。晶纤维无色或淡黄色，多散在，两端较平截。导管多见具缘纹孔、网纹及螺纹导管。草酸钙方晶散在，或存在于石细胞中。

【检查】水分　不得过12.0%（《中国药典》通则0832第二法）。

总灰分　不得过8.0%（《中国药典》通则2302）。

【浸出物】照醇溶性浸出物测定法（《中国药典》通则2201）项下的热浸法测定，用稀乙醇作溶剂，不得少于10.0%。

【性味与归经】苦、甘，温。归肝、胃经。

【功能与主治】祛风除湿，活血止痛。用于风湿痹痛，头痛，牙痛，脘腹疼痛，痛经，产后腹痛，跌扑骨折，外伤出血，疮肿。

【用法与用量】9～15 g。外用适量。

【贮藏】置通风干燥处。

九节菖蒲

Jiujiechangpu

RHIZOMA ANEMONES ALTAICAE

本品为毛茛科植物阿尔泰银莲花*Anemone altaica* Fisch. ex C.A Mey.的干燥根茎。夏季采挖，除去泥沙，干燥。

【药材收载标准】《卫生部药品标准》（中药材第一册）

DB50/YP140—2023

九节菖蒲

Jiujiechangpu

本品为九节菖蒲的炮制加工品。

【炮制】除去杂质。

【性状】本品略呈纺锤形，稍弯曲，长1～4 cm，直径3～5 mm。表面棕黄色至暗棕色，具多数半环状突起的节，斜向交互排列，节上可见点状突起的小根痕。质硬脆，易折断，断面较平坦，类白色，粉性，可见淡黄色小点（维管束）6～9个，排列成环。气微，味微酸。

【鉴别】（1）本品粉末黄白色。淀粉粒众多，单粒椭圆形、圆形、卵圆形或半圆形，脐点裂缝状或点状；复粒由2～3分粒组成。表皮细胞侧面观扁平，外壁增厚，表面观多角形，黄棕色，木栓化。厚壁细胞淡黄色，类圆形，壁稍厚，直径约46 μm。网纹导管常见，直径约20 μm。石细胞少见，类圆形。

（2）取本品粉末5 g，加乙醇50 ml，加热回流1 h，放冷，滤过，滤液蒸干，残渣加乙醇1 ml使溶解，作为供试品溶液。另取异阿魏酸对照品，加乙醇制成每1 ml含0.5 mg的溶液，作为对照品溶液。照薄层色谱法（《中国药典》通则0502）试验，吸取上述两种溶液各2 μl，分别点于同一硅胶G薄层板上，以甲苯-乙酸乙酯-甲酸（4：1：0.1）为展开剂，展开，取出，晾干，置紫外光灯下（365 nm）下检视。供试品色谱中，在与对照品色谱相应位置，显相同颜色的荧光斑点。

【检查】水分　不得过15.0%（《中国药典》通则0832第二法）。

总灰分　不得过6.0%（《中国药典》通则2302）。

酸不溶性灰分　不得过3.0%（《中国药典》通则2302）。

【性味与归经】辛，温。归心、肺、胃经。

【功能与主治】开窍化痰，化湿和中。用于痰迷神昏，惊痫癫狂，耳鸣耳聋，胸闷胀满，食欲不振。

【用法与用量】2～6 g。

【贮藏】置通风干燥处，防蛀。

三七

Sanqi

NOTOGINSENG RADIX ET RHIZOMA

本品为五加科植物三七*Panax notoginseng*（Burk.）F. H. Chen的干燥根和根茎。秋季花开前采挖，洗净，分开主根、支根及根茎，干燥。支根习称"筋条"，根茎习称"剪口"。

【药材收载标准】《中国药典》（2020年版一部）

DB50/YP161—2023

三七

Sanqi

本品为三七的炮制加工品。

【炮制】除去杂质。

【性状】本品主根呈类圆锥形或圆柱形，长1～6 cm，直径1～4 cm。表面灰褐色或灰黄色，有断续的纵皱纹和支根痕。顶端有茎痕，周围有瘤状突起。体重，质坚实，断面灰绿色、黄绿色或灰白色，木部微呈放射状排列。气微，味苦回甜。

筋条呈圆柱形或圆锥形，长2～6 cm，上端直径约0.8 cm，下端直径约0.3 cm。

剪口呈不规则的皱缩块状或条状，表面有数个明显的茎痕及环纹，断面中心灰绿色或白色，边缘深绿色或灰色。

【鉴别】（1）本品粉末灰黄色。淀粉粒甚多，单粒圆形、半圆形或圆多角形，直径4～30 μm；复粒由2～10余分粒组成。树脂道碎片含黄色分泌物。梯纹导管、网纹导管及螺纹导管直径15～55 μm。草酸钙簇晶少见，直径50～80 μm。

（2）取本品粉末0.5 g，加水5滴，搅匀，再加以水饱和的正丁醇5 ml，密塞，振摇10 min，放置2 h，离心，取上清液，加3倍量以正丁醇饱和的水，摇匀，放置使分层（必要时离心），取正丁醇层，蒸干，残渣加甲醇1 ml使溶解，作为供试品溶液。另取人参皂苷Rb₁对照品、人参皂苷Re对照品、人参皂苷Rg₁对照品及三七皂苷R₁对照品，加甲醇制成每1 ml各含0.5 mg的混合溶液，作为对照品溶液。照薄层色谱法（《中国药典》通则0502）试验，吸取上述两种溶液各1 μl，分别点于同一硅胶G薄层板上，以三氯甲烷-乙酸乙酯-甲醇-水（15∶40∶22∶10）10 ℃以下放置的下层溶液为展开剂，展开，取出，晾干，喷以硫酸溶液（1→10），在105 ℃加热至斑点显色清晰。供试品色谱中，在与对照品色谱相应的位置上，显相同颜色的斑点；置紫外光灯（365 nm）下检视，显相同颜色的荧光斑点。

【检查】**水分**　不得过14.0%（《中国药典》通则0832第二法）。

总灰分　不得过6.0%（《中国药典》通则2302）。

酸不溶性灰分 不得过3.0%（《中国药典》通则2302）。

【浸出物】照醇溶性浸出物测定法（《中国药典》通则2201）项下的热浸法测定，用甲醇作溶剂，不得少于16.0%。

【含量测定】照高效液相色谱法（《中国药典》通则0512）测定。

色谱条件与系统适应性试验 以十八烷基硅烷键合硅胶为填充剂，以乙腈为流动相A，以水为流动相B，按下表中的规定进行梯度洗脱；检测波长为203 nm。理论板数按三七皂苷R_1峰计算应不低于4 000。

时间/min	流动相A/%	流动相B/%
0～12	19	81
12～60	19→36	81→64

对照品溶液的制备 精密称取人参皂苷Rg_1对照品、人参皂苷Rb_1对照品及三七皂苷R_1对照品适量，加甲醇制成每1 ml含人参皂苷Rg_1 0.4 mg、人参皂苷Rb_1 0.4 mg、三七皂苷R_1 0.1 mg的混合溶液，即得。

供试品溶液的制备 取本品粉末（过四号筛）0.6 g，精密称定，精密加入甲醇50 ml，称定重量，放置过夜，置80 ℃水浴上保持微沸2 h，放冷，再称定重量，用甲醇补足减失的重量，摇匀，滤过，取续滤液，即得。

测定法 分别精密吸取对照品溶液与供试品溶液各10 μl，注入液相色谱仪，测定，即得。

本品按干燥品计算，含人参皂苷Rg_1（$C_{42}H_{72}O_{14}$）、人参皂苷Rb_1（$C_{54}H_{92}O_{23}$）及三七皂苷R_1（$C_{47}H_{80}O_{18}$）的总量不得少于5.0%。

【性味与归经】甘、微苦，温。归肝、胃经。

【功能与主治】散瘀止血，消肿定痛。用于咯血，吐血，衄血，便血，崩漏，外伤出血，胸腹刺痛，跌扑肿痛。

【用法与用量】3～9 g，用时捣碎。外用适量。

【注意】孕妇慎用。

【贮藏】置阴凉干燥处，防蛀。

DB50/YP080—2023

熟三七

Shusanqi

本品为三七的炮制加工品。

【炮制】取净三七，照蒸法（《中国药典》通则0213），蒸2～3 h，干燥。

【性状】本品主根呈类圆锥形或圆柱形，长1～6 cm，直径1～4 cm。表面灰褐色至褐色，有断续的纵皱纹和支根痕。顶端有茎痕，周围有瘤状突起。体重，质坚实，断面褐色至棕色，木部微呈放射状排列。气微，味苦回甜。

筋条呈圆柱形或圆锥形，长2～6 cm，上端直径约0.8 cm，下端直径约0.3 cm。

剪口呈不规则的皱缩块状或条状，表面有数个明显的茎痕及环纹，断面中心褐色、边缘棕色。

【鉴别】（1）本品粉末浅黄色至黄棕色。糊化淀粉粒单粒，呈类圆形、多角形或不规则形；复粒由2～10余分粒组成。树脂道碎片含黄色分泌物。梯纹导管、网纹导管及螺纹导管直径15～55 μm。草酸钙簇晶少见，直径50～80 μm。

（2）取本品粉末0.5 g，加水5滴，搅匀，再加以水饱和的正丁醇5 ml，密塞，振摇10 min，放置2 h，离心，取上清液，加3倍量以正丁醇饱和的水，摇匀，放置使分层（必要时离心），取正丁醇层，蒸干，残渣加甲醇1 ml使溶解，作为供试品溶液。另取人参皂苷Rb$_1$对照品、人参皂苷Re对照品、人参皂苷Rg$_1$对照品及三七皂苷R$_1$对照品，加甲醇制成每1 ml各含0.5 mg的混合溶液，作为对照品溶液。照薄层色谱法（《中国药典》通则0502）试验，吸取上述两种溶液各1 μl，分别点于同一硅胶G薄层板上，以三氯甲烷-乙酸乙酯-甲醇-水（15：40：22：10）10 ℃以下放置的下层溶液为展开剂，展开，取出，晾干，喷以硫酸溶液（1→10），在105 ℃加热至斑点显色清晰。供试品色谱中，在与对照品色谱相应的位置上，显相同颜色的斑点；置紫外光灯（365 nm）下检视，显相同的荧光斑点。

【检查】**水分**　不得过14.0%（《中国药典》通则0832第二法）。

总灰分　不得过5.0%（《中国药典》通则2302）。

酸不溶性灰分　不得过2.0%（《中国药典》通则2302）。

【浸出物】照醇溶性浸出物测定法（《中国药典》通则2201）项下的热浸法测定，用甲醇作溶剂，不得少于16.0%。

【含量测定】照高效液相色谱法（《中国药典》通则0512）测定。

色谱条件与系统适应性试验　以十八烷基硅烷键合硅胶为填充剂；以乙腈为流动相A，以水为流动相B，按下表中的规定进行梯度洗脱；检测波长为203 nm。理论板数按三七皂苷R$_1$峰计算应不低于4 000。

时间/min	流动相A/%	流动相B/%
0～12	19	81
12～60	19→36	81→64

对照品溶液的制备　精密称取人参皂苷Rg$_1$对照品、人参皂苷Rb$_1$对照品及三七皂苷R$_1$对照品适量，加甲醇制成每1 ml含人参皂苷Rg$_1$0.4 mg、人参皂苷Rb$_1$ 0.4 mg、三七皂苷R$_1$0.1 mg的混合溶液，即得。

供试品溶液的制备　取本品粉末（过四号筛）0.6 g，精密称定，精密加入甲醇50 ml，称定重量，放置过夜，置80 ℃水浴上保持微沸2 h，放冷，再称定重量，用甲醇补足减失的重量，摇匀，滤过，取续滤液，即得。

测定法　分别精密吸取对照品溶液与供试品溶液各10 μl，注入液相色谱仪，测定，即得。

本品按干燥品计算，含人参皂苷Rg$_1$（C$_{42}$H$_{72}$O$_{14}$）、人参皂苷Rb$_1$（C$_{54}$H$_{92}$O$_{23}$）及三七皂苷R$_1$（C$_{47}$H$_{80}$O$_{18}$）的总量不得少于4.5%。

【性味与归经】甘、微苦，温。归肝、胃经。

【功能与主治】补血和血，补气，增强免疫。用于贫血，失血虚弱，月经不调，产后恶血不尽，以及肿瘤放化疗引起的气血亏虚诸症。

【用法与用量】3～9 g。

【贮藏】密封。

DB50/YP079—2023

熟三七片

Shusanqipian

本品为三七的炮制加工品。

【炮制】取净三七片，照蒸法（《中国药典》通则0213），蒸2～3 h，切厚片，干燥。

【性状】本品为类圆形或不规则厚片，表面褐色至棕色，角质样，有光泽，质坚硬，易折断，气微，味苦回甜。

【鉴别】（1）本品粉末浅黄色至黄棕色。糊化淀粉粒单粒，呈类圆形、多角形或不规则形；复粒由2～10余分粒组成。树脂道碎片含黄色分泌物。梯纹导管、网纹导管及螺纹导管直径15～55 μm。草酸钙簇晶少见，直径50～80 μm。

（2）取本品粉末0.5 g，加水5滴，搅匀，再加以水饱和的正丁醇5ml，密塞，振摇10 min，放置2 h，离心，取上清液，加3倍量以正丁醇饱和的水，摇匀，放置使分层（必要时离心），取正丁醇层，蒸干，残渣加甲醇1 ml使溶解，作为供试品溶液。另取人参皂苷Rb$_1$对照品、人参皂苷Re对照品、人参皂苷Rg$_1$对照品及三七皂苷R$_1$对照品，加甲醇制成每1 ml各含0.5 mg的混合溶液，作为对照品溶液。照薄层色谱法（《中国药典》通则0502）试验，吸取上述两种溶液各1 μl，分别点于同一硅胶G薄层板上，以三氯甲烷-乙酸乙酯-甲醇-水（15∶40∶22∶10）10 ℃以下放置的下层溶液为展开剂，展开，取出，晾干，喷以硫酸溶液（1→10），在105 ℃加热至斑点显色清晰。供试品色谱中，在与对照品色谱相应的位置上，显相同颜色的斑点；置紫外光灯（365 nm）下检视，显相同的荧光斑点。

【检查】水分　不得过12.0%（《中国药典》通则0832第二法）。

总灰分　不得过5.0%（《中国药典》通则2302）。

酸不溶性灰分　不得过2.0%（《中国药典》通则2302）。

【浸出物】照醇溶性浸出物测定法（《中国药典》通则2201）项下的热浸法测定，用甲醇作溶剂，不得少于16.0%。

【含量测定】照高效液相色谱法（《中国药典》通则0512）测定。

色谱条件与系统适应性试验　以十八烷基硅烷键合硅胶为填充剂；以乙腈为流动相A，以水为流动相B，按下表中的规定进行梯度洗脱；检测波长为203 nm。理论板数按三七皂苷R$_1$峰计算应不低于4 000。

时间/min	流动相A/%	流动相B/%
0～12	19	81
12～60	19→36	81→64

对照品溶液的制备　精密称取人参皂苷Rg$_1$对照品、人参皂苷Rb$_1$对照品及三七皂苷R$_1$对照品适量，加甲醇制成每1 ml含人参皂苷Rg$_1$0.4 mg、人参皂苷Rb$_1$0.4 mg、三七皂苷R$_1$0.1 mg的混合溶液，即得。

供试品溶液的制备　取本品粉末（过四号筛）0.6 g，精密称定，精密加入甲醇50 ml，称定重量，放置过夜，置80 ℃水浴上保持微沸2 h，放冷，再称定重量，用甲醇补足减失的重量，摇匀，滤过，取续滤液，即得。

测定法　分别精密吸取对照品溶液与供试品溶液各10 μl，注入液相色谱仪，测定，即得。

本品按干燥品计算，含人参皂苷Rg$_1$（C$_{42}$H$_{72}$O$_{14}$）、人参皂苷Rb$_1$（C$_{54}$H$_{92}$O$_{23}$）及三七皂苷R$_1$

（$C_{47}H_{80}O_{18}$）的总量不得少于4.5%。

【性味与归经】甘、微苦，温。归肝、胃经。

【功能与主治】补血和血，补气，增强免疫。用于贫血，失血虚弱，月经不调，产后恶血不尽，以及肿瘤放化疗引起的气血亏虚诸症。

【用法与用量】3～9 g。

【贮藏】密封。

三七花

Sanqihua

PANACIS BIPINNATIFIDIS FLOS

本品为五加科植物三七*Panax notoginseng*（Burk.）F. H. Chen的干燥花序。夏季花开放前或初开放时采收，除去杂质，干燥。

【药材收载标准】《重庆市中药材标准》（2023年版）

DB50/YP078—2023

三七花

Sanqihua

本品为三七花的炮制加工品。

【炮制】除去杂质。

【性状】本品呈不规则球形或半球形，直径1～2 cm，外表灰绿色或墨绿色。一端具总花梗，另一端密集众多花蕾。小花梗细短，基部具鳞片状苞片。花萼边缘有5齿裂，花瓣5。气清香，味微苦、甘。

【鉴别】取本品粉末0.5 g，加水1 ml，搅匀，加水饱和的正丁醇20 ml，密塞，振摇10 min，放置30 min，离心，取上清液，加正丁醇饱和的水20 ml洗涤，弃去水液，取正丁醇液蒸干，残渣加甲醇1 ml使溶解，作为供试品溶液。另取人参皂苷Rb$_3$对照品，加甲醇制成1 ml含1 mg的溶液，作为对照品溶液。照薄层色谱法（《中国药典》通则0502）试验，吸取上述两种溶液各2 μl，分别点于同一硅胶G薄层板上，以正丁醇-乙酸乙酯-水（4:1:5）放置分层的上层溶液为展开剂，展开，取出，晾干，喷以10%硫酸乙醇溶液，在105 ℃加热至斑点显色清晰，置紫外光灯（365 nm）下检视。供试品色谱中，在与对照品色谱相应的位置上，显相同颜色的荧光斑点。

【检查】**水分** 不得过15.0%（《中国药典》通则0832第二法）。

总灰分 不得过8.0%（《中国药典》通则2302）。

【浸出物】照醇溶性浸出物测定法（《中国药典》通则2201）项下的热浸法测定，用稀乙醇作溶剂，不得少于35.0%。

【性味与归经】甘、微苦，凉。归肝经。

【功能与主治】清热，平肝，降压。用于头昏，目眩，耳鸣；高血压，急性咽喉炎。

【用法与用量】1～3 g。

【贮藏】置干燥处。

三叶青

Sanyeqing

TETRASTIGMATIS RADIX

本品为葡萄科植物三叶崖爬藤*Tetrastigma hemsleyanum* Diels et Gilg的新鲜或干燥块根。全年均可采挖。鲜用者，除去泥土、须根等杂质；干用者，洗净，干燥。

【药材收载标准】《浙江省中药材标准》（第一册）

DB50/YP162—2023

三叶青

Sanyeqing

本品为三叶青的炮制加工品。

【炮制】除去杂质，洗净，润透，切厚片，干燥。

【性状】本品呈类圆形或不规则形的厚片，直径0.5～4 cm，表面棕红色至棕褐色。切面类白色或粉红色。质坚，粉性。气微，味微甘。

【检查】水分　不得过13.0%（《中国药典》通则0832 第二法）。

【浸出物】照醇溶性浸出物测定法（《中国药典》通则2201）项下的热浸法测定，用70%乙醇作溶剂，不得少于7.5%。

【性味与归经】微苦，平。归肝、肺经。

【功能与主治】清热解毒，消肿止痛，化痰散结，用于小儿高热惊风、百日咳、疮痈痰核、毒蛇咬伤。

【用法与用量】3～6 g。外用适量。

【贮藏】置干燥处，防蛀。

干蟾

Ganchan

BUFO SICCUS

本品为蟾蜍科动物中华大蟾蜍*Bufo bufo gargarizans* Cantor或黑眶蟾蜍*Bufo melanostictus* Schneider的干燥全体。多于夏、秋两季捕捉杀死，除去内脏，洗净，晒干或直接烫死，晒干。

【药材收载标准】《卫生部药品标准》（中药材第一册）

DB50/YP129—2023

制干蟾

Zhiganchan

本品为干蟾的炮制加工品。

【炮制】取净干蟾，照砂炒法（《中国药典》通则0213）炒至微焦黄发泡。

【性状】本品全体拘挛抽皱，纵面有棱角，四足伸缩不一，表面焦黄色，极粗糙，布满大小不等的圆形瘰疣，内表面淡黄色，有泡状突起，可见麻点花纹，可见骨骼和皮膜。质轻而脆。气微腥。

【检查】**水分** 不得过13.0%（《中国药典》通则0832第二法）。

【性味与归经】辛，凉；有毒。归肝，脾，肺经。

【功能与主治】破结，消疳积，行水，解毒，杀虫，定痛。用于疔疮，发背，阴疽瘰疬，水肿，恶疮，小儿疳积。

【用法与用量】1～3 g。外用适量。

【注意】孕妇慎用。

【贮藏】密封，置通风干燥处，防蛀。

土鳖虫（䗪虫）

Tubiechong（Zhechong）

EUPOL YPHAGA STELEOPHAGA

本品为鳖蠊科昆虫地鳖*Eupolyphaga sinensis* Walker或冀地鳖*Steleophaga plancyi*（Boleny）的雌虫干燥体。捕捉后，置沸水中烫死，晒干或烘干。

【药材收载标准】《中国药典》（2020年版一部）

DB50/YP086—2023

炒土鳖虫（炒䗪虫）

Chaotubiechong（Chaozhechong）

本品为土鳖虫（䗪虫）的炮制加工品。

【炮制】取净土鳖虫，照清炒法（《中国药典》通则0213）用文火炒至微焦。

【性状】**地鳖** 本品呈扁平卵形，长1.3～3 cm，宽1.2～2.4 cm。前端较窄，后端较宽，背部紫褐色，具光泽，无翅。前胸背板较发达，盖住头部；腹背板9节，呈覆瓦状排列。腹面红棕色，头部较小，有丝状触角1对，常脱落，胸部有足3对，具细毛和刺。腹部有横环节。质松脆，易碎。气腥臭，略具焦香气，味微咸。

冀地鳖 长2.2～3.7 cm，宽1.4～2.5 cm。背部黑棕色，通常在边缘带有淡黄褐色斑块及黑色小点。

【鉴别】（1）本品粉末灰棕色。体壁碎片深棕色或黄色，表面有不规则纹理，其上着生短粗或细长刚毛，常可见刚毛脱落后的圆形毛窝，直径5～32 μm；刚毛棕黄色或黄色，先端锐尖或钝圆，长12～270 μm，直径10～32 μm，有的具纵直纹理。横纹肌纤维无色或淡黄色，常碎断，有细密横纹，平直或呈微波状，明带较暗带为宽。

（2）取本品粉末1 g，加甲醇25 ml，超声处理30 min，滤过，滤液蒸干，残渣加甲醇5 ml使溶解，作为供试品溶液。另取土鳖虫对照药材1 g，同法制成对照药材溶液。照薄层色谱法（《中国药典》通则0502）试验，吸取上述两种溶液各10 μl，分别点于同一硅胶G薄层板上，以甲苯-二氯甲烷-丙酮（5∶5∶0.5）为展开剂，展开，取出，晾干，置紫外光灯（365 nm）下检视。供试品色谱中，在与对照药材色谱相应的位置上，显相同颜色的荧光斑点；喷以5%香草醛硫酸溶液，在105 ℃加热至斑点显色清晰，显相同颜色的斑点。

【检查】**水分** 不得过8.0%（《中国药典》通则0832第二法）。

总灰分 不得过13.0%（《中国药典》通则2302）。

酸不溶性灰分 不得过5.0%（《中国药典》通则2302）。

黄曲霉毒素 照真菌毒素测定法（《中国药典》通则2351）测定。

取本品粉末（过二号筛）约5 g，精密称定，加入氯化钠3 g，照黄曲霉毒素测定法项下供试品溶液的制备方法，其中，精密量取上清液10 ml，测定，计算，即得。

本品每1 000 g含黄曲霉毒素B_1不得过5 μg，含黄曲霉毒素G_2、黄曲霉毒素G_1、黄曲霉毒素B_2和黄曲霉毒素B_1的总量不得过10 μg。

【浸出物】照水溶性浸出物测定法（《中国药典》通则2201）项下的热浸法测定，不得少于22.0%。

【性味与归经】咸，寒，有小毒。归肝经。

【功能与主治】破血逐瘀，续筋接骨。用于跌打损伤，筋伤骨折，血瘀经闭，产后瘀阻腹痛，癥瘕痞块。

【用法与用量】3～10 g。

【注意】孕妇禁用。

【贮藏】置通风干燥处，防蛀。

大风子

Dafengzi

HYDNOCARPI SEMEN

本品为大风子科植物大风子*Hydnocarpus anthelmintica* Pierre.的干燥成熟种子。4—6月采收成熟果实，取出种子，晒干。

【药材收载标准】《中国药典》（1963年版）

DB50/YP117—2023

大风子

Dafengzi

本品为大风子的炮制加工品。

【炮制】除去杂质。

【性状】本品呈不规则的卵圆形，或多面形，稍有钝棱，长1～3 cm，直径1～2 cm。外皮灰棕色或灰褐色，有细纹，较小的一端有明显的沟纹。种皮厚而坚硬，厚1.5～2 mm，内表面光滑，浅黄色或黄棕色。种仁与皮分离，种仁两瓣，灰白色，有油性，外被1层红棕色或暗紫色薄膜。气微，味淡。

【检查】**水分**　不得过13.0%（《中国药典》通则0832第二法）。

【性味与归经】辛，热，有毒。归肝、脾、肾经。

【功能与主治】祛风燥湿，攻毒杀虫。用于麻风，疥癣，杨梅疮。

【用法与用量】1.5～3 g；用时捣碎。外用适量。

【注意】阴虚血热者、孕妇忌服。

【贮藏】置通风干燥处。

大风子仁

Dafengziren

本品为大风子的炮制加工品。

【炮制】取净大风子，去壳，取仁。

【性状】不规则的卵圆形或多面形，有钝棱，长1~2.5 cm，直径1~2 cm。表面灰棕色至黑棕色，较小的一端有放射沟纹，另一端有珠孔。种皮坚硬，内表面光滑，浅黄色至黄白色。胚乳白色，富脂肪略似蜡质，中央有胚，子叶两片，黄白色，胚根位于较大的一端。

【检查】**水分**　不得过13.0%（《中国药典》通则0832第二法）。

【性味与归经】辛，热，有毒。归肝、脾、肾经。

【功能与主治】祛风燥湿，攻毒杀虫。用于麻风疥癣，杨梅疮。

【用法与用量】1.5~3 g。外用适量。

【注意】阴虚血热者、孕妇忌服。

【贮藏】置通风干燥处，防蛀。

大叶茜草

Dayeqiancao

RUBIAE SCHUMANNIANAE RHIZOMA

本品为茜草科植物大叶茜草*Rubia schumanniana* Pritz.的干燥根茎。春、秋两季采挖，除去须根及泥沙，干燥。

【药材收载标准】《重庆市中药材标准》（2023年版）

DB50/YP031—2022

大叶茜草

Dayeqiancao

本品为大叶茜草的炮制加工品。

【炮制】除去杂质，洗净，润透，切段，干燥。

【性状】本品呈细长圆柱形的段。表面红色或紫红色，有纵沟。质脆易折断，断面平坦，红色。皮层薄，木部较宽，淡红色或黄色。具髓，气微，味微甜。

【鉴别】（1）取本品粉末0.2 g，加乙醚5 ml，振摇数 min，滤过，滤液加氢氧化钠试液1 ml，振摇，静置，分层后，水层显红色；置紫外光灯（365 nm）下观察，醚层显天蓝色荧光。

（2）取本品粉末0.5 g，置锥形瓶中，加甲醇10 ml，超声处理30 min，滤过，滤液浓缩至约1 ml，作为供试品溶液。另取大叶茜草素对照品，加甲醇制成每1 ml含2 mg的溶液，作为对照品溶液。照薄层色谱法（《中国药典》通则0502）试验，吸取上述两种溶液各10 μl，分别点于同一硅胶G薄层板上，以石油醚（60～90 ℃）-丙酮（4∶1）为展开剂，展开，取出，晾干，喷以10%硫酸乙醇溶液，在105 ℃加热至斑点显色清晰。供试品色谱中，在与对照品色谱相应的位置上，显相同颜色的斑点。

【检查】**水分**　不得过14.0%（《中国药典》通则0832第二法）。

总灰分　不得过13.0%（《中国药典》通则2302）。

酸不溶性灰分　不得过5.0%（《中国药典》通则2302）。

【含量测定】照高效液相色谱法（《中国药典》通则0512）测定。

色谱条件与系统适用性试验　以十八烷基硅烷键合硅胶为填充剂；以甲醇-水-四氢呋喃（310∶90∶3）为流动相；检测波长为250 nm。理论板数按大叶茜草素峰计算应不低于4 000。

对照品溶液的制备　精密称取大叶茜草素对照品适量，加甲醇制成每1 ml含80 μg的溶液，即得。

供试品溶液的制备　取本品细粉约0.5 g，精密称定，置具塞锥形瓶中，精密加入甲醇25 ml，称定重量，浸泡过夜，超声处理（功率250 W，频率33 kHz）30 min，放冷，再称定重量，用甲醇补足减失的重量，摇匀，滤过，取续滤液，即得。

测定法 分别精密吸取对照品溶液10 μl与供试品溶液5～10 μl，注入液相色谱仪，测定，即得。

本品按干燥品计算，含大叶茜草素（$C_{17}H_{16}O_4$）不得少于0.15%。

【性味与归经】苦，寒。归肝经。

【功能与主治】凉血，止血，祛瘀，通经。用于吐血，衄血，崩漏出血，外伤出血，经闭瘀阻，关节痹痛，跌扑肿痛。

【用法与用量】6～9 g。

【贮藏】置干燥处。

DB50/YP032—2022

大叶茜草炭

Dayeqiancaotan

本品为大叶茜草的炮制加工品。

【炮制】取大叶茜草段，照清炒法（《中国药典》通则0213）炒至表面焦黑色。

【性状】本品为细长圆柱形的段，表面焦褐色至焦黑色，质松脆。气焦香。

【检查】**总灰分** 不得过15.0%（《中国药典》通则2302）。

不溶性灰分 不得过5.0%（《中国药典》通则2302）。

【性味与归经】苦，寒。归肝经。

【功能与主治】凉血，止血，祛瘀，通经。用于吐血，衄血，崩漏出血，外伤出血，经闭瘀阻，关节痹痛，跌扑肿痛。

【用法与用量】6～9 g。

【贮藏】置干燥处。

大枣

Dazao

JUJUBAE FRUCTUS

本品为鼠李科植物枣 *Ziziphus jujuba* Mill.的干燥成熟果实。秋季果实成熟时采收，晒干。

【药材收载标准】《中国药典》（2020年版一部）

DB50/YP033—2022

大枣肉

Dazaorou

本品为大枣的炮制加工品。

【炮制】除去杂质，去核，干燥。

【性状】本品呈椭圆形或球形。表面暗红色，略带光泽，有不规则皱纹。外果皮薄，中果皮棕黄色或淡褐色，肉质，柔软，富糖性而油润，中空，气微香，味甜。

【鉴别】（1）本品粉末棕色。外果皮棕色至棕红色。表皮细胞表面观类方形、多角形或长方形，胞腔内充满棕红色物，断面观外被较厚角质层。表皮下细胞黄色或黄棕色，类多角形，壁稍厚。草酸钙簇晶（有的碎为砂晶）或方晶较小，存在于中果皮薄壁细胞中。

（2）取本品粉末2 g，加石油醚（60～90 ℃）10 ml，浸泡10 min，超声处理10 min，滤过，弃去石油醚液，药渣晾干，加乙醚20 ml，浸泡1 h，超声处理15 min，滤过，滤液浓缩至2 ml，作为供试品溶液。另取大枣对照药材2 g，同法制成对照药材溶液。再取齐墩果酸对照品、白桦脂酸对照品，加乙醇分别制成每1 ml各含1 mg的溶液，作为对照品溶液。照薄层色谱法（《中国药典》通则0502）试验，吸取供试品溶液和对照药材溶液各10 μl、上述两种对照品溶液各4 μl，分别点于同一硅胶G薄层板上，以甲苯-乙酸乙酯-冰醋酸（14：4：0.5）为展开剂，展开，取出，晾干，喷以10%硫酸乙醇溶液，加热至斑点显色清晰，分别置日光和紫外光灯（365 nm）下检视。供试品色谱中，在与对照药材色谱和对照品色谱相应的位置上，显相同颜色的斑点或荧光斑点。

【检查】**水分** 不得过20.0%（《中国药典》通则0832第二法）。

总灰分 不得过2.0%（《中国药典》通则2302）。

黄曲霉毒素 照黄曲霉毒素测定法（《中国药典》通则2351）测定。

本品每1 000 g含黄曲霉毒素B_1不得过5 μg，黄曲霉毒素G_2、黄曲霉毒素G_1、黄曲霉毒素B_2和黄曲霉毒素B_1的总量不得过10 μg。

【性味与归经】甘，温。归脾、胃、心经。

【功能与主治】补中益气，养血安神。用于脾虚食少，乏力便溏，妇人脏躁。

【用法与用量】6～15 g。

【贮藏】置干燥处，防蛀。

大黄

Dahuang

RHEI RADIX ET RHIZOMA

本品为蓼科植物掌叶大黄*Rheum palmatum* L.、唐古特大黄*Rheum tanguticum* Maxim. ex Balf.或药用大黄*Rheum officinale* Baill.的干燥根和根茎。秋末茎叶枯萎或次春发芽前采挖，除去细根，刮去外皮，切瓣或段，绳穿成串干燥或直接干燥。

【药材收载标准】《中国药典》（2020年版一部）

DB50/YP023—2023

醋大黄

Cudahuang

本品为大黄的炮制加工品。

【炮制】取净大黄片，照醋炙法（《中国药典》通则0213）用文火炒干。

每100 kg大黄片，用米醋15 kg。

【性状】本品呈不规则的厚片。表面深棕黄色，切面较平坦，有的可见散在或排列成环的星点，有的可见焦斑，略有醋气。

【鉴别】取本品粉末0.1 g，加甲醇20 ml，浸泡1 h，滤过，取滤液5 ml，蒸干，残渣加水10 ml使溶解，再加盐酸1 ml，加热回流30 min，立即冷却，用乙醚分2次振摇提取，每次20 ml，合并乙醚液，蒸干，残渣加三氯甲烷1 ml使溶解，作为供试品溶液。另取大黄对照药材0.1 g，同法制成对照药材溶液。再取大黄酸对照品，加甲醇制成每1 ml含1 mg的溶液，作为对照品溶液。照薄层色谱法（《中国药典》通则0502）试验，吸取上述3种溶液各4 μl，分别点于同一以羧甲基纤维素钠为黏合剂的硅胶H薄层板上，以石油醚（30～60 ℃）-甲酸乙酯-甲酸（15：5：1）的上层溶液为展开剂，展开，取出，晾干，置紫外光灯（365 nm）下检视。供试品色谱中，在与对照药材色谱相应的位置上，显相同的5个橙黄色荧光主斑点；在与对照品色谱相应的位置上，显相同的橙黄色荧光斑点，置氨蒸气中熏后，斑点变为红色。

【检查】土大黄苷　取本品粉末0.1 g，加甲醇10 ml，超声处理20 min，滤过，取滤液1 ml，加甲醇至10 ml，作为供试品溶液。另取土大黄苷对照品，加甲醇制成每1 ml含10 μg的溶液，作为对照品溶液（临用新制）。照薄层色谱法（《中国药典》通则0502）试验，吸取上述两种溶液各5 μl，分别点于同一聚酰胺薄膜上，以甲苯-甲酸乙酯-丙酮-甲醇-甲酸（30：5：5：20：0.1）为展开剂，展开，取出，晾干，置紫外光灯（365 nm）下检视。供试品色谱中，在与对照品色谱相应的位置上，不得显相同的亮蓝色荧光斑点。

水分　不得过12.0%（《中国药典》通则0832 第二法）。

总灰分 不得过10.0%（《中国药典》通则2302）。

【浸出物】照水溶性浸出物测定法（《中国药典》通则2201）项下的热浸法测定，不得少于15.0%。

【含量测定】照高效液相色谱法（中国药典》通则0512）测定。

色谱条件与系统适用性试验 以十八烷基硅烷键合硅胶为填充剂；以甲醇-0.1%磷酸溶液（85∶15）为流动相；检测波长为254 nm。理论板数按大黄素峰计算应不低于3 000。

对照品溶液的制备 精密称取芦荟大黄素对照品、大黄酸对照品、大黄素对照品、大黄酚对照品、大黄素甲醚对照品适量，加甲醇分别制成每1 ml含芦荟大黄素、大黄酸、大黄素、大黄酚各80 μg，大黄素甲醚40 μg的溶液；分别精密量取上述对照品溶液各2 ml，混匀，即得（每1 ml中含芦荟大黄素、大黄酸、大黄素、大黄酚各16 μg，含大黄素甲醚8 μg）。

供试品溶液的制备 取本品粉末（过四号筛）约0.15 g，精密称定，置具塞锥形瓶中，精密加入甲醇25 ml，称定重量，加热回流1 h，放冷，再称定重量，用甲醇补足减失的重量，摇匀，滤过。精密量取续滤液5 ml，置烧瓶中，挥去溶剂，加8%盐酸溶液10 ml，超声处理2 min，再加三氯甲烷10 ml，加热回流1 h，放冷，置分液漏斗中，用少量三氯甲烷洗涤容器，并入分液漏斗中，分取三氯甲烷层，酸液再用三氯甲烷提取3次，每次10 ml，合并三氯甲烷液，减压回收溶剂至干，残渣加甲醇使溶解，转移至10 ml量瓶中，加甲醇至刻度，摇匀，滤过，取续滤液，即得。

测定法 分别精密吸取对照品溶液与供试品溶液各10 μl，注入液相色谱仪，测定，即得。

本品按干燥品计算，含总蒽醌以芦荟大黄素（$C_{15}H_{10}O_5$）、大黄酸（$C_{15}H_8O_6$）、大黄素（$C_{15}H_{10}O_5$）、大黄酚（$C_{15}H_{10}O_4$）和大黄素甲醚（$C_{16}H_{12}O_5$）的总量计，不得少于1.5%。

【性味与归经】苦，寒。归脾、胃、大肠、肝、心包经。

【功能与主治】消积化瘀。用于食积痞满，产后瘀停，癥瘕癖积。

【用法与用量】3～15 g。外用适量。

【注意】孕妇及月经期、哺乳期慎用。

【贮藏】置通风干燥处，防蛀。

大菟丝子

Datusizi

CUSCUTAE JAPONICAE SEMEN

本品为旋花科植物金灯藤*Cuscuta japonica* Choisy的干燥成熟种子。秋季果实成熟时采收，干燥，打下种子，除去杂质。

【药材收载标准】《重庆市中药材标准》（2023年版）

DB50/YP029—2022

大菟丝子

Datusizi

本品为大菟丝子炮制加工品。

【炮制】除去杂质。

【性状】本品呈类圆形或类三棱形，直径2～3 mm。表面黄棕色、棕褐色或淡黄色，一侧微凹陷，种脐类圆形，色稍淡。质坚硬，不易以指甲压碎。气微，味微涩，嚼之微有黏滑感。

【鉴别】取本品少量，加沸水浸泡后，表面有黏性；加热煮至种皮破裂时，可露出黄白色卷旋状的胚，形如吐丝。

【检查】**水分**　不得过13.0%（《中国药典》通则0832第二法）。

总灰分　不得过 3.0%（《中国药典》通则2302）。

酸不溶性灰分　不得过 1.0%（《中国药典》通则2302）。

【性味与归经】甘、辛，平。归肝、肾、脾经。

【功能与主治】补肝肾，益精髓，明目，安胎。用于腰膝酸软，遗精，目昏，尿频，小便淋漓，妇女流产，胎动不安。

【用法与用量】6～12 g。

【贮藏】置通风干燥处。

DB50/YP030—2022

盐大菟丝子

Yandatusizi

本品为大菟丝子的炮制加工品。

【炮制】取净大菟丝子，照盐炙法（《中国药典》通则0213），用文火炒至微有爆裂声，微具焦斑，有香气逸出。

【性状】本品呈类圆形或类三棱形，直径2～3 mm。表面深棕色或棕褐色，一侧微凹陷，另侧稍鼓起。质硬，不易以指甲压碎。气微香，味微咸。

【鉴别】取本品少量，加沸水浸泡后，表面有黏性；加热煮至种皮破裂时，可露出黄白色卷旋状的胚，形如叶丝。

【检查】**水分**　不得过11.0%（《中国药典》通则0832第二法）。

总灰分　不得过 5.0%（《中国药典》通则2302）。

酸不溶性灰分　不得过 2.0%（《中国药典》通则2302）。

【性味与归经】甘、辛，平。归肝，肾，脾经。

【功能与主治】补肝肾，益精髓，明目，安胎。用于腰膝酸软，遗精，目昏，尿频，小便淋漓，妇女流产，胎动不安。

【用法与用量】6～12 g。

【贮藏】置通风干燥处。

小天冬

Xiaotiandong

ASPARAGI MEIOCLADI RADIX

本品为天门冬科植物密齿天门冬*Asparagus meioclados* Levl. 的干燥块根。秋、冬两季采挖，洗净，除去茎基和须根，置沸水中煮或蒸至透心，趁热除去外皮，洗净，干燥。

【药材收载标准】《重庆市中药材标准》（2023年版）

DB50/YP187—2023

小天冬

Xiaotiandong

本品小天冬的炮制加工品。

【炮制】除去杂质，切厚片，干燥。

【性状】本品呈不规则厚片。外表皮黄白色或黄棕色，切面呈角质样，半透明，木部黄白色。质硬脆，吸潮后质柔软，稍具黏性。气微，味甘、微苦。

【鉴别】本品横切面：根被有时残存，黄棕色。皮层宽广，外侧有2～3层石细胞连续排列成环。石细胞圆形、类圆形、长方形或长椭圆形。黏液细胞散在，偶见针晶。内皮层明显。中柱韧皮部束或木质部通常17～27个，相见排列。髓部有少数导管束散在。

【检查】水分　不得过16.0%（《中国药典》通则0832第二法）。

总灰分　不得5.0%（《中国药典》通则2302）。

酸不溶性灰分　不得过1.0%（《中国药典》通则2302）。

【浸出物】照醇溶性浸出物测定法（《中国药典》通则2201）项下的热浸法测定，用稀乙醇作溶剂，不得少于65.0%。

【性味与归经】苦、甘，寒。归肺经。

【功能与主治】滋阴生津，润肺清心。用于肺燥干咳，虚劳咳嗽，津伤口渴，心烦失眠，内热消渴，肠燥便秘。

【用法与用量】6～12 g。

【贮藏】置通风干燥处，防霉。

小玉竹

Xiaoyuzhu

POLYGONATI PRATTII RHIZOMA

本品为天门冬科植物康定玉竹*Polygonatum prattii* Baker的干燥根茎。秋季采挖，除去须根，洗净，晒至柔软后，反复揉搓、晒晾至无硬心，晒干；或蒸透后，揉至半透明，晒干。

【药材收载标准】《重庆市中药材标准》（2023年版）

DB50/YP096—2023

小玉竹

Xiaoyuzhu

本品为小玉竹的炮制加工品。

【炮制】除去杂质，洗净，润透，切段，干燥。

【性状】本品呈圆柱形或略扁的段，表面黄白色或淡黄棕色，半透明或略透明，有隆起的浅棕色环节，质硬，断面角质样，不甚平坦，吸潮后易变软。气微，味微甜，嚼之发黏。

【鉴别】（1）本品粉末淡黄白色至淡黄棕色。草酸钙针晶众多，成束或散在，有些存在于黏液细胞中。黏液细胞呈椭圆形或类椭圆形，有的已破碎，完整者壁呈连珠状。导管多为梯纹、螺纹，网纹少见。薄壁组织碎块易见，细胞呈不规则型，壁稍厚。

（2）取本品粉末2 g，加水20 ml，置水浴中加热30 min，离心，取上清液2 ml，加碱性酒石酸铜试液2 ml，置水浴中加热10 min，生成红棕色沉淀；另取上清液2 ml，加5%α-萘酚乙醇溶液2～3滴，摇匀，沿管壁缓缓滴加浓硫酸1 ml，两液接界处显紫红色环。

【检查】**水分** 不得过15.0%（《中国药典》通则0832第二法）。

总灰分 不得过5.0%（《中国药典》通则2302）。

酸不溶性灰分 不得过0.5%（《中国药典》通则2302）。

【浸出物】照水溶性浸出物测定法（《中国药典》通则2201）项下的冷浸法测定，不得少于50.0%。

【性味与归经】甘，微寒。归肺、胃经。

【功能与主治】养阴润燥，生津止渴。用于肺胃阴伤，燥热咳嗽，咽干口渴，内热消渴。

【用法与用量】6～12 g。

【贮藏】置通风干燥处，防霉，防蛀。

山乌龟

Shanwugui

STEPHANIAE RADIX

本品为防己科植物广西地不容*Stephania kwangsiensis* H. S. Lo、小花地不容*Stephania micrantha* H. S. Lo. et M.Yang及近似种的干燥块根。全年均可采收，以秋季采挖者为佳。除去须根，洗净，切片或块，干燥。

【药材收载标准】《重庆市中药材标准》（2023年版）

DB50/YP088—2022

山乌龟

Shanwugui

本品为山乌龟炮制加工品。

【炮制】除去杂质；或除去杂质，润至透心，切片，干燥。

【性状】本品为不规则的片，稍卷曲，表面灰褐色至棕褐色，有粗糙的皱纹或不规则的龟壳状裂纹。切面暗黄色或淡黄色，可见维管束呈点状突起，排列成同心环或不规则状。质硬而脆，易折断，粉性。气微，味苦。

【鉴别】（1）本品粉末灰黄色至黄棕色；淀粉粒甚多，单粒类圆形、半圆形、卵形或不规则圆形，脐点不明显，或点状、人字状，复粒由 2～10分粒组成；石细胞类方形、长方形、椭圆形、长卵形或不规则形；导管多为网纹导管。

（2）取本品粉末1 g，加甲醇20 ml，超声处理30 min，滤过，蒸干，残渣加甲醇5 ml使溶解，作为供试品溶液。另取盐酸巴马汀对照品，加甲醇制成每1 ml含0.05 mg的溶液，作为对照品溶液。照薄层色谱法（《中国药典》通则0502）试验，吸取上述两种溶液各5 μl，分别点于同一硅胶G薄层板上，以三氯甲烷-无水乙醇-浓氨试液（9：2：0.5）为展开剂，置于浓氨试液预饱和20 min的展开缸内，展开，取出，晾干，置紫外光灯（365 nm）下检视。供试品色谱中，在与对照品色谱相应的位置上，显相同颜色的荧光斑点。

【检查】**水分**　不得过13.0%（《中国药典》通则0832 第二法）。

总灰分　不得过8.0%（《中国药典》通则2302）。

酸不溶性灰分　不得过2.0%（《中国药典》通则2302）。

【浸出物】照醇溶性浸出物测定法（《中国药典》通则2201）项下的热浸法测定，用稀乙醇作溶剂，不得少于15.0%。

【性味与归经】苦、辛，寒；小毒。归胃、肝经。

【功能与主治】清热解毒，散瘀止痛。用于胃痛，神经痛，牙痛，跌扑损伤，毒蛇咬伤，疮疖痈肿，放疗引起的白细胞减少症。

【用法与用量】3～6 g。外用适量。

【注意】孕妇慎服。

【贮藏】置通风干燥处，防霉。

山羊角

Shanyangjiao

CAPRAE HIRCI CORNU

本品为牛科动物山羊*Capra hircus* L.的角。四季均可收集，屠宰羊时，锯取其角，晒干。

【药材收载标准】《甘肃省中药材标准》（2020年版）

DB50/YP089—2022

山羊角

Shanyangjiao

本品为山羊角的炮制加工品。

【炮制】洗净，除去角塞。

【性状】本品呈弯曲的长锥形，略呈弓形，一面较平或略向内凹，一面凸起，长15～30 cm，基部直径3～5 cm。表面棕色、棕黑色、淡棕色或黄棕色。先端具纵纹或纵裂纹。自基部向上有7～15个较密集的波状环脊，脊间距约0.5 cm。角鞘黑色、棕黄色或类白色，角质。质坚硬。气微腥，味淡。

【性味与归经】咸，寒。归肝、心经。

【功能与主治】清热，镇惊，明目，解毒。用于小儿惊痫，高热神昏，风热头痛，烦躁失眠，惊悸，青盲，痈肿疮毒。

【用法与用量】15～25 g。外用适量。

【贮藏】置阴凉干燥处，防虫蛀。

山枝仁

Shanzhiren

PITTOSPORI SEMEN

本品为海桐花科植物海金子*Pittosporum illicioides* Mak.或皱叶海桐*Pittosporum crispulum* Gagnep.的干燥种子。秋后果实成熟时采收，除去果壳及杂质，干燥。

【药材收载标准】《重庆市中药材标准》（2023年版）

DB50/YP090—2022

山枝仁

Shanzhiren

本品为山枝仁的炮制加工品。

【炮制】除去杂质。

【性状】本品呈不规则的多面体，直径3～6 mm。表面红褐色或橙红色，久贮后则颜色加深，微显颗粒性，带油润光泽。一侧可见黑色点状微凹入的种脐。质硬，不易粉碎。破开后可见胚乳乳白色。气微，味涩、微苦。

【鉴别】（1）本品粉末呈橙黄色。种皮表皮细胞表面观呈多角形，排列整齐，有的其平周壁可见平行的微波状纹理，偶见色素颗粒。色素层细胞类圆形，内含脂肪油滴和色素颗粒。胚乳细胞多见，壁厚，呈破碎的块状或团块状，胞腔内含脂肪油滴和糊粉粒。

（2）取本品粉末2 g，加石油醚（30～60 ℃）40 ml，超声处理15 min，滤过，弃去滤液，残渣重复处理一次，挥干，残渣加乙酸乙酯30 ml，加热回流30 min，滤过，滤液蒸干，残渣加甲醇1 ml使溶解，作为供试品溶液。另取槲皮素对照品，加甲醇制成每1 ml含1.5 mg的溶液，作为对照品溶液。照薄层色谱法（《中国药典》通则0502）试验，吸取供试品溶液10 μl及对照品溶液5 μl，分别点于同一硅胶G薄层板上，以甲苯-乙酸乙酯-甲酸（5∶4∶1）为展开剂，展开，取出，晾干，喷以3%三氯化铝试液显色，置紫外光灯（365 nm）检视。供试品色谱中，在与对照品色谱相应的位置上，显相同颜色的荧光斑点。

【检查】**水分**　不得过14.0%（《中国药典》通则0832第二法）。

总灰分　不得过5.0%（《中国药典》通则2302）。

酸不溶性灰分　不得过1.0%（《中国药典》通则2302）。

【浸出物】照醇溶性浸出物测定法（《中国药典》通则2201）项下的热浸法测定，用稀乙醇做溶剂，不得少于16.0%。

【性味与归经】苦、寒。归肺、脾、大肠经。

【功能与主治】清热利咽，涩肠固精，收敛止泻。用于咽痛，痢疾，肠炎，带下病，滑精。

【用法与用量】5～9 g。

【贮藏】置阴凉通风干燥处，防蛀。

DB50/YP091—2022

炒山枝仁

Chaoshanzhiren

本品为山枝仁的炮制加工品。

【炮制】取净山枝仁，照清炒法（《中国药典》通则0213）炒至有爆裂声。

【性状】本品呈不规则的多面体，直径3～6 mm。表面暗红褐色，略有焦斑。一侧可见黑色点状微凹入的种脐。质硬，不易粉碎。破开后可见胚乳乳白色。气微香，味涩、微苦。

【检查】水分　不得过14.0%（《中国药典》通则0832第二法）。

总灰分　不得过5.0%（《中国药典》通则2302）。

酸不溶性灰分　不得过1.0%（《中国药典》通则2302）。

【浸出物】照醇溶性浸出物测定法（《中国药典》通则2201）项下的热浸法测定，用稀乙醇做溶剂，不得少于16.0%。

【性味与归经】苦、寒。归肺、脾、大肠经。

【功能与主治】清热利咽，涩肠固精，收敛止泻。用于咽痛，痢疾，肠炎，带下病，滑精。

【用法与用量】5～9 g。

【贮藏】置通风干燥处。

山茱萸

Shanzhuyu

CORNI FRUCTUS

本品为山茱萸科植物山茱萸 *Cornus officinalis* Sieb. et Zucc. 的干燥成熟果肉。秋末冬初果皮变红时采收果实，用文火烘或置沸水中略烫后，及时除去果核，干燥。

【药材收载标准】《中国药典》（2020版一部）

DB50/YP082—2023

蒸山萸肉

Zhengshanyurou

本品为山茱萸的炮制加工品。

【炮制】取净山萸肉，照蒸法（《中国药典》通则0213）蒸至紫黑色。

【性状】本品呈不规则的片状或囊状，长10~15 mm，宽5~10 mm。表面紫黑色，皱缩。气微，味酸涩、微苦。

【鉴别】取本品粉末0.5 g，加乙酸乙酯10 ml，超声处理15 min，滤过，滤液蒸干，残渣加无水乙醇2 ml使溶解，作为供试品溶液。另取熊果酸对照品，加无水乙醇制成每1 ml含1 mg的溶液，作为对照品溶液。照薄层色谱法（通则0502）试验，吸取对照品溶液1~2 μl，供试品溶液2~5 μl，分别点于同一硅胶G薄层板上，以环己烷-乙酸乙酯-甲酸（20∶6∶0.5）为展开剂，展开，取出，晾干，喷以10%硫酸乙醇溶液，在105 ℃加热至斑点显色清晰，供试品色谱中，在与对照品色谱相应的位置上，显相同紫红色斑点；置紫外灯光（365 nm）下检视，显相同的橙黄色荧光斑点。

【检查】**水分** 不得过16.0%（《中国药典》通则0832第二法）。

总灰分 不得过6.0%（《中国药典》通则2302）。

【性味与归经】涩，微温。归肝、肾经。

【功能与主治】补益肝肾，涩精固脱。用于眩晕耳鸣，腰膝酸痛，阳痿遗精，遗尿尿频，崩漏带下，大汗虚脱，内热消渴。

【用法与用量】6~12 g。

【贮藏】置干燥处，防潮，防蛀。

山楂

Shanzha

CRATAEGI FRUCTUS

本品为蔷薇科植物山里红*Crataegus pinnatifida* Bge. var. *major* N. E. Br. 或山楂*Crataegus pinnatifida* Bge. 的干燥成熟果实。秋季果实成熟时采收，切片，干燥。

【药材收载标准】《中国药典》（2020版一部）

DB50/YP081—2023

山楂炭

Shanzhatan

本品为山楂的炮制加工品。

【炮制】取净山楂片，照炒炭法（《中国药典》通则0213）用中火炒至表面焦黑色，内部焦褐色。

【性状】本品为类圆形片，皱缩不平，直径1～2.5 cm，厚2～4 mm。外表面焦黑色，具皱纹。有的片上可见短而细的果梗或花萼残迹。内部焦褐色至焦黑色，中部切片有的可见果核。有焦糊气，味酸、涩。

【鉴别】取本品粉末1 g，加乙酸乙酯4 ml，超声处理15 min，滤过，滤液作为供试品溶液。另取熊果酸对照品，加甲醇制成每1 ml含1 mg的溶液，作为对照品溶液。照薄层色谱法（《中国药典》通则0502）试验，吸取上述对照品溶液1～2 μl、供试品溶液2～4 μl，分别点于同一硅胶G薄层板上，以环己烷-乙酸乙酯-甲酸（20∶6∶0.5）为展开剂，展开，取出，晾干，喷以硫酸乙醇溶液（3→10），在80 ℃加热至斑点显色清晰。供试品色谱中，在与对照品色谱相应的位置上，显相同的紫红色斑点；置紫外光灯（365 nm）下检视，显相同的橙黄色荧光斑点。

【检查】**水分** 不得过12.0%（《中国药典》通则0832第二法）。

总灰分 不得过4.0%（《中国药典》通则2302）。

【浸出物】照醇溶性浸出物测定法（《中国药典》通则2201）项下的热浸法测定，用乙醇作溶剂，不得少于8.0%。

【性味与归经】酸、甘，微温。归脾、胃、肝经。

【功能与主治】消食健胃，行气散瘀。用于肉食积滞，胃脘胀满，泻痢腹痛，瘀血经闭，产后瘀阻，心腹刺痛，疝气疼痛。

【用法与用量】9～12 g。

【贮藏】置通风干燥处，防蛀。

千日红

Qianrihong

GOMPHRENAE FLOS

本品为苋科植物千日红*Gomphrena globosa* L. 的干燥头状花序。夏、秋两季花开时采收，晒干。

【药材收载标准】《中国药典》（1977年版一部）

DB50/YP154—2023

千日红

Qianrihong

本品为千日红的炮制加工品。

【炮制】除去枝梗等杂质。

【性状】本品呈类球形或长圆球形，长2.0～2.5 cm，直径1.5～2.0 cm。基部常有叶状总苞片2片，黄绿色，两面均具毛，背面的毛密而长；小花基部有膜质苞片3片，外片短小，内2片紫红色；花被紫红色，外面密被白色细长柔毛。质软。气微，味淡。

【检查】水分　不得过13.0%（《中国药典》通则0832第二法）。

【性味与归经】甘，平。归肝、肺经。

【功能与主治】清肝散结，祛痰平喘。用于头风目痛，气喘咳嗽，瘰疬，疮疡。

【用法与用量】9～15 g。

【贮藏】置通风干燥处。

千里光

Qianliguang

SENECIONIS SCANDENTIS HEBRA

本品为菊科植物千里光*Senecio scandens* Buch.-Ham.的干燥地上部分。全年均可采收，除去杂质，阴干。

【药材收载标准】《中国药典》（2020年版一部）

DB50/YP153—2023

千里光

Qianliguang

本品为千里光的炮制加工品。

【炮制】除去杂质，喷淋，润透，切段，干燥。

【性状】本品呈不规则的小段。茎细，表面灰绿色、黄棕色或紫褐色，具纵棱，密被灰白色柔毛。叶互生，多皱缩破碎，边缘有不规则锯齿，基部戟形或截形，两面有细柔毛。头状花序多数，花黄色至棕色。气微，味苦。

【鉴别】取本品粉末2 g，加0.36%盐酸的无水乙醇50 ml，放置1 h，加热回流3 h，放冷，滤过，取续滤液40 ml，蒸干，残渣加2%盐酸溶液25 ml使溶解，滤过，滤液加浓氨试液调节pH值至10～11，用二氯甲烷振摇提取2次，每次25 ml，合并二氯甲烷液，蒸干，残渣加二氯甲烷1 ml使溶解，作为供试品溶液。另取千里光对照药材2 g，同法制成对照药材溶液。照薄层色谱法（《中国药典》通则0502）试验，吸取上述两种溶液各10 μl，分别点于同一硅胶G薄层板上，以异丙醚-甲酸-水（90∶7∶3）为展开剂，薄层板置展开缸中预饱和40 min，展开，取出，晾干，喷以5%香草醛硫酸溶液，在105 ℃加热至斑点显色清晰。供试品色谱中，在与对照药材色谱相应的位置上，显相同颜色的斑点。

【检查】**水分** 不得过14.0%（《中国药典》通则0832第二法）。

总灰分 不得过10.0%（《中国药典》通则2302）。

酸不溶性灰分 不得过2.0%（《中国药典》通则2302）。

【性味与归经】苦，寒。归肺、肝经。

【功能与主治】清热解毒，明目，利湿。用于痈肿疮毒，感冒发热，目赤肿痛，泄泻痢疾，皮肤湿疹。

【用法与用量】15～30 g。外用适量。

【贮藏】置通风干燥处。

川牛膝

Chuanniuxi

CYATHULAE RADIX

本品为苋科植物川牛膝*Cyathula officinalis* Kuan的干燥根。秋、冬两季采挖，除去芦头、须根及泥沙，烘或晒至半干，堆放回润，再烘干或晒干。

【药材收载标准】《中国药典》（2020年版一部）

DB50/YP020—2023

盐川牛膝

Yanchuanniuxi

本品为川牛膝的炮制加工品。

【炮制】取净川牛膝片，照盐炙法（《中国药典》通则0213）用文火炒干。

【性状】本品呈圆形或椭圆形薄片。表面暗褐色，有的略有焦斑，可见多数排列成数轮同心环的黄色点状维管束。味微咸、甜。

【鉴别】取本品粉末2 g，加甲醇50 ml，加热回流1 h，滤过，滤液浓缩至约1 ml，加于中性氧化铝柱（100～200目，2 g，内径为1cm）上，用甲醇-乙酸乙酯（1∶1）40 ml洗脱，收集洗脱液，蒸干，残渣加甲醇1 ml使溶解，作为供试品溶液。另取川牛膝对照药材2 g，同法制成对照药材溶液。再取杯苋甾酮对照品，加甲醇制成每1 ml含0.5 mg的溶液，作为对照品溶液。照薄层色谱法（《中国药典》通则0502）试验，吸取供试品溶液5～10 μl、对照药材溶液和对照品溶液各5 μl，分别点于同一硅胶G薄层板上，以三氯甲烷-甲醇（10∶1）为展开剂，展开，取出，晾干，喷以10%硫酸乙醇溶液，在105 ℃加热至斑点显色清晰，置紫外光灯（365 nm）下检视。供试品色谱中，在与对照药材色谱和对照品色谱相应的位置上，显相同颜色的荧光斑点。

【检查】**水分**　不得过13.0%（《中国药典》通则0832第二法）。

　　总灰分　不得过9.0%（《中国药典》通则2302）。

【性味与归经】甘、微苦，平。归肝、肾经。

【功能与主治】逐瘀通经，通利关节，利尿通淋。用于经闭癥瘕，胞衣不下，跌扑损伤，风湿痹痛，足痿筋挛，尿血血淋。

【用法与用量】5～10 g。

【注意】孕妇慎用。

【贮藏】置阴凉干燥处，防潮。

川芎

Chuanxiong

CHUANXIONG RHIZOMA

本品为伞形科植物川芎*Ligusticum chuanxiong* Hort. 的干燥根茎。夏季当颈上的节盘显著突出，并略带紫色时采挖，除去泥沙，晒后烘干，再去须根。

【药材收载标准】《中国药典》（2020年版一部）

DB50/YP024—2022

酒川芎

Jiuchuanxiong

本品为川芎的炮制加工品。

【炮制】取净川芎片，照酒炙法（《中国药典》通则0213）用文火炒干至表面黄色至棕黄色、质坚脆，略有酒香气。

【性状】本品为不规则厚片，表面黄色至黄褐色，偶见焦斑。外表皮有皱缩纹，切面具明显波状环纹或多角形纹理。略有酒气，质坚脆。味苦、辛，微甜。

【鉴别】取本品粉末1 g，加乙醚20 ml，加热回流1 h，滤过，滤液挥干，残渣加乙酸乙酯2 ml使溶解，作为供试品溶液。另取川芎对照药材1 g，同法制成对照药材溶液。再取欧当归内酯A对照品，加乙酸乙酯制成每1 ml含0.1 mg的溶液（置棕色瓶中），作为对照品溶液。照薄层色谱法（《中国药典》通则0502）试验，吸取上述3种溶液各10 μl，分别点于同一硅胶GF$_{254}$薄层板上，以正己烷-乙酸乙酯（3∶1）为展开剂，展开，取出，晾干，置紫外光灯（254 nm）下检视。供试品色谱中，在与对照药材色谱和对照品色谱相应的位置上，显相同颜色的荧光斑点。

【检查】**水分**　不得过12.0%（《中国药典》通则0832第四法）。

总灰分　不得过6.0%（《中国药典》通则2302）。

酸不溶性灰分　不得过2.0%（《中国药典》通则2302）。

【浸出物】照醇溶性浸出物测定法（《中国药典》通则2201）项下的热浸法测定，用乙醇作溶剂，不得少于10.0%。

【性味与归经】辛，温。归肝、胆、心包经。

【功能与主治】活血行气，祛风止痛。用于胸痹心痛，胸胁刺痛，跌扑肿痛，月经不调，经闭痛经，癥瘕腹痛，头痛，风湿痹痛。

【用法与用量】3～9 g。

【注意】孕妇及月经过多者慎用。

【贮藏】置阴凉干燥处，防蛀。

川西马勃

Chuanximabo

BOVISTELLA

本品为灰包科真菌大口静灰球*Bovistella sinensis* Lloyd.和长根静灰球*Bovistella radicata*（Mont.） Pat. 的干燥子实体。夏、秋两季采挖，除去泥沙及杂质，直接干燥或趁鲜切块片，干燥。未成熟者习称"白马勃"，成熟者习称"灰马勃"。

【药材收载标准】《重庆市中药材标准》（2023年版）

DB50/YP023—2022

川西马勃

Chuanximabo

本品为川西马勃的炮制加工品。

【炮制】除去杂质，切成小块。

【性状】**白马勃**　本品呈不规则块状，表面黄白色或灰白色，较粗糙。断面呈细颗粒状，显粉性。体轻，质松脆，略有弹性。有特殊香气。

灰马勃　本品呈不规则块状。表面灰褐色或蓝灰色。孢体粉状，浅烟色或青褐色。手捻较滑。

【鉴别】（1）灰马勃：粉末黄褐色。孢丝众多，浅青褐色或青黄色，多分枝，壁厚，主干直径可达10 μm。孢丝单独存在或相互交错，形成明显的孢丝团。孢子黄褐色，球形或扁圆形，直径3~5 μm，具无色小柄，长6~15 μm。

（2）取本品粉末1 g，加二氯甲烷40 ml，超声处理10 min，滤过，滤液蒸干，残渣加二氯甲烷1 ml使溶解，作为供试品溶液。另取麦角甾醇对照品，加二氯甲烷制成每1 ml含1 mg的溶液，作为对照品溶液。照薄层色谱法（《中国药典》通则0502）试验，吸取上述两种溶液各10 μl，分别点于同一硅胶G薄层板上，以石油醚（60~90 ℃）-乙酸乙酯（7∶3）为展开剂，展开，取出，晾干，喷以10%磷钼酸乙醇试液，在105 ℃加热至斑点显色清晰。供试品色谱中，在与对照品色谱相应的位置上，显相同颜色的斑点。

【检查】**水分**　不得过15.0%（《中国药典》通则0832第二法）。

总灰分　不得过10.0%（《中国药典》通则2302）。

【浸出物】照水溶性浸出物测定法（《中国药典》通则2201）项下的热浸法测定，不得少于30.0%。

【性味与归经】辛，平。归肺经。

【功能与主治】清热，利咽，止血。用于风热郁肺，咽喉肿痛，咳嗽，音哑；外治鼻衄，创伤出血。

【用法与用量】6~10 g。外用适量。

【贮藏】置干燥处，防尘。

川赤芍

Chuanchishao

PAEONIAE RADIX ET RHIZOMA

本品为毛茛科植物毛赤芍*Paeonia veitchii* Lynch var. *woodwardii*（Stapf ex Cox.）Stern.、单花赤芍*Paeonia veitchii* Lynch var. *uniflora* K. Y. Pan、美丽芍药*Paeonia mairei* Lévl.、草芍药*Paeonia obovata* Maxim.及毛叶草芍药*Paeonia obovata* Maxin. var. *willmottiae*（Stapf）Stern. 的干燥根及根茎。春、秋两季采挖，前两种分开根及根茎，除去须根及泥沙，干燥。前两种根习称"条芍"，其根茎及后三种习称"狗头赤芍"。

【药材收载标准】《重庆市中药材标准》（2023年版）

DB50/YP019—2022

川赤芍

Chuanchishao

本品为川赤芍的炮制加工品。

【炮制】除去杂质，分开大小，洗净，润透，切片，干燥。

【性状】本品呈类圆形或不规则的片，直径0.5～5 cm。表面灰棕色、棕褐色、紫褐色或淡紫堇色，可见纵皱纹或纵沟，有时可见突起的横向皮孔。质硬而脆，切面黄白色至淡紫棕色，外缘或中央有时可见紫堇色，具粉性，有菊花心。气微香，味微甜而后微苦、酸涩。

【鉴别】取本品粉末0.5 g，加乙醇10 ml，振摇5 min，滤过，滤液蒸干，残渣加乙醇 2 ml 使溶解，作为供试品溶液。另取芍药苷对照品，加乙醇制成每 1 ml 含2 mg的溶液，作为对照品溶液。照薄层色谱法（《中国药典》通则0502）试验，吸取上述两种溶液各4 µl，分别点于同一硅胶G薄层板上，以二氯甲烷-乙酸乙酯-甲醇-甲酸（40：5：10：0.2）为展开剂，展开，取出，晾干，喷以 5%香草醛硫酸溶液，105 ℃加热至斑点显色清晰。供试品色谱中，在与对照品色谱相应的位置上，显相同的蓝紫色斑点。

【检查】水分　不得过 13.0%（《中国药典》通则0832 第二法）。

总灰分　不得过 6.0%（《中国药典》通则2302）。

酸不溶性灰分　不得过 1.0%（《中国药典》通则2302）。

【浸出物】照水溶性浸出物测定法（《中国药典》通则2201）项下热浸法测定，不得少于20.0%。

【性味与归经】苦，微寒。归肝经。

【功能与主治】清热凉血，散瘀止痛，清肝火。用于温毒发斑，吐血衄血，经闭痛经，癥瘕腹痛，跌扑损伤，痈肿疮疡，目赤肿痛，肝郁胁痛。

【用法与用量】6～12 g。

【注意】不宜与藜芦同用。

【贮藏】置通风干燥处。

川明参

Chuanmingshen

CHUANMINGSHINIS RADIX

本品为伞形科植物川明参*Chuanminshen violaceum* Sheh et Shan的干燥根。4—5月采挖，除去泥沙、须根及外皮，洗净，置沸水中煮至无白心，取出，干燥。

【药材收载标准】《重庆市中药材标准》（2023年版）

DB50/YP021—2022

川明参

Chuanmingshen

本品为川明参的炮制加工品。

【炮制】除去杂质。

【性状】本品呈长圆柱形或长纺锤形，略扭曲，长7～30 cm，直径0.5～2 cm。表面黄白色或淡黄棕色，较光滑，可见不规则纵沟及微细皱纹，散在棕色或淡棕色细长横向皮孔样痕迹。质坚硬，易折断，断面淡黄色或淡黄白色，半透明，有角质样光泽，皮部约占半径的1/2，有2～3个类白色断续同心环纹，可见淡黄棕色小油点，木部有放射状纹理；较粗者一侧常不规则开裂。气微，味淡，嚼之发黏。

【鉴别】取本品粉末2 g，加乙醚20 ml，超声处理30 min，滤过，滤液挥干，加乙酸乙酯1 ml 使溶解，作为供试品溶液。另取欧前胡素对照品，加乙酸乙酯制成每1 ml含1 mg的溶液，作为对照品溶液。照薄层色谱法（《中国药典》通则0502）试验，吸取上述两种溶液各10～20 μl，分别点于同一硅胶G薄层板上，以石油醚（60～90 ℃）-乙醚（1∶5）为展开剂，展开，取出，晾干，置紫外光灯（365 nm）下检视。供试品色谱中，在与对照品色谱相应的位置上，显相同的荧光斑点。

【检查】水分　不得过12.0%（《中国药典》通则0832 第二法）。

总灰分　不得过12.0%（《中国药典》通则2302）。

【浸出物】照水溶性浸出物测定法（《中国药典》通则2201）项下的热浸法测定，不得少于10.0%。

【性味与归经】甘、平，微温。归肺、肝经。

【功能与主治】滋阴补肺，健脾和胃。用于热病伤阴，肺燥咳嗽，脾虚食少，病后体弱。

【用法与用量】9～15 g。

【贮藏】置干燥处。防潮，防蛀。

DB50/YP022—2022

川明参片

Chuanmingshenpian

本品为川明参炮制加工品。

【炮制】除去杂质，分开大小，洗净，润透，切片，干燥。

【性状】本品呈类圆柱形或不规则的片，有的皮部与木部分离，直径0.5～2 cm。表面黄白色或淡黄棕色，较光滑，可见微细皱纹，有的可见棕色或淡棕色细长横向皮孔样痕迹。切面淡黄色或淡黄白色，有角质样光泽，皮部约占半径的1/2，有2～3个类白色断续同心环纹，可见淡黄棕色小油点，木部有放射状纹理。气微，味甘淡，嚼之发黏。

【鉴别】取本品粉末2 g，加乙醚20 ml，超声处理30 min，滤过，滤液挥干，加乙酸乙酯1 ml使溶解，作为供试品溶液。另取欧前胡素对照品，加乙酸乙酯制成每1 ml含1 mg的溶液，作为对照品溶液。照薄层色谱法（《中国药典》通则0502）试验，吸取上述两种溶液各10～20 μl，分别点于同一硅胶G薄层板上，以石油醚（60～90 ℃）-乙醚（1：5）为展开剂，展开，取出，晾干，置紫外光灯（365 nm）下检视。供试品色谱中，在与对照品色谱相应的位置上，显相同的荧光斑点。

【检查】**水分**　不得过12.0%（《中国药典》通则0832 第二法）。

总灰分　不得过12.0%（《中国药典》通则2302）。

【浸出物】照水溶性浸出物测定法（《中国药典》通则2201）项下的热浸法测定，不得少于10.0%。

【性味与归经】甘、平，微温。归肺、肝经。

【功能与主治】滋阴补肺，健脾和胃。用于热病伤阴，肺燥咳嗽，脾虚食少，病后体弱。

【用法与用量】9～15 g。

【贮藏】置干燥处。防潮，防蛀。

川香薷

Chuanxiangru

ORIGANI HERBA

本品为唇形科植物牛至*Origanum vulgare* L.的干燥全草。夏、秋两季花开时采收，除去杂质，晒干。

【药材收载标准】《中国药典》［1977年版（牛至）］

DB50/YP115—2023

川香薷

Chuanxiangru

本品为牛至的炮制加工品。

【炮制】除去残根及杂质，切段，阴干或低温干燥。

【性状】本品为根、茎、叶混合的段。茎方形，紫棕色或黄棕色，被绒毛。叶多破碎，完整者卵圆形或椭圆形，全缘，黄绿色或灰绿色，有棕黑色腺点。有的可见花和小坚果。气芳香，味微苦。

【检查】**水分**　不得过13.0%（《中国药典》通则0832第四法）。

【性味与归经】辛、微温。归肺、胃经。

【功能与主治】解表化湿，利水消肿。用于湿阻中焦，外感暑湿，头痛身重，腹痛吐泻；急性胃肠炎，水肿。

【用法与用量】3～9 g。

【贮藏】置阴凉干燥处。

川黄芪

Chuanhuangqi

ASTRAGALI ERNESTIIS RADIX

本品为豆科黄芪属植物梭果黄芪*Astragalus ernestii* Comb.、多花黄芪*Astragalus foridus* Benth.、金翼黄芪*Astragalus chrysopterus* Bge.的干燥根。春、秋两季采挖，除去须根及根头，干燥。

【药材收载标准】《重庆市中药材标准》（2023年版）

DB50/YP020—2022

川黄芪

Chuanhuangqi

本品为川黄芪的炮制加工品。

【炮制】除去杂质，分开大小，洗净，润透，切片，干燥。

【性状】本品呈类圆形或椭圆形的片，直径0.5～4.5 cm，表面黄白色、土黄色、棕褐色或灰棕色。断面具放射状纹理，有的并具同心环，具粉性，黄白色或淡黄色。气微，味微甜，嚼之微有豆腥气。

【鉴别】本品粉末淡黄白色或淡黄色。淀粉粒较多，类圆形。纤维成束，末端钝叉状或钝尖。具缘纹孔导管无色或黄色，偶见网纹导管。木栓细胞表面观类方形。石细胞类多角形，壁较厚。

【检查】**水分**　不得过12.0%（《中国药典》通则0832第二法）。

总灰分　不得过3.0%（《中国药典》通则2302）。

酸不溶性灰分　不得过2.0%（《中国药典》通则2302）。

【浸出物】照水溶性浸出物测定法（《中国药典》通则2201）项下冷浸法测定，不得少于10.0%。

【性味与归经】甘，温。归肺、脾经。

【功能与主治】补气固表，利尿脱毒，排脓，敛疮生肌。用于气虚乏力，食少便溏，中气下陷，久泻脱肛，便血崩漏，表虚自汗，气虚水肿，痈疽难溃，久溃不敛，血虚萎黄，内热消渴，慢性肾炎蛋白尿，糖尿病。

【用法与用量】9～30 g。

【贮藏】置通风干燥处。

川紫菀

Chuanziwan

LIGULARIAE RADIX ET RHIZOMA

本品为菊科植物川鄂橐吾*Ligularia wilsoniana*（Hemsl.）Greenm.、狭苞橐吾*Ligularia intermedia* Nakai、鹿蹄橐吾*Ligularia hodgsonii* Hook. 的根及根茎。秋季采挖，除去泥土，干燥。以上三种未除去须根者习称"毛紫菀"；前两种除去须根的根茎，习称"光紫菀"。

【药材收载标准】《重庆市中药材标准》（2023年版）

DB50/YP025—2022

川紫菀

Chuanziwan

本品为川紫菀炮制加工品。

【炮制】除去杂质，分开大小，洗净，润透，切片或段，干燥。

【性状】本品呈不规则形的片或段，大小不一，有的可见茎基及纤维状叶柄残基。表面灰褐色、棕褐色或黑褐色，根茎表面可见须根脱落的痕迹或少量残存须根。质较硬、脆，切面色较浅，可见多数散在筋脉点或纤维束。气微或略具香气，味淡或味苦、辛。

【检查】水分　不得过13.0%（《中国药典》通则0832 第二法）。

总灰分　不得过 8.0%（《中国药典》通则2302）。

酸不溶性灰分　不得过 3.0%（《中国药典》通则2302）。

【浸出物】照水溶性浸出物测定法（《中国药典》通则2201）项下的热浸法测定，不得少于35.0%。

【性味与归经】辛、苦，温。归肺经。

【功能与主治】润肺下气，化痰止咳。用于外感咳嗽，咳痰不利，肺虚久咳，痰中带血。

【用法与用量】5～10 g。

【贮藏】置阴凉干燥处，防潮。

DB50/YP026—2022

蜜川紫菀

Michuanziwan

本品为川紫菀的炮制加工品。

【炮制】取净川紫菀片或段，照蜜炙法（《中国药典》通则0213）炒至颜色加深，不黏手。

【性状】本品形如川紫菀片或段。表面棕褐色至紫棕色，偶有焦斑，不黏手或稍黏手。质较硬而韧。微具蜜焦香气，味甜。

【检查】**水分**　不得过13.0%（《中国药典》通则0832第二法）。

总灰分　不得过8.0%（《中国药典》通则2302）。

酸不溶性灰分　不得过3.0%（《中国药典》通则2302）。

【浸出物】照水溶性浸出物测定法（《中国药典》通则2201）项下的热浸法测定，不得少于40.0%。

【性味与归经】辛、苦，温。归肺经。

【功能与主治】祛痰止咳，温肺下气。用于气逆咳嗽，痰吐不利，肺虚久咳，痰中带血。

【用法与用量】5～10 g。

【贮藏】置通风干燥处，防潮。

女贞叶

Nüzhenye

LIGUSTRI LUCIDI FOLIU

本品为木犀科植物女贞 *Ligustrum lucidum* Ait. 的叶。全年均可采，除去茎枝等杂质，干燥。

【药材收载标准】《重庆市中药材标准》（2023年版）

DB50/YP072—2023

女贞叶

Nüzhenye

本品为女贞叶的炮制加工品。

【炮制】除去杂质，稍润，切宽丝，干燥。

【性状】本品呈丝条状。上表面暗绿至褐绿色，有光泽；下表面色较淡，可见细小腺点，主脉明显而突出；叶片革质而脆。气微，味微苦。

【鉴别】（1）本品粉末灰绿色。腺鳞多见，腺鳞头部约8个细胞组成，有的含有黄棕色分泌物；气孔不定式，副卫细胞近环状排列；导管多为螺纹和网纹。

（2）取本品粗粉2 g，加乙醇30 ml，超声提取30 min，放冷，滤过，滤液蒸干，残渣加乙醇5 ml使溶解，作为供试品溶液。另取齐墩果酸对照品，加无水乙醇制成每1 ml含1 mg的溶液，作为对照品溶液。照薄层色谱法（《中国药典》通则0502）试验，吸取上述两种溶液各2~5 μl，分别点于同一硅胶G薄层板上，以环己烷-三氯甲烷-乙酸乙酯-冰醋酸（20：5：8：0.1）为展开剂，展开，取出，晾干，喷以10%硫酸乙醇溶液，在105 ℃加热至斑点显色清晰。置日光灯下检视，供试品色谱中，在与对照品色谱相应的位置上，显相同颜色的斑点。

【检查】水分　不得过13.0%（《中国药典》通则0832第二法）。

总灰分　不得过10.0%（《中国药典》通则2302）。

酸不溶性灰分　不得过2.0%（《中国药典》通则2302）。

【浸出物】照醇溶性浸出物测定法（《中国药典》通则2201）项下的热浸法测定，用稀乙醇作溶剂，不得少于20.0%。

【性味与归经】微苦，平。归肝经。

【功能与主治】祛风，明目，消肿，止痛。用于头目昏痛，风热赤眼，疮肿溃烂，烫伤，口疮。

【用法与用量】10~15 g。

【贮藏】置干燥处。

马兰草

Malancao

KALIMERIS INSICAE HERBA

本品为菊科植物马兰*Kalimeris indica*（L.）*Schultz-Bip.*的干燥全草的炮制加工品。

【药材收载标准】《中国药品》（1977年版一部）

DB50/YP079—2022

马兰草

Malancao

【炮制】除去杂质，淋润，切段，干燥。

【性状】本品为不规则的段。根及根茎圆柱形，表面浅棕黄色，具须根痕。茎类圆柱形，直径1～3 mm，切面黄白色，中间有髓，表面灰绿色或紫褐色，略具细纵纹。叶绿色，皱缩卷曲，多破碎，完整者展平边缘有疏粗齿或羽状浅裂。偶见头状花序，瘦果倒卵状长圆形，扁平，有毛。气微、味淡。

【性味与归经】辛、苦，平。归胃、肠经。

【功能与主治】理气，消食，清利湿热。用于胃脘胀痛，风寒咳嗽，痢疾，水泻，尿路感染。

【用法与用量】9～30 g。

【贮藏】置通风干燥处。

马尾连

Maweilian

THALICTRI RADIX ET RHIZOMA

本品为毛茛科植物金丝马尾连Thalictrum glanduiosisinum（Fin.et Gagn.）W.T.Wang et S.H.Wang或星毛唐松草Thalictrum cirrhosum Lévl.的干燥根及根茎。前者习称"金丝马尾连"，后者习称"淡黄色马尾连"。秋、冬两季采挖，除去茎叶及泥沙，干燥至八成干后，除去外皮，再干燥。

【药材收载标准】《重庆市中药材标准》（2023年版）

DB50/YP060—2023

马尾连

Maweilian

本品为马尾连的炮制加工品。

【炮制】除去杂质，洗净，润透，切段，干燥。

【性状】本品为不规则的段，表面金黄色或淡黄色，具光泽，残存栓皮棕褐色，切面颜色稍淡，有木心。味苦。

【鉴别】（1）本品粉末黄褐色。韧皮纤维甚多，黄色，单个或成束，壁甚厚，木化。中柱鞘纤维黄色，梭形，壁厚。具缘纹孔导管甚多，少有梯纹导管、网纹导管。石细胞黄色，类方形、多角形、类圆形，壁厚者层纹明显，孔沟较稀疏。

（2）取本品粉末1 g，加甲醇10 ml，加热回流15 min，滤过，滤液浓缩至1 ml，作为供试品溶液。另取盐酸小檗碱对照品，加甲醇制成每1 ml含0.5 mg的溶液，作为对照品溶液。照薄层色谱法（《中国药典》通则0502）试验，吸取上述两种溶液各1 μl，分别点于同一硅胶G薄层板上，以正丁醇-冰醋酸-水（5∶1∶1）为展开剂，展开，取出，晾干，置紫外光灯（365 nm）下检视。供试品色谱中，在与对照品色谱相应的位置上，显相同的黄色荧光斑点。

【检查】水分　不得过15.0%（《中国药典》通则0832第二法）。

总灰分　不得过8.0%（《中国药典》通则2302）。

酸不溶性灰分　不得过2.0%（《中国药典通则2302）。

【浸出物】照水溶性浸出物测定法（《中国药典通则2201）项下的热浸法测定，不得少于15.0%。

【性味与归经】苦、寒。归心、肝、胆、大肠经。

【功能与主治】清热燥湿，凉血，解毒。用于痢疾，腹泻，湿热黄疸，目赤肿痛，口舌生疮，咽喉肿痛，痈肿疮疖。

【用法与用量】9～15 g。外用适量。

【贮藏】置通风干燥处。

天冬

Tiandong

ASPARAGI RADIX

本品为百合科植物天冬*Asparagus cochinchinensis*（Lour.）Merr. 的干燥块根。秋、冬两季采挖，洗净，除去茎基和须根，置沸水中煮或蒸至透心，趁热除去外皮，洗净，干燥。

【药材收载标准】《中国药典》（2020年版一部）

DB50/YP171—2023

天冬

Tiandong

本品为天冬的炮制加工品。

【炮制】除去杂质，迅速洗净，切厚片或段，干燥。

【性状】本品为不规则形的厚片或类圆柱形的段，半透明。切面黄白色至淡黄棕色，中柱黄白色，表面光滑或具深浅不等的纵皱纹，偶有残存的灰棕色外皮。质硬或柔润，有黏性，断面角质样。气微，味甜、微苦。

【鉴别】本品粉末灰黄色。石细胞极多，大多单个散在，淡橙黄色或无色，呈长方形、长条形、类圆形或长梭形，常易碎断，完整者长85～460 μm，直径32～88 μm，壁厚10～37 μm，纹孔细密，孔沟细而短。草酸钙针散在或成束存在于黏液细胞中，针晶长40～99 μm。导管多为具缘纹孔或梯状具缘纹孔，直径18～110 μm。导管旁有木薄壁细胞，呈长方形，端壁平截或倾斜，壁稍厚，有多数大的类圆形或椭圆形纹孔。纤维管胞较长，末端稍倾斜或斜尖，壁较厚，具缘纹孔明显，纹孔长裂缝状，超出纹孔缘，或相交成人字形。

【检查】**水分** 不得过16.0 %（《中国药典》通则0832 第二法）。

总灰分 不得过5.0 %（《中国药典》通则2302）。

二氧化硫残留量 照二氧化硫残留量测定法（《中国药典》通则2331）测定，不得过400 mg/kg。

【浸出物】照醇溶性浸出物测定法（《中国药典》通则2201）项下的热浸法测定，用稀乙醇作溶剂，不得少于80.0%。

【性味与归经】甘、苦，寒。归肺、肾经。

【功能与主治】养阴润燥，清肺生津。用于肺燥干咳，顿咳痰黏，腰膝酸痛，骨蒸潮热，内热消渴，热病津伤，咽干口渴，肠燥便秘。

【用法与用量】6～12 g。

【贮藏】置通风干燥处，防霉，防蛀。

天南星

Tiannanxing

ARISAEMATIS RHIZOMA

　　本品为天南星科植物天南星 *Arisaema erubescens*（Wall.）Schott、异叶天南星 *Arisaema heterophyllum* Bl. 或东北天南星 *Arisaema amurense* Maxim. 的干燥块茎。秋、冬两季茎叶枯萎时采挖，除去须根及外皮，干燥。

　　【药材收载标准】《中国药典》（2020年版一部）

DB50/YP173—2023

炒天南星

Chaotiannanxing

　　本品为天南星的炮制加工品。

　　【炮制】取净天南星，切薄片，照清炒法（《中国药典》通则0213）炒至黄色至淡棕色。

　　【性状】本品呈类圆形或不规则形的薄片。黄色或淡棕色，质脆易碎，断面角质状。气微，味涩，微麻。

　　【鉴别】（1）本品粉末类白色。淀粉粒以单粒为主，圆球形或长圆形，直径2～17 μm，脐点点状、裂缝状，大粒层纹隐约可见；复粒少数，由2～12分粒组成。草酸钙针晶散在或成束存在于黏液细胞中，长63～131 μm。草酸钙方晶多见于导管旁的薄壁细胞中，直径3～20 μm。

　　（2）取本品粉末5 g，加60%乙醇50 ml，超声处理45 min，滤过，滤液置水浴上挥尽乙醇，加于AB-8型大孔吸附树脂柱（内径为1 cm，柱高为10 cm）上，以水50 ml洗脱，弃去水液，再用30%乙醇50 ml洗脱，收集洗脱液，蒸干，残渣加乙醇1 ml使溶解，离心，取上清液作为供试品溶液。另取天南星对照药材5 g，同法制成对照药材溶液。照薄层色谱法（《中国药典》通则0502）试验，吸取上述两种溶液各6 μl，分别点于同一硅胶G薄层板上，以乙醇-吡啶-浓氨试液-水（8：3：3：2）为展开剂，展开，取出，晾干，喷以5%氢氧化钾甲醇溶液，分别置日光和紫外光灯（365 nm）下检视。供试品色谱中，在与对照药材色谱相应的位置上，显相同颜色的斑点。

　　【检查】水分　不得过15.0%（《中国药典》通则0832第二法）。

　　总灰分　不得过5.0%（《中国药典》通则2302）。

　　【浸出物】照醇溶性浸出物测定法（《中国药典》通则2201）项下的热浸法测定，用稀乙醇作溶剂，不得少于9.0%。

　　【含量测定】对照品溶液的制备　取芹菜素对照品适量，精密称定，加60%乙醇制成每1 ml含12 μg的溶液，即得。

标准曲线的制备　精密量取对照品溶液1 ml、2 ml、3 ml、4 ml、5 ml，分别置10 ml量瓶中，各加60%乙醇至5 ml，加1%三乙胺溶液至刻度，摇匀，以相应的试剂为空白，照紫外-可见分光光度法（《中国药典》通则0401），在400 nm的波长处测定吸光度，以吸光度为纵坐标，浓度为横坐标，绘制标准曲线。

测定法　取本品粉末（过四号筛）约0.6 g，精密称定，置具塞锥形瓶中，精密加入60%乙醇50 ml，密塞，称定重量，超声处理（功率250 W，频率40 kHz）45 min，放冷，再称定重量，用60%乙醇补足减失的重量，摇匀，滤过。精密量取续滤液5 ml，置10 ml量瓶中，照标准曲线的制备项下的方法，自"加1%三乙胺溶液"起，依法测定吸光度，从标准曲线上读出供试品溶液中含芹菜素的重量，计算，即得。

本品按干燥品计算，含总黄酮以芹菜素（$C_{15}H_{10}O_5$）计，不得少于0.050%。

【性味与归经】苦、辛，温；有毒。归肺、肝、脾经。

【功能与主治】散结消肿。外用治痈肿，蛇虫咬伤。

【用法与用量】3～9 g。外用适量。

【注意】孕妇慎用。

【贮藏】置通风干燥处，防霉、防蛀。

天麻

Tianma

GASTRODIAERHIZOMA

本品为兰科植物天麻*Gastrodia elata* Bl.的干燥块茎。立冬后至次年清明前采挖，立即洗净，蒸透，敞开低温干燥。

【药材收载标准】《中国药典》（2020年版一部）

DB50/YP096—2022

天麻

Tianma

本品为天麻的炮制加工品。

【炮制】除去杂质。

【性状】本品呈椭圆形或长条形，略扁，皱缩而稍弯曲，长3～15 cm，宽1.5～6 cm，厚0.5～2 cm，表面黄白色至黄棕色，有纵皱纹及由潜伏芽排列而成的横环纹多轮，有时可见棕褐色菌索。顶端有红棕色至深棕色鹦嘴状的芽或残留茎基；另端有圆脐形疤痕。质坚硬，不易折断，断面较平坦，黄白色至淡黄棕色，角质样。气微，味甘。

【鉴别】（1）本品横切面：表皮有残留，下皮由2～3列切向延长的栓化细胞组成。皮层为10数列多角形细胞，有的含草酸钙针晶束。较老块茎皮层与下皮相接处有2～3列椭圆形厚壁细胞，木化，纹孔明显。中柱占绝大部分，有小型周韧维管束散在；薄壁细胞亦含草酸钙针晶束。

本品粉末黄白色至黄棕色。厚壁细胞椭圆形或类多角形，直径70～180 μm，壁厚3～8 μm，木化，纹孔明显。草酸钙针晶成束或散在，长25～75（93）μm。用醋酸甘油水装片观察含糊化多糖类物的薄壁细胞无色，有的细胞可见长卵形、长椭圆形或类圆形颗粒，遇碘液显棕色或淡棕紫色。螺纹导管、网纹导管及环纹导管直径8～30 μm。

（2）取本品粉末0.5 g，加70%甲醇5 ml，超声处理30 min，滤过，取滤液作为供试品溶液。另取天麻对照药材0.5 g，同法制成对照药材溶液。再取天麻素对照品，加甲醇制成每1 ml含1 mg的溶液，作为对照品溶液。照薄层色谱法（《中国药典》通则0502）试验，吸取供试品溶液10 μl、对照药材溶液及对照品溶液各5 μl，分别点于同一硅胶G薄层板上，以乙酸乙酯-甲醇-水（9：1：0.2）为展开剂，展开，取出，晾干，喷以10%磷钼酸乙醇溶液，在105 ℃加热至斑点显色清晰。供试品色谱中，在与对照药材色谱和对照品色谱相应的位置上，显相同颜色的斑点。

（3）取对羟基苯甲醇对照品，加乙醇制成每1 ml含1 mg的溶液，作为对照品溶液。照薄层色谱法（《中国药典》通则0502）试验，吸取〔鉴别〕（2）项下供试品溶液10 μl、对照药材溶液及上述对照品溶液各5 μl，分别点于同一硅胶G薄层板上，以石油醚（60～90 ℃）-乙酸乙酯（1∶1）为展开剂，展开，取出，晾干，喷以10 %磷钼酸乙醇溶液，在105 ℃加热至斑点显色清晰。供试品色谱中，在与对照药材色谱和对照品色谱相应的位置上，显相同颜色的斑点。

【检查】**水分**　不得过15.0%（《中国药典》通则0832 第二法）。

总灰分　不得过4.5%（《中国药典》通则2302）。

二氧化硫残留量　照二氧化硫残留量测定法（《中国药典》通则2331）测定，不得过400 mg/kg。

【浸出物】照醇溶性浸出物测定法（《中国药典》通则2201）项下的热浸法测定，用稀乙醇作溶剂，不得少于15.0%。

【含量测定】照高效液相色谱法（《中国药典》通则0512）测定。

色谱条件与系统适应性试验　以十八烷基硅烷键合硅胶为填充剂；以乙腈-0.05%磷酸溶液（3∶97）为流动相；检测波长为220nm。理论板数按天麻素峰计算应不低于5 000。

对照品溶液的制备　取天麻素对照品、对羟基苯甲醇对照品适量，精密称定，加乙腈-水（3∶97）混合溶液制成每1 ml含天麻素50 μg、对羟基苯甲醇25 μg的混合溶液，即得。

供试品溶液的制备　取本品粉末（过三号筛）约2 g，精密称定，置具塞锥形瓶中，精密加入稀乙醇50 ml，称定重量，超声处理（功率120W，频率40 kHz）30 min，放冷，再称定重量，用稀乙醇补足减失的重量，滤过，精密量取续滤液10 ml，浓缩至近干无醇味，残渣加乙腈-水（3∶97）混合溶液溶解，转移至25 ml量瓶中，用乙腈-水（3∶97）混合溶液稀释至刻度，摇匀，滤过，取续滤液，即得。

测定法　分别精密吸取对照品溶液与供试品溶液各5 μl，注入液相色谱仪，测定，即得。

本品按干燥品计算，含天麻素（$C_{13}H_{18}O_7$）和对羟基苯甲醇（$C_7H_8O_2$）的总量不得少于0.25%。

【性味与归经】甘，平。归肝经。

【功能与主治】息风止痉，平抑肝阳，祛风通络。用于小儿惊风，癫痫抽搐，破伤风，头痛眩晕，手足不遂，肢体麻木，风湿痹痛。

【用法与用量】3～10 g。

【贮藏】置通风干燥处，防蛀。

云芝

Yunzhi

CORIOLUS

本品为多孔菌科真菌彩绒革盖菌*Coriolus versicolor*（L. ex Fr.）Quél的干燥子实体。全年均可采收，除去杂质，晒干。

【药材收载标准】《中国药典》（2020年版一部）

DB50/YP193—2023

云芝

Yunzhi

本品为云芝的炮制加工品。

【炮制】除去杂质，洗净，破碎成块，干燥。

【性状】本品为块状。菌盖面可见密生灰、褐、蓝、紫黑等颜色绒毛，构成多彩条带。腹面灰褐色、黄棕色或浅棕色，无菌管处白色。切面菌肉类白色，菌管淡棕色。革质，不易折断。气微，味淡。

【鉴别】（1）本品粉末淡黄色。孢子卵圆形，长5~7 μm，直径2~3 μm，壁两层，外壁平滑无色，内壁浅褐色。菌丝分4种：绒毛菌丝无色，单个或数个相连，不分枝，直径3~5 μm，菌丝壁有多数颗粒性物质；骨架菌丝较粗，直径5~7 μm，不分枝，壁较平直，无色；生殖菌丝壁极薄，透明，直径3~4 μm，不分枝，壁平直；缠绕菌丝较细，直径1.5~4 μm，常弯曲。

（2）取本品粉末1 g，加二氯甲烷40 ml，超声处理10 min，滤过，滤液蒸干，残渣加二氯甲烷1 ml使溶解，作为供试品溶液。取麦角甾醇对照品，加二氯甲烷制成每1 ml含1 mg的溶液，作为对照品溶液。照薄层色谱法（《中国药典》通则0502）试验，吸取上述两种溶液各15 μl，分别点于同一硅胶G薄层板上，以甲苯-乙酸乙酯-甲酸（20：5：0.5）为展开剂，展开，取出，晾干，喷以10%硫酸乙醇试液，在105 ℃加热至斑点显色清晰，置紫外灯（365 nm）下检视。供试品色谱中，在与对照品色谱相应的位置上，显相同颜色的荧光斑点。

（3）取本品粉末2 g，加水20 ml，置水浴中加热10 min，滤过，取滤液2 ml，加碱性酒石酸铜试液4~5滴，置水浴中加热5 min，生产红色沉淀。

【检查】**水分** 不得过13.0%（《中国药典》通则0832第二法）。

总灰分 不得过6.0%（《中国药典》通则2302）。

酸不溶性灰分 不得过4.0%（《中国药典》通则2302）。

【浸出物】照水溶性浸出物测定法（《中国药典》通则2201）项下的热浸法测定，不得少于18.0%。

【含量测定】**总糖** 取本品粗粉约5 g，精密称定，置锥形瓶中，精密加水120 ml，称定重量，加热回流1 h，放冷，再称定重量，用水补足减失的重量，摇匀，用脱脂棉滤过，精密量取滤液40 ml，加酚酞指示液1~2滴，用氢氧化钠试液调节pH值至中性，加稀硫酸25 ml，加热回流4 h，放冷，用氢氧化钠试液调节pH值至中性，精密加入碘滴定液0.05 mol/L）25 ml，逐滴加氢氧化钠试液4 ml，边加边剧烈振摇，密塞，置暗处放置10 min，加稀硫酸4 ml，立即用硫代硫酸钠滴定液（0.1 mol/L）滴定，至近终点时，加淀粉指示液2 ml，继续滴定至蓝色消失，并将滴定的结果用空白试验校正，即得。每1 ml碘滴定液（0.1 mol/L）相当于9.008 mg的无水葡萄糖（$C_6H_{12}O_6$）。

单糖 精密量取总糖项下的滤液40 ml，加酚酞指示液1~2滴，用氢氧化钠试液调节pH值至中性，按总糖项下方法，自"精密加入碘滴定液（0.1 mol/L）25 ml"起，同法操作。每1 ml碘滴定液（0.1 mol/L）相当于9.008 mg的无水葡萄糖（$C_6H_{12}O_6$）。

总糖的含量减去单糖的含量，即为云芝多糖的含量。

本品按干燥品计算，含云芝多糖以无水葡萄糖（$C_6H_{12}O_6$）计，不得少于3.2%。

【性味与归经】甘，平。归心、脾、肝、肾经。

【功能与主治】健脾利湿，清热解毒。用于湿热黄疸，胁痛，纳差，倦怠乏力。

【用法与用量】9~27 g。

【贮藏】置通风干燥处。

云防风

Yunfangfeng

SESELIS RADIX

本品为伞形科植物松叶西风芹 *Seseli yunnanense* Franch.或竹叶西风芹 *Seseli mairei* Wolff 的干燥根及根茎。春、秋两季采挖，除去细须、杂质，晒干。

【药材收载标准】《贵州省中药材民族药材质量标准》（2003年版）

DB50/YP192—2023

云防风

Yunfangfeng

本品为云防风的炮制加工品。

【炮制】除去杂质，洗净，润透，切厚片，干燥。

【性状】本品为类圆形片。外表皮黄棕色至灰棕色，切面皮部黄棕色，占根切面的大部分，散在棕色小油点，有裂隙，中央有黄白色细木心。气香、味微甜。

【检查】**水分**　应不得过11.0%（《中国药典》通则0832 第二法）。

总灰分　应不得过8.0%（《中国药典》通则2302）。

酸不溶性灰分　应不得过2.0%（《中国药典》通则2302）。

【浸出物】照醇溶性浸出物测定法（《中国药典》通则2201）项下的热浸法测定，用稀乙醇作溶剂，应不得少于8.0%。

【性味与归经】辛、甘，微温。归膀胱、肝、脾经。

【功能与主治】祛风解表，胜湿止痛，止痉。用于感冒头痛，风湿痹痛，风疹瘙痒，破伤风。

【用法与用量】5～10 g。

【贮藏】置阴凉干燥处，防蛀。

木耳

Muer

FRUCTIFICATIO AURICULARIAE

本品为木耳科真菌木耳*Auricularia auricula*（L.ex Hook.）Underw. 的干燥子实体。
【药材收载标准】《卫生部药品标准》（中药材第一册）

DB50/YP081—2022

木耳

Muer

本品为木耳的加工炮制品。

【炮制】除去泥沙、杂质。

【性状】本品呈不规则块片，多卷缩，大小不等。表面平滑，黑褐色或紫褐色；底面色较淡，质脆，易折断，以水浸泡则膨胀，色泽转淡，呈棕褐色，柔润而微透明，表面有滑润的黏液。气微香。

【检查】**总灰分** 不得过6.0%（《中国药典》通则2302）。

【性味与归经】甘，平。入胃、大肠经。

【功能与主治】益气强身，活血，止血，舒筋活络。用于崩中漏下，产后虚弱，抽筋麻木，腰腿疼痛。

【用法与用量】15～50 g。

【贮藏】置阴凉干燥处，防潮。

木香

Muxiang

AUCKLANDIAE RADIX

本品为菊科植物木香*Aucklandia lappa* Decne.干燥根。秋、冬两季采挖，除去泥沙和须根，切段，大的再纵剖成瓣，干燥后撞去粗皮。

【药材收载标准】《中国药典》（2020年版一部）

DB50/YP066—2023

麸炒木香

Fuchaomuxiang

本品为木香的炮制加工品。

【炮制】取净木香片，照麸炒法（《中国药典》通则0213）炒至灰褐色至黑褐色。

每100 kg木香片，用麦麸45 kg。

【性状】本品呈类圆形或不规则的厚片。外表皮黄棕色至黑褐色，有纵皱纹。切面灰褐色至黑褐色，中部有菊花心状的放射纹理，褐色油点（油室）散在。有特异香气，味微苦。

【鉴别】（1）本品粉末黄棕色至灰褐色。菊糖多见，表面现放射状纹理。木纤维多成束，长梭形，直径16～24 μm，纹孔口横裂缝状、十字状或人字状。网纹导管多见，也有具缘纹孔导管，直径30～90 μm。油室碎片有时可见，内含黄色或棕色分泌物。

（2）取本品粉末0.5 g，加甲醇10 ml，超声处理30 min，滤过，取滤液作为供试品溶液。另取去氢木香内酯对照品、木香烃内酯对照品，加甲醇分别制成每1 ml含0.5 mg的溶液，作为对照品溶液。照薄层色谱法（《中国药典》通则0502）试验，吸取上述3种溶液各5 μl，分别点于同一硅胶G薄层板上，以环己烷-甲酸乙酯-甲酸（15：5：1）的上层溶液为展开剂，展开，取出，晾干，喷以10%硫酸乙醇溶液，加热至斑点显色清晰。供试品色谱中，在与对照品色谱相应的位置上，显相同颜色的斑点。

【检查】水分　不得过13.0%（《中国药典》通则0832第二法）。

总灰分　不得过5.0%（《中国药典》通则0832第二法）。

【浸出物】照醇溶性浸出物测定法（《中国药典》通则2201）项下的热浸法测定，不得少于12.0%。

【性味与归经】辛、苦，温。归脾、胃、大肠、三焦、胆经。

【功能与主治】行气止痛，健脾消食。用于胸胁、脘腹胀痛，泻痢后重，食积不消，不思饮食。

【用法与用量】3～6 g。

【贮藏】置干燥处。

木犀花

Muxihua

OSMANTHI FLOS

本品为木犀科植物木犀*Osmanthus fragrans* Lour.的干燥花。秋季开花时采收，晾干。

【药材收载标准】《上海市中药材标准》（1994年版）

DB50/YP148—2023

木犀花

Muxihua

本品为木犀花的炮制加工品。

【炮制】除去杂质。

【性状】本品呈皱缩粒状或短丝状，淡棕黄色至棕黄色。花柄纤细，长4～8 mm，与花萼连结。花萼细小，长约1 mm，4裂，裂片齿状，多与花冠分离。花冠长3～4.5 mm，裂片4枚，裂片长椭圆形。质脆。气芳香，味淡。

【性味与归经】辛、温。归肺、脾、肾经。

【功能与主治】化痰、散瘀。用于痰饮喘咳，肠风血痢，牙痛，口臭。

【用法与用量】3～9 g。

【贮藏】置干燥阴凉处，密闭。

五谷虫

Wuguchong

CHRYSOMYIAE LARVA

本品为丽蝇科昆虫大头金蝇*Chrysomya megacephala*（Fab.）和蝇科昆虫舍蝇*Musca domestica vicina* Macquart及近缘昆虫的干燥幼虫。

【药材收载标准】《宁夏中药材标准》（2018年版）

DB50/YP179—2023

五谷虫

Wuguchong

本品为五谷虫的炮制加工品。

【炮制】除去杂质。

【性状】本品虫体呈扁圆柱形，不规则弯曲，长1.0～1.3 cm，宽约1.5 mm。头部尖细，表面黄棕色或黄褐色，具不规则皱纹，有的略透明。体轻，质松脆，断面多空隙。气特异、微香，味微咸。

【鉴别】取本品粉末0.5 g，加水5 ml，振摇片刻，滤过，取滤液1 ml，加茚三酮试液2滴，水浴加热，呈蓝紫色。

【检查】水分　不得过10.0%（《中国药典》通则0832第二法）。

总灰分　不得过10.0%（《中国药典》通则2302）。

酸不溶性灰分　不得过3.0%（《中国药典》通则2302）。

【浸出物】照醇溶性浸出物测定法（《中国药典》通则2201）项下的冷浸法测定，用乙醇作溶剂，不得少于7.0%。

【性味与归经】咸，寒。归脾、胃经。

【功能与主治】清热解毒，消积导滞。用于热病神昏谵语，小儿疳积，唇疔，鼻炎。

【用法与用量】3～5 g。

【贮藏】置通风干燥处，防蛀。

五灵脂

Wulingzhi

TROGOPTERI FAECES

本品为鼯鼠科动物复齿鼯鼠*Trogopterus xanthipes* Milne-Edwards的干燥粪便。全年均可采收，除去杂质，晒干。根据外形的不同常分为灵脂块（糖灵脂）及灵脂米（散灵脂）。

【药材收载标准】《陕西省药材标准》（2015年版）

DB50/YP180—2023

五灵脂

Wulingzhi

本品为五灵脂的炮制加工品。

【炮制】除去杂质，块状者砸成小块。

【性状】本品呈不规则的块状或颗粒状，大小不一。表面黑棕色、红棕色或灰棕色，有光泽。断面黄绿色、黄棕色或棕褐色，不平坦，有的具纤维性或可见颗粒，间或有黄棕色树脂状物质。

【鉴别】（1）取本品粉末1 g，加乙醇20 ml，振摇15 min，滤过，滤液置紫外光灯（365 nm）下观察，溶液显深红色荧光。

（2）取本品粉末0.5 g，加乙醇10 ml，超声15 min，滤过，滤液作为供试品溶液。另取五灵脂对照药材0.5 g，同法制成对照药材溶液。照薄层色谱法（《中国药典》通则0502）试验，吸取上述两种溶液各5 μl，分别点于同一硅胶G薄层板上，以石油醚（60～90 ℃）-乙酸乙酯（3∶1）为展开剂，展开，取出，晾干，置紫外光灯（365 nm）下检视。供试品色谱中，在与对照药材色谱相应的位置上，显相同颜色的荧光斑点。

【性味与归经】咸、甘，温。归肝经。

【功能与主治】活血，化瘀，止痛。用于胸胁、脘腹刺痛，痛经，经闭，产后血瘀疼痛。跌扑肿痛，蛇虫咬伤。

【用法与用量】4.5～9 g。外用适量。

【注意】孕妇慎用；不宜与人参同用。

【贮藏】置干燥处。

醋五灵脂

Cuwulingzhi

本品为五灵脂的炮制加工品。

【炮制】取净五灵脂，加入醋拌润后，照醋炙法（《中国药典》通则0213）。

用文火炒干，取出，放凉。

每100 kg五灵脂，用醋12.5 kg。

【性状】本品呈不规则的块状或颗粒状，大小不一。表面灰褐色或黑褐色，常可见淡黄色的纤维残痕。体轻，质松，易折断，断面黄褐色或棕褐色，纤维性。微有醋酸气。

【性味与归经】咸、甘，温。归肝经。

【功能与主治】活血，化瘀，止痛。用于胸胁、脘腹刺痛，痛经，经闭，产后血瘀疼痛，跌扑肿痛，蛇虫咬伤。

【用法与用量】3～9 g。外用适量。

【注意】孕妇慎用；不宜与人参同用。

【贮藏】置干燥处。

五味子

Wuweizi

SCHISANDRAE CHINENSIS FRUCTUS

本品为木兰科植物五味子*Schisandra chinensis*（Turcz.）Baill.的干燥成熟果实。习称"北五味子"。秋季果实成熟时采摘，晒干或蒸后晒干，除去果梗和杂质。

【药材收载标准】《中国药典》（2020年版一部）

DB50/YP098—2022

蒸五味子

Zhengwuweizi

本品为五味子的炮制加工品。

【炮制】取净五味子，照蒸法（《中国药典》通则0213）蒸透，焖过夜至表面黑色油润。

【性状】本品呈不规则的球形或扁球形。表面黑色或黑红色，皱缩，显油润。果肉柔软，种子1~2枚，肾形，表面棕黄色，有光泽，种皮薄而脆。果肉气微，味酸；种子破碎后，有香气，味辛、微苦。

【鉴别】（1）本品粉末红棕色。种皮表皮石细胞表面观呈多角形或长多角形，直径18~50 μm，壁厚，孔沟极细密，胞腔内含深棕色物。种皮内层石细胞呈多角形、类圆形或不规则形，直径约至83 μm，壁稍厚，纹孔较大。果皮表皮细胞表面观类多角形，垂周壁略呈连珠状增厚，表面有角质线；表皮中散有油细胞。中果皮细胞皱缩，含暗棕色物，并含淀粉粒。

（2）取本品粉末1 g，加三氯甲烷20 ml，加热回流30 min，滤过，滤液蒸干，残渣加三氯甲烷1 ml使溶解，作为供试品溶液。另取五味子对照药材1 g，同法制成对照药材溶液。再取五味子甲素对照品，加三氯甲烷制成每1 ml含1 mg的溶液，作为对照品溶液。照薄层色谱法（《中国药典》通则0502）试验，吸取上述3种溶液各2 μl，分别点于同一硅胶GF$_{254}$薄层板上，以石油醚（30~60 ℃）-甲酸乙酯-甲酸（15:5:1）的上层溶液为展开剂，展开，取出，晾干，置紫外光灯（254 nm）下检视。供试品色谱中，在与对照药材色谱和对照品色谱相应的位置上，显相同颜色的斑点。

【检查】**水分**　不得过16.0%（《中国药典》通则0832第二法）。

总灰分　不得过7.0%（《中国药典》通则2302）。

【性味与归经】酸、甘，温。归肺、心、肾经。

【功能与主治】收敛固涩，益气生津，补肾宁心。用于久咳虚喘，梦遗滑精，遗尿尿频，久泻不止，自汗，盗汗，津伤口渴，短气脉虚，内热消渴，心悸失眠。

【用法与用量】2~6 g。

【贮藏】置通风干燥处，防霉。

五指毛桃

Wuzhimaotao

FICIHIRTAE RADIX

本品为桑科植物粗叶榕*Ficus hirta* Vahl 的干燥根。全年均可采挖，除去须根、泥沙，洗净，趁鲜切段或块片，晒干。

【药材收载标准】《广东省中药材标准》（第一册）

DB50/YP181—2023

五指毛桃

Wuzhimaotao

本品为五指毛桃的炮制加工品。

【炮制】除去杂质。

【性状】本品为短段或不规则的块片，直径0.5～5 cm。外皮红褐色或灰棕色，有纵皱纹、须根痕及横向细小皮孔。有的外皮脱落，脱落处黄白色。切面皮部易撕裂，纤维性，木部黄白色，有较密的同心性环纹。质硬。气微香，味微甘。

【鉴别】本品粉末灰黄白色。草酸钙方晶存在于薄壁细胞中或散在，直径15~18 μm。石细胞单个或多个成群，直径16～45 μm，孔沟明显。

【检查】**水分** 不得过12.0%（《中国药典》通则0832第二法）。

【性味与归经】甘，微温。归肺、脾、胃、大肠、肝经。

【功能与主治】益气健脾，祛痰化湿，舒筋活络。用于肺虚痰喘，脾胃气虚，肢倦无力，食少腹胀，水肿，带下，风湿痹痛，腰腿痛。

【用法与用量】15～30 g。

【贮藏】置干燥处。

水蛭

Shuizhi

HIRUDO

本品为水蛭科动物蚂蟥*Whitmania pigra* Whitman、水蛭*Hirudo nipponica* Whitman或柳叶蚂蟥*Whitmania acranulata* Whitman 的干燥全体。夏、秋两季捕捉，用沸水烫死，晒干或低温干燥。

【药材收载标准】《中国药典》（2020年版一部）

DB50/YP168—2023

酒炙水蛭

Jiuzhishuizhi

本品为水蛭的炮制加工品。

【炮制】取净水蛭段，照酒炙法（《中国药典》通则0213）炒至微黄色。

每100 kg水蛭，用酒5 kg。

【性状】本品呈段状。背部黑色或黑褐色，有多数环节；腹部平坦，棕黄色。切面胶质状。气微腥，味咸苦，微有酒气。

【鉴别】取本品粉末1 g，加乙醇5 ml，超声处理15 min，滤过，取滤液作为供试品溶液。另取水蛭对照药材1 g，同法制成对照药材溶液。照薄层色谱法（《中国药典》通则0502）试验，吸取上述两种溶液各5 μl，分别点于同一硅胶G薄层板上，以环己烷-乙酸乙酯（4∶1）为展开剂，展开，取出，晾干，喷以10%硫酸乙醇溶液，在105 ℃加热至斑点显色清晰。供试品色谱中，在与对照药材色谱相应的位置上，显相同的紫红色斑点；紫外光灯（365 nm）下显相同的橙红色荧光斑点。

【检查】**水分** 不得过 13.0%（《中国药典》通则0832 第二法）。

总灰分 不得过8.0%（《中国药典》通则2302）。

酸不溶性灰分 不得过2.0%（《中国药典》通则2302）。

酸碱度 取本品粉末（过三号筛）约1 g，加入0.9%氯化钠溶液10 ml，充分搅拌，浸提30 min，并时时振摇，离心，取上清液，照pH值测定法（《中国药典》通则0631）测定，应为5.0～7.5。

重金属及有害元素 照铅、镉、砷、汞、铜测定法（《中国药典》通则2321原子吸收分光光度法或电感耦合等离子体质谱法）测定，铅不得过10 mg/kg、镉不得过1 mg/kg、砷不得过5 mg/kg、汞不得过1 mg/kg。

黄曲霉毒素 照真菌毒素测定法（《中国药典》通则2351）测定。

本品每1 000 g含黄曲霉毒素B_1不得过5 μg，黄曲霉毒素G_2、黄曲霉毒素G_1、黄曲霉毒素B_2和黄曲霉毒素B_1的总量不得过10 μg。

【性味与归经】咸、苦，平。有小毒。归肝经。

63

【功能与主治】破血通经，逐瘀消癥。用于血瘀经闭，癥瘕痞块，中风偏瘫，跌扑损伤。

【用法与用量】1～3 g。

【注意】孕妇禁用。

【贮藏】置干燥处，防蛀。

见血清

Jianxueqing

LIPARIS NERVOSAE HERBA

本品为兰科植物脉羊耳兰*Liparis nervosa*（Thunb.）Lindl.的干燥全草。夏、秋两季采收，除去杂质，干燥。

【药材收载标准】《重庆市中药材标准》（2023年版）

DB50/YP049—2023

见血清

Jianxueqing

本品为见血清的炮制加工品。

【炮制】除去杂质，洗净，切段，干燥。

【性状】本品为根、茎、叶的混合段。根细长，假鳞茎圆柱形，具节，基部有灰白色膜质叶柄残基。叶片黄绿色，质薄，略皱缩、破碎；完整者展平后呈卵形或卵状椭圆形，先端渐尖，基部呈鞘状抱茎，脉3～7条。气微，味苦。

【鉴别】本品粉末棕黄色或棕褐色。气孔不定式，副卫细胞3～5个。小腺毛单细胞，棕色，易脱落，留有基部。导管多为梯纹导管、螺纹导管。草酸钙针晶细长，针晶长25～80 μm，多成束存在。

【检查】**水分**　不得过13.0%（《中国药典》通则0832第二法）。

总灰分　不得过10.0%（《中国药典》通则2302）。

酸不溶性灰分　不得过5.0%（《中国药典》通则2302）。

【浸出物】照水溶性浸出物测定法（《中国药典》通则2201）项下的热浸法测定，不得少于14.0%。

【性味与归经】苦、寒。归心、肝、胃、肺经。

【功能与主治】凉血止血，清热解毒。用于胃热吐血，肺热咯血，热毒疮疡，蛇咬伤。

【用法与用量】6～15 g。外用适量。

【贮藏】置通风干燥处。

牛大力

Niudali

MILLETTIAE SPECIOSAE RADIX

本品为豆科植物美丽崖豆藤*Millettia speciosa* Champ.的干燥根。全年均可采挖，除去芦头及须根，晒干。

【药材收载标准】《广东省中药材标准》（第一册）

DB50/YP151—2023

牛大力

Niudali

本品为牛大力的炮制加工品。

【炮制】除去杂质，洗净，润透，切片，干燥。

【性状】本品呈类圆形或不规则的片状。外皮淡黄色或褐黄色，稍粗糙，有的具环纹。切面黄白色，有放射状纹理，具粉性。质硬，折断面显纤维性。气微，味微甜。

【鉴别】（1）本品粉末浅黄色。淀粉粒甚多，单粒类圆形、半圆形或圆多角形，脐点裂缝状、人字状、十字状或点状；复粒由2~6分粒组成。石细胞淡黄色，类圆形、类方形、椭圆形或不规则形，单个或成群，壁厚，纹孔细密。木栓细胞长方形或多角形。木薄壁细胞纹孔及孔沟明显，有的具有淀粉粒。纤维成束，有的含有分泌道。具缘纹孔导管无色或浅黄色，多不完整，具缘纹孔排列紧密。

（2）取本品1 g，加入浓氨试液0.5 ml及三氯甲烷30 ml，超声处理30 min，滤过，滤液蒸干，残渣加甲醇1 ml使溶解，作为供试品溶液。另取牛大力对照药材1 g，同法制成对照药材溶液。照薄层色谱法（《中国药典》通则0502）试验，吸取上述两种溶液各10 μl，分别点于同一硅胶G薄层板上，以环己烷-乙酸乙酯（20：3）为展开剂，展开，取出，晾干，喷以10%硫酸乙醇溶液，在105 ℃加热至斑点显色清晰，分别置日光及紫外光灯（365 nm）下检视。供试品色谱中，在与对照药材色谱相应的位置上，显相同颜色的斑点及荧光斑点。

【检查】水分　不得过12.0%（《中国药典》通则0832 第二法）。

总灰分　不得过5.0%（《中国药典》通则2302）。

酸不溶性灰分　不得过2.0%（《中国药典》通则2302）。

【浸出物】照水溶性浸出物测定法项下热浸法（《中国药典》通则2201）测定，不得少于15.0%。

【性味与归经】甘，平。归肺、脾、肾经。

【功能与主治】补虚润肺，强筋活络。用于病后虚弱，阴虚咳嗽，肺痨，咳喘，腰痛，风湿痹痛，遗精，带下。

【用法与用量】15~30 g。

【贮藏】置阴凉干燥处，防蛀。

牛尾独活

Niuweiduhuo

HERACLEI RADIX ET RHIZOMA

本品为伞形科植物短毛独活*Heracleum moellendorffii* Hance、渐尖叶独活*Heracleum acuminatum* Fr.或独活*Heracleum hemsleyanum* Diels的干燥根及根茎。春初苗刚发芽或秋末茎叶枯萎时采挖，除去须根及泥沙，干燥。

【药材收载标准】《重庆市中药材标准》（2023年版）

DB50/YP082—2022

牛尾独活

Niuweiduhuo

本品为牛尾独活的炮制加工品。

【炮制】除去杂质，洗净，润透，切片，干燥。

【性状】本品呈类圆形或不规则形的片，外表面灰棕色至棕褐色，有的可见密集环纹或茎叶残基；有的具不规则的皱纹及隆起横长皮孔，或须根痕。体轻，切面皮部黄白色至浅棕色，散有细小棕色油点，木部黄白色，有的有髓。香气特异，味苦、微辛。

【鉴别】本品粉末灰黄色至灰褐色。淀粉粒众多，多单粒，圆形或类圆形，脐点点状，复粒3～4分粒组成。分泌道长条形或长带状，可见数个油管并列或相连，单个油管直径12～75 μm，黄棕色，有的破碎。纤维呈束，较多，壁厚，直径10～17 μm，纹孔较密，木化。导管多为网纹，直径45～118 μm，亦见梯纹或螺纹。

【检查】**水分**　不得过12.0%（《中国药典》通则0832 第二法）。

总灰分　不得过7.0%（《中国药典》通则2302）。

酸不溶性灰分　不得过 2.0%（《中国药典》通则2302）。

【浸出物】照醇溶性浸出物测定法（《中国药典》通则2201）项下的热浸法测定，用稀乙醇作溶剂，不得少于22.0%。

【性味与归经】辛、苦，微温。归肺、肝经。

【功能与主治】祛风除湿，通痹止痛。用于风寒湿痹，腰膝疼痛，少阴伏风头痛。

【用法与用量】3～9 g。

【贮藏】置通风干燥处，防霉、防蛀。

牛蒡根

Niubanggen

ARCTII RADIX

本品为菊科植物牛蒡*Arctium lappa* L.的干燥根。秋季采收，洗净，晒干，或趁鲜加工切成厚片。

【药材收载标准】《甘肃省中药材标准》（2020年版）

DB50/YP150—2023

牛蒡根

Niubanggen

本品为牛蒡根的炮制加工品。

【炮制】除去杂质；或除去杂质，洗净，润透，切厚片，干燥。

【性状】本品呈椭圆形、类圆形的厚片。表面灰黄色、黄褐色，具纵向沟纹。质坚硬，略肉质。断面黄白色。气微，味微甜。

【检查】**水分**　不得过10.0%（《中国药典》通则0832第二法）。

总灰分　不得过7.0%（《中国药典》通则2302）。

酸不溶性灰分　不得过2.0%（《中国药典》通则2302）。

【浸出物】照水溶性浸出物测定法（《中国药典》通则2201）项下的热浸法测定，不得少于28.0%。

【性味与归经】微甘，凉。归肺、心经。

【功能与主治】散风热，消毒肿。主治风热感冒，头痛，咳嗽，热毒面肿，咽喉肿痛，齿龈肿痛，风湿痹痛，癥瘕积块，痈疖恶疮，痔疮脱肛。

【用法与用量】6～15 g。外用适量。

【贮藏】置阴凉干燥处。

牛膝

Niuxi

ACHYRANTHIS BIDENTATAE RADIX

本品为苋科植物牛膝*Achyranthes bidentata* Bl.的干燥根。冬季茎叶枯萎时采挖，除去须根和泥沙，捆成小把，晒至干皱后，将顶端切齐，晒干。

【药材收载标准】《中国药典》（2020年版一部）

DB50/YP069—2023

土炒牛膝

Tuchaoniuxi

本品为牛膝的炮制加工品。

【炮制】取净牛膝段，照土炒法炒至表面挂有土色。

【性状】本品呈类圆柱形的段。直径4～10 mm。表面土黄色，偶有土黏附，有的可见细纵皱纹及横长皮孔。切面土黄色至黄褐色，有的中心可见圆形维管束。质酥脆。气微，略带土气，味甘而稍苦涩。

【鉴别】取本品粉末4 g，加80%甲醇50 ml，加热回流3 h，滤过，滤液蒸干，残渣加水15 ml，微热使溶解，加在D101型大孔吸附树脂柱（内径为1.5 cm，柱高为15cm）上，用水100 ml洗脱，弃去水液，再用20%乙醇100 ml洗脱，弃去洗脱液，继用80%乙醇100 ml洗脱，收集洗脱液，蒸干，残渣加80%甲醇1 ml使溶解，作为供试品溶液。另取牛膝对照药材4 g，同法制成对照药材溶液。再取β-蜕皮甾酮对照品、人参皂苷Ro对照品，加甲醇分别制成每1 ml含1 mg的溶液，作为对照品溶液。照薄层色谱法（《中国药典》通则0502）试验，吸取供试品溶液4～8 μl、对照药材溶液和对照品溶液各4 μl，分别点于同一硅胶G薄层板上，以三氯甲烷-甲醇-水-甲酸（7：3：0.5：0.05）为展开剂，展开，取出，晾干，喷以5%香草醛硫酸溶液，在105 ℃加热至斑点显色清晰。供试品色谱中，在与对照药材色谱和对照品色谱相应的位置上，显相同颜色的斑点。

【检查】水分　不得过12.0%（《中国药典》通则0832 第二法）。

总灰分　不得过12.0%（《中国药典》通则2302）。

【浸出物】照醇溶性浸出物测定法（《中国药典》通则2201）项下的热浸法测定，用水饱和正丁醇作溶剂，不得少于5.0%。

【性味与归经】苦、甘、酸，平。归肝、肾经。

【功能与主治】逐瘀通经，补肝肾，强筋骨，利尿通淋，引血下行。用于经闭，痛经，腰膝酸痛，筋骨无力，淋证，水肿，头痛眩晕，牙痛，口疮，吐血，衄血。

【用法与用量】5～12 g。

【注意】孕妇慎用。

【贮藏】置阴凉干燥处，防潮。

DB50/YP070—2023

盐牛膝

Yanniuxi

本品为牛膝的炮制加工品。

【炮制】取净牛膝段，照盐炙法（《中国药典》通则0213）用文火炒干。

【性状】本品呈类圆柱形的段。直径4～10 mm。表面淡棕色，偶见焦斑，有微细的纵皱纹及横长皮孔。切面棕色至棕褐色，中心木质部颜色较浅。气微，味咸而稍苦涩。

【鉴别】取本品粉末4 g，加80%甲醇50 ml，加热回流3 h，滤过，滤液蒸干，残渣加水15 ml，微热使溶解，加在D101型大孔吸附树脂柱（内径为1.5 cm，柱高为15cm）上，用水100 ml洗脱，弃去水液，再用20%乙醇100 ml洗脱，弃去洗脱液，继用80%乙醇100 ml洗脱，收集洗脱液，蒸干，残渣加80%甲醇1 ml使溶解，作为供试品溶液。另取牛膝对照药材4 g，同法制成对照药材溶液。再取β-蜕皮甾酮对照品、人参皂苷Ro对照品，加甲醇分别制成每1 ml含1 mg的溶液，作为对照品溶液。照薄层色谱法（《中国药典》通则0502）试验，吸取供试品溶液4～8 μl、对照药材溶液和对照品溶液各4 μl，分别点于同一硅胶G薄层板上，以三氯甲烷-甲醇-水-甲酸（7∶3∶0.5∶0.05）为展开剂，展开，取出，晾干，喷以5%香草醛硫酸溶液，在105 ℃加热至斑点显色清晰。供试品色谱中，在与对照药材色谱和对照品色谱相应的位置上，显相同颜色的斑点。

【检查】**水分**　不得过15.0%（《中国药典》通则0832第二法）。

总灰分　不得过9.0%（《中国药典》通则2302）。

【浸出物】照醇溶性浸出物测定法（《中国药典》通则2201）项下的热浸法测定，用水饱和正丁醇作溶剂，不得少于4.0%。

【性味与归经】苦、甘、酸，平。归肝、肾经。

【功能与主治】逐瘀通经，补肝肾，强筋骨，利尿通淋，引血下行。用于经闭，痛经，腰膝酸痛，筋骨无力，淋证，水肿，头痛眩晕，牙痛，口疮，吐血，衄血。

【用法与用量】5～12 g。

【注意】孕妇慎用。

【贮藏】置阴凉干燥处，防潮。

毛冬青

Maodongqing

RASIX ILICIS PUBESCENTIS

本品为冬青科植物毛冬青*Ilex pubescens* Hook.et Arn.的干燥根。全年均可采挖，洗净，砍成块片，晒干。

【药材收载标准】《中国药典》（1977年版一部）

DB50/YP061—2023

毛冬青

Maodongqing

本品为毛冬青的炮制加工品。

【炮制】除去杂质，洗净，润透，切片，干燥。

【性状】本品呈不规则片状。外皮灰褐色或棕褐色，稍粗糙，有细皱纹和横向皮孔，切面皮部薄，老根稍厚，木部黄白色或淡黄棕色，有致密的纹理，质坚实，不易折断，气微，微苦，涩。

【鉴别】（1）取本品粗粉约5 g，加乙醇40 ml，置水浴上回流15 min，趁热滤过。取滤10 ml，置蒸发皿中，在水浴上小心蒸干，放冷后，残渣加醋酐1 ml使溶解，再加硫酸2～3滴，即显紫色。

（2）取鉴别（1）项下剩余的滤液1滴，点于滤纸上，置紫外光灯下观察，显淡紫色荧光，再滴加三氯化铝的甲醇溶液（1→100）1滴，点于荧光点邻近，置紫外光灯下观察，两液交界处有明显的黄色荧光。

【检查】**水分** 不得过13.0%（《中国药典》通则0832 第二法）。

总灰分 不得过2.0%（《中国药典》通则2302）。

【性味与归经】苦、涩，寒。归肺、心经。

【功能与主治】清热解毒，活血通络，止咳平喘。用于风热感冒，肺热咳喘，咽喉肿痛，乳蛾，牙龈肿痛，丹毒，胸痹心痛，中风偏瘫，炭疽，水火烫伤。

【用法与用量】30～90 g。外用适量。

【贮藏】置干燥处。

毛前胡

Maoqianhu

LIGUSTICI RADIX

本品为伞形科植物短片藁本*Ligusticum brachylobum* Franch.的干燥根。冬末叶枯萎、次春末抽花茎时采挖，除去须根及泥沙，晒干或低温干燥。

【药材收载标准】《重庆市中药材标准》（2023年版）

DB50/YP147—2023

毛前胡

Maoqianhu

本品为毛前胡的炮制加工品。

【炮制】除去杂质，洗净，润透，切片，低温干燥。

【性状】本品为不规则类圆形或椭圆形的片。表面灰色或棕褐色，有时可见残存的茎痕及粗硬的纤维状叶鞘残基。切面皮部黄白色或乳白色，分散有较多棕黄色的油点，木部淡黄色或黄色，中部有褐色环。气香，味微苦辛。

【鉴别】本品粉末黄棕色。淀粉粒较多，单粒椭圆形、长圆形或类圆形，直径5～20 μm，脐点点状或短缝状。草酸钙簇晶直径10～25 μm，存在于薄壁细胞中，常排列成行，或一个细胞中含数个簇晶。木栓细胞淡黄色，表面观呈多角形或类方形。油室多已破碎，横断面观分泌细胞呈扁长圆形，内含黄棕色分泌物。纤维成束，无色或黄白色，呈长条形，末端渐尖，直径10～20 μm。导管多为螺纹导管，亦有网纹、梯纹导管，直径10～40 μm。

【检查】**水分** 不得过13.0%（《中国药典》通则0832第二法）。

总灰分 不得过8.0%（《中国药典》通则2302）。

酸不溶性灰分 不得过3.0%（《中国药典》通则2302）。

【浸出物】照醇溶性浸出物测定法（《中国药典》通则2201）项下的热浸法测定，用稀乙醇作溶剂，不得少于25.0%。

【性味与归经】苦、辛，微寒。归肺经。

【功能与主治】散风清热，降气化痰。用于风热咳嗽痰多、痰热喘满、咯痰黄稠。

【用法与用量】3～9 g。

【贮藏】置阴凉干燥处。防霉、防蛀。

毛黄堇

Maohuangjin

Corydalis tomentella HERBA

本品为罂粟科植物毛黄堇*Corydalis tomentella* Franch.的干燥全草。夏季采收，除去杂质及泥沙，干燥。

【药材收载标准】《重庆市中药材标准》（2023年版）

DB50/YP062—2023

毛黄堇

Maohuangjin

本品为毛黄堇的炮制加工品。

【炮制】除去杂质，稍润，切段，干燥。

【性状】本品呈不规则的段。根及根茎表面棕黄色至棕褐色，有明显的干裂，呈片层结构，质硬而脆，断面黄绿色至绿棕色。叶柄绿灰色，干硬、脆而易碎。叶多碎落。气微，味苦。

【鉴别】（1）本品粉末深绿色至棕色。石细胞类圆形、长条形或长梭形，壁厚，孔沟明显。叶上下表皮细胞垂周壁波状弯曲，下表皮气孔较多，不定式，副卫细胞3～5个；叶肉细胞含细小草酸钙结晶。非腺毛众多，多碎断，顶端钝圆。网纹导管多见。

（2）取本品粉末0.25 g，加甲醇25 ml，超声处理30 min，滤过，滤液作为供试品溶液。另取脱氢卡维丁对照品，加甲醇制成每1 ml含0.5 mg的溶液，作为对照品溶液。照薄层色谱法（《中国药典》通则0502）试验，吸取上述两种溶液各2 μl，分别点于同一硅胶G薄层板上，以环己烷-乙酸乙酯-异丙醇-甲醇-水-三乙胺（3：3.5：1：1.5：0.5：1）为展开剂，置浓氨试液预饱和20 min的展开缸内，展开，取出，晾干，置紫外光灯（365 nm）下检视。供试品色谱中，在与对照品色谱相应的位置上，显相同颜色的荧光斑点。

【检查】**水分** 不得过20.0%（《中国药典》通则0832第二法）。

总灰分 不得过25.0%（《中国药典》通则2302）。

酸不溶性灰分 不得过3.0%（《中国药典》通则2302）。

【浸出物】照水溶性浸出物测定法（《中国药典》通则2201）项下的热浸法测定，不得少于30.0%。

【性味与归经】苦，凉。归肺、胃、肝经。

【功能与主治】清热解毒，凉血止血，活血止痛。主治流行性感冒，咽喉肿痛，目赤疼痛，咳血，吐血，胃热脘痛，湿热泻痢，痈肿疮毒，跌打肿痛。

【用法与用量】1.5～9 g。外用适量。

【贮藏】置阴凉干燥处。

长前胡

Changqianghu

PEUCEDANI TURGENIIFOLII HERBA

本品为伞形科植物长前胡 *Peucedanum turgeniifolium* Wolff 的干燥全草。夏末、秋初花叶茂盛时采收，除去泥沙杂质，晒干。

【药材收载标准】《重庆市中药材标准》（2023年版）

DB50/YP194—2023

长前胡

Changqianghu

本品为长前胡的炮制加工品。

【炮制】除去杂质，淋润，切段，干燥。

【性状】本品为不规则段。根细，表面棕褐色或灰褐色；根茎可见棕色纤维状叶鞘残存物，茎圆柱形，表面棕黄色或紫棕色，有纵棱槽，断面白色或浅黄色，有髓。叶片灰绿色，多皱缩卷曲。花果有时存在，复伞形花序。气微，味甘、微麻。

【鉴别】（1）粉末淡黄绿色至淡黄棕色。导管主为网纹导管，亦有具缘纹孔导管及螺纹导管，直径 10～40 μm。韧皮纤维无色，较长，多断裂，壁极厚，外壁略呈波状，胞腔线形，直径12～15 μm。木纤维多断裂，两端锐尖或分叉，胞腔大，纹孔口斜裂缝状，直径10～20 μm。髓薄壁细胞类圆形，具密集圆点状单纹孔。

（2）取本品粉末0.5 g，加乙醇25 ml，超声处理30 min，滤过，取续滤液1 ml，置25 ml量瓶中，加乙醇稀释至刻度，摇匀，照紫外-可见分光光度法（《中国药典》通则0401）测定，在323nm波长处有最大吸收。

【检查】**水分** 不得过13.0%（《中国药典》通则0832第二法）。

总灰分 不得过8.0%（《中国药典》通则2302）。

酸不溶性灰分 不得过1.0%（《中国药典》通则2302）。

【浸出物】照醇溶性浸出物测定法（《中国药典》通则2201）项下的热浸法测定，用稀乙醇作溶剂，不得少于8.0%。

【性味与归经】苦、辛，微寒。归肺经。

【功能与主治】宣散风热，祛痰止咳，下气。用于感冒风热，咳嗽，痰稠，喘满，头痛及胸闷。

【用法与用量】3～9 g。

【贮藏】置通风干燥处。

分心木

Fenxinmu

SEMINIS JUGLANTIS SEPTUM

本品为胡桃科植物胡桃*Juglans regia* L.果核的干燥木质隔膜。秋季果实成熟时采收，除去果皮和种子，晒干，除去杂质。

【药材收载标准】《卫生部药品标准》（中药材第一册）

DB50/YP124—2023

分心木

Fenxinmu

本品为分心木的炮制加工品。

【炮制】除去壳核及杂质。

【性状】本品多破碎成半圆形片状或不规则片状，完整者呈类圆形或椭圆形。表面棕色至浅棕褐色，稍有光泽，边缘不整齐，上中部有一卵圆形或椭圆形孔洞，长约占隔膜直径1/2，边缘增厚处呈棕褐色，增厚部分汇合延伸至基部。体轻，质脆，易折断。气微，味微涩。

【性味与归经】苦、涩，平。归脾、肾经。

【功能与主治】补肾涩精。用于肾虚遗精，滑精，遗尿，尿血，带下，泻痢。

【用法与用量】10～15 g。

【贮藏】置通风干燥处，防蛀。

75

乌鸡

Wuji

MUSCULUS ET OS GALLI DOMESTICI

本品为雉科动物乌骨鸡*Gallus gallus domesticus* Brisson 除去毛、内脏及皮下脂肪油的新鲜全体。宰杀后，用开水略烫，除去羽毛，洗净，剖开腹部，除去内脏及皮下脂肪，再洗净。鲜用或冷藏备用。

【药材收载标准】《辽宁省中药材标准》（第二册）

DB50/YP088—2023

乌鸡

Wuji

本品为乌鸡的炮制加工品。

【炮制】除去毛、爪、肠等杂质，洗净，切块。

【性状】本品为不规则块状，其皮、肉、骨、嘴均呈乌色，亦有肉白者，但其内骨为乌色。

【性味与归经】甘，平。归肝、肾、肺经。

【功能与主治】补益肝肾，补气养血，退虚热。用于虚劳，羸瘦，骨蒸，劳热，消渴，遗精，滑精，久泻，久痢，崩漏，带下。

【用法与用量】供配成药用。

【贮藏】冷藏。

乌梅

Wumei

MUME FRUCTUS

本品为蔷薇科植物梅*Prunus mume*（Sieb.） Sieb. et Zucc.的干燥近成熟果实。夏季果实近成熟时采收，低温烘干后闷至色变黑。

【药材收载标准】《中国药典》（2020年版一部）

DB50/YP089—2023

醋乌梅

Cuwumei

本品为乌梅的炮制加工品。

【炮制】取净乌梅，用醋拌匀，闷润至醋被吸尽，干燥。

每100 kg乌梅，用醋25 kg。

【性状】本品呈类球形或扁球形，直径1.5～3 cm，表面乌黑色或棕黑色，皱缩不平，基部有圆形果梗痕。果核坚硬，椭圆形，棕黄色，表面有凹点；种子扁卵形，淡黄色。气微，味极酸。

【鉴别】取本品粉末5 g，加甲醇30 ml，超声处理30 min，滤过，滤液蒸干，残渣加水20 ml使溶解，加乙醚振摇提取2次，每次20 ml，合并乙醚液，蒸干，残渣用石油醚（30～60 ℃）浸泡2次，每次15 ml，（浸泡约2 min），倾去石油醚，残渣加无水乙醇2 ml使溶解，作为供试品溶液。再取熊果酸对照品，加无水乙醇制成每1 ml含0.5 mg的溶液，作为对照品溶液。照薄层色谱法（《中国药典》通则0502）试验，吸取上述3种溶液各1～2 μl，分别点于同一硅胶G薄层板上，以环己烷-三氯甲烷-乙酸乙酯-甲酸（20：5：8：0.1）为展开剂，展开，取出，晾干，喷以10%硫酸乙醇溶液，在105 ℃加热至斑点显色清晰。供试品色谱中，在与对照品色谱相应的位置上，显相同颜色的斑点。

【检查】**水分**　不得过16.0%（《中国药典》通则0832 第二法）。

总灰分　不得过5.0%（《中国药典》通则2302）。

【浸出物】照水溶性浸出物测定法（《中国药典》通则2201）项下的热浸法测定，不得少于21.0%。

【含量测定】照高效液相色谱法（《中国药典》通则0512）测定。

色谱条件与系统适用性试验　以十八烷基硅烷键合硅胶为填充剂；以乙腈-0.2%磷酸（5：95）为流动相；检测波长为215 nm；流速0.6 ml/min。理论板数按枸橼酸峰计算应不低于7 000。

对照品溶液的制备　取枸橼酸对照品适量，精密称定，加30%甲醇制成每1 ml含0.5 mg的溶液，即得。

供试品溶液的制备　取本品最粗粉0.5 g，精密称定，加入30%甲醇50 ml，称定重量，超声处理（40 kHz，150W）1 h，用30%甲醇补足减失的重量。滤过，取滤液，即得。

测定法 分别精密吸取对照品溶液与供试品溶液各10 μl，注入液相色谱仪，测定，即得。

本品按干燥品计算，含枸橼酸（$C_6H_8O_7$）不得少于12.0%。

【性味与归经】酸、涩，平。归肝、脾、肺、大肠经。

【功能与主治】敛肺，涩肠，生津，安蛔。用于肺虚久咳，久泄久痢，虚热消渴，蛔厥呕吐腹痛。

【用法与用量】6～12 g。

【贮藏】置阴凉干燥处。

凤尾草

Fengweicao

PTERIDIS MULTIFIDAE HERBA

本品为凤尾蕨科植物井栏边草 *Pteris multifida* Poir.的干燥全草，夏、秋两季均可采收，洗净，晒干。

【药材收载标准】《卫生部药品标准》（中药材第一册）

DB50/YP035—2023

凤尾草

Fengweicao

本品为凤尾草的炮制加工品。

【炮制】除去杂质，迅速洗净，切段，干燥。

【性状】本品呈不规则的段。根茎短，密生棕褐色披针形的鳞片及弯曲的细根。叶草质，灰绿色或绿色；叶柄细而有棱，棕黄色或褐绿色；叶二型，能育叶几全缘，叶轴有狭翅，有的沿叶两边着生孢子囊；不育叶的羽片和小羽片较宽，边缘有锯齿。气微，味淡或稍涩。

【鉴别】（1）本品粉末淡绿色。孢子囊呈长圆形，基部稍狭，囊盖边缘呈轮状，棕黄色，内含孢子数十颗。孢子呈钝三角形，直径约45 μm，外壁表面为瘤状纹饰。囊柄长短不一，为4～6个细胞，一般为2列。

（2）取本品粗粉2 g，加水20 ml，加热10 min，滤过，取滤液1 ml，加三氯化铁试液1滴，生成蓝绿色沉淀。

（3）取本品粗粉2 g，加甲醇20 ml，加热回流10 min，趁热滤过，取滤液1 ml，加浓盐酸4～5滴及少量镁粉，溶液显橙红色。

【检查】水分 不得过14.0%（《中国药典》通则0832第二法）。

【浸出物】照醇溶性浸出物测定法（《中国药典》通则2201）项下热浸法测定，用稀乙醇作溶剂，不得少于9.0%。

【性味与归经】微苦，凉。归肝、胃、大肠经。

【功能与主治】清热利湿，凉血止血，消肿解毒。用于黄疸性肝炎，肠炎，菌痢，淋浊，带下，吐血，衄血，便血，崩漏，尿血，湿疹，痈肿疮毒。

【用法与用量】15～30 g。

【贮藏】置通风干燥处。

六神曲

Liushenqu

【处方】辣蓼500 g，青蒿500 g，苍耳草500 g，赤小豆100 g，苦杏仁100 g，麦麸5 000 g，面粉2 500 g。

【药材收载标准】《卫生部药品标准》（中药成方制剂第19册）

DB50/YP068—2022

炒六神曲

Chaoliushenqu

本品为六神曲的炮制加工品。

【炮制】取净六神曲，照清炒法（《中国药典》通则0213）炒至表面颜色加深，并具焦香气味。

【性状】本品呈不规则细小块状或粗颗粒状，表面黄色，质脆易碎，有焦香气。

【鉴别】取本品，置显微镜下观察：非腺毛单细胞，长40～950 μm，直径10～30 μm，壁厚5～11 μm；果皮细胞细长条形、类长方形或长多角形，壁念珠状增厚（麦麸）。种皮表皮为1列栅状细胞，细胞内含淡红棕色物（赤小豆）。石细胞淡黄白色或黄棕色，表面观类圆形、类多角形，纹孔大而密（苦杏仁）。

【检查】水分　不得过13.0%（《中国药典》通则0832第二法）。

总灰分　不得过8.0%（《中国药典》通则2302）。

酸不溶性灰分　不得过2.0%（《中国药典》通则2302）。

【浸出物】照醇溶性浸出物测定法（《中国药典》通则2201）项下的冷浸法测定，用50%乙醇作溶剂，不得少于15.0%。

【功能与主治】健脾和胃，消食调中。用于脾胃虚弱，饮食停滞，胸痞腹胀，呕吐泻痢，小儿食积。

【用法与用量】6～12 g。

【注意】脾阴虚、胃火盛者不宜用；能落胎，孕妇宜少食。

【贮藏】置阴凉干燥处，防潮、防虫蛀。

火 炭 母

Huotanmu

POLYGONI CHINENSIS HERBA

本品为蓼科植物火炭母 *Polygonum chinense* L.或硬毛火炭母 *Polygonum chinense* L.var. *hispidum* Hook.f.的干燥全草。夏、秋两季采收，除去泥沙，干燥；或除去泥沙，洗净，切段，干燥。

【药材收载标准】《广东省中药材标准》（第三册）

DB50/YP138—2023

火 炭 母

Huotanmu

为火炭母的炮制加工品。

【炮制】除去杂质；或除去杂质，洗净，切段，干燥。

【性状】本品呈不规则的段状。根较少，主根略呈圆柱形，其余须状，棕褐色。茎扁圆柱形，节稍膨大，有的节上有不定根；表面淡绿色至紫褐色，略具纵沟或细纵棱；质脆，易折断。切面灰黄色至棕色，或中空。叶多卷缩、破碎，完整叶片展平后呈卵形或长卵形，长4~10 cm，宽2~6cm；顶端渐尖，基部截形或宽心形，全缘；上表面暗绿色，下表面色较浅；托叶鞘膜质，顶端偏斜。

【鉴别】（1）粉末黄绿色至黄褐色。叶表皮细胞表面观类多角形，有的有角质样纹理。茎表皮细胞类长方形，有的呈红棕色；有的显角质样纹理。草酸钙簇晶众多，直径达80 μm，棱角多尖锐。纤维多成束，单个纤维直径5~40 μm。腺毛头部多为多细胞，腺柄短，1~2个（列）细胞。非腺毛（硬毛火炭母叶片中易见，火炭母叶脉中偶见）多列，呈覆瓦状排列，有的表面有角质样纹理，有的内含棕色物。

（2）取本品粉末1 g，加甲醇25 ml，超声处理15 min，滤过，滤液浓缩至1 ml。另取鞣花酸对照品，加甲醇制成每1 ml含1 mg的溶液，作为对照品溶液。照薄层色谱法（《中国药典》通则0502）试验，吸取上述两种溶液各5 μl，分别点于同一硅胶G薄层板上，以二氯甲烷-乙酸乙酯-无水甲酸-水（8：8：4：1）为展开剂，展开，取出，晾干，喷以3%三氯化铁乙醇溶液，105 ℃加热至斑点显色清晰。供试品色谱中，在与对照品色谱相应的位置上，显相同颜色的斑点。

【检查】水分　不得过14.0%（《中国药典》通则0832 第二法）。

总灰分　不得过8.0%（《中国药典》通则2302）。

酸不溶性灰分　不得过2.0%（《中国药典》通则2302）。

【浸出物】照醇溶性浸出物测定法（《中国药典》通则2201）项下的热浸法测定，以稀乙醇作溶剂，不得少于15.0%。

【性味与归经】酸、甘，寒。归肝、脾经。

【功能与主治】清热利湿，凉血解毒。用于湿热泄泻、痢疾，黄疸，咽喉肿痛，湿热疮疹。

【用法与用量】15～30 g。外用适量。

【贮藏】置干燥处。

巴戟天

Bajitian

MORINDAE OFFICINALIS RADIX

本品为茜草科植物巴戟天 *Morinda officinalis* How的干燥根。全年均可采挖，洗净，除去须根，晒至六七成干，轻轻捶扁，晒干。

【药材收载标准】《中国药典》（2020年版一部）

DB50/YP002—2023

炒巴戟天

Chaobajitian

本品为巴戟天的炮制加工品。

【炮制】取除去木心的净巴戟天，照清炒法（《中国药典》通则0213）用文火炒至表面呈灰黄色或暗灰色。

【性状】本品为扁圆柱形短段或不规则块。表面灰黄色或暗灰色，具纵纹和横裂纹。切面皮部厚，紫色或淡紫色，中空。气微，味甘而微涩。

【鉴别】取本品粉末2.5 g，加乙醇25 ml，加热回流1 h，放冷，滤过，滤液浓缩至1 ml，作为供试品溶液。另取巴戟天对照药材2.5 g，同法制成对照药材溶液。照薄层色谱法（《中国药典》通则0502）试验，吸取上述两种溶液各10 μl，分别点于同一硅胶GF$_{254}$薄层板上，以甲苯-乙酸乙酯-甲酸（8∶2∶0.1）为展开剂，展开，取出，晾干，置紫外灯下（254 nm）下检视。供试品色谱中，在与对照药材色谱相应的位置上，显相同颜色的斑点。

【检查】**水分**　不得过15.0%（《中国药典》通则0832第二法）。

总灰分　不得过6.0%（《中国药典》通则2302）。

【浸出物】照水溶性浸出物测定法（《中国药典》通则2201）项下的冷浸法测定，不得少于50.0%。

【含量测定】照高效液相色谱法（《中国药典》通则0512）测定。

色谱条件与系统适应性试验　以十八烷基硅烷键合硅胶作色谱柱填充剂，以甲醇-水（3∶97）为流动相；蒸发光散射检测器检测，理论板数按耐斯糖峰计算应不低于2 000。

对照品溶液的制备　取耐斯糖对照品适量，精密称定，加流动相制成每1 ml含0.2 mg的溶液，即得。

供试品溶液的制备　取本品粉末（过三号筛）0.5 g，精密称定，置具塞锥形瓶中，精密加入流动相50 ml，称定重量，沸水浴中加热30 min，放冷，再称定重量，用流动相补足减失的重量，摇匀，放置，取上清液滤过，取续滤液，即得。

测定法　分别精密吸取对照品溶液10 μl、30 μl，供试品溶液10 μl，注入液相色谱仪，测定，用外标两点对数方程计算，即得。

本品按干燥品计算，含耐斯糖（$C_{24}H_{42}O_{21}$）不得少于1.8%。

【性味与归经】甘、辛，微温。归肾、肝经。

【功能与主治】补肾阳，强筋骨，祛风湿。用于阳痿遗精，宫冷不孕，月经不调，少腹冷痛，风湿痹痛，筋骨痿软。

【用法与用量】3～10 g。

【贮藏】置通风干燥处，防霉，防蛀。

DB50/YP003—2023

酒巴戟天

Jiubajitian

本品为巴戟天的炮制加工品。

【炮制】取除去木心的净巴戟天，照酒炙法（《中国药典》通则0213）用文火炒干。

【性状】本品为扁圆柱形短段或不规则块，中空。表面灰黄色或黄棕色，具纵纹和横裂纹。切面皮部厚，紫色或淡紫色。质韧。略具酒气，味甘而微涩。

【鉴别】取本品粉末2.5 g，加乙醇25 ml，加热回流1 h，放冷，滤过，滤液浓缩至1 ml，作为供试品溶液。另取巴戟天对照药材2.5 g，同法制成对照药材溶液。照薄层色谱法（《中国药典》通则0502）试验，吸取上述两种溶液各10 μl，分别点于同一硅胶GF_{254}薄层板上，以甲苯-乙酸乙酯-甲酸（8∶2∶0.1）为展开剂，展开，取出，晾干，置紫外灯下（254 nm）下检视。供试品色谱中，在与对照药材色谱相应的位置上，显相同颜色的斑点。

【检查】**水分** 不得过15.0%（《中国药典》通则0832第二法）。

总灰分 不得过6.0%（《中国药典》通则2302）。

【浸出物】照水溶性浸出物测定法（《中国药典》通则2201）项下的冷浸法测定，不得少于50.0%。

【含量测定】照高效液相色谱法（《中国药典》通则0512）测定。

色谱条件与系统适应性试验 以十八烷基硅烷键合硅胶作色谱柱填充剂，以甲醇-水（3∶97）为流动相；蒸发光散射检测器检测，理论板数按耐斯糖峰计算应不低于2 000。

对照品溶液的制备 取耐斯糖对照品适量，精密称定，加流动相制成每1 ml含0.2 mg的溶液，即得。

供试品溶液的制备 取本品粉末（过三号筛）0.5 g，精密称定，置具塞锥形瓶中，精密加入流动相50 ml，称定重量，沸水浴中加热30 min，放冷，再称定重量，用流动相补足减失的重量，摇匀，放置，取上清液滤过，取续滤液，即得。

测定法 分别精密吸取对照品溶液1 μl、30 μl，供试品溶液10 μl，注入液相色谱仪，测定，用外标两点对数方程计算，即得。

本品按干燥品计算，含耐斯糖（$C_{24}H_{42}O_{21}$）不得少于1.8%。

【性味与归经】甘、辛，微温。归肾、肝经。

【功能与主治】补肾阳，强筋骨，祛风湿。用于阳痿遗精，宫冷不孕，月经不调，少腹冷痛，风湿痹痛，筋骨痿软。

【用法与用量】3～10 g。

【贮藏】置通风干燥处，防霉，防蛀。

玉米须

Yumixu

MAYDIS STIGMA

本品为禾本科植物玉蜀黍*Zea mays* L.的干燥花柱和柱头。夏、秋两季果实成熟时采收，除去杂质，晒干。

【药材收载标准】《中国药典》（1977年版一部）

DB50/YP102—2022

玉米须

Yumixu

本品为玉米须的炮制加工品。

【炮制】除去杂质，切制成段，干燥。

【性状】本品为蓬松的团状。淡黄色或棕红色，有光泽，质轻，柔软，气微，味微甜。

【性味与归经】甘，平。归肝、胃、小肠经。

【功能与主治】利尿消肿，降血压。用于肾性水肿，小便不利，湿热黄疸，高血压。

【用法与用量】15～30 g。

【贮藏】置于干燥处。

艾叶

Aiye

ARTEMISIAE ARGYI FOLIUM

本品为菊科植物艾*Artemisia argyi* Levl. et Vant.的干燥叶。夏季花未开时采摘，除去杂质，晒干。

【药材收载标准】《中国药典》（2020年版一部）

DB50/YP001—2022

艾绒

Airong

本品为艾叶的炮制加工品。

【炮制】取净艾叶，捣或碾成绒状，除去叶脉及粗梗，筛去细末。

【性状】本品呈细绒状，灰绿色，质柔软。具艾叶香气，无叶脉、粗梗。

【鉴别】（1）本品粉末灰绿色。非腺毛有两种：一种为T形毛，顶端细胞长而弯曲，两臂不等长，柄2～4细胞；另一种为单列性非腺毛，3～5细胞，顶端细胞特长而扭曲，常断落。腺毛表面观鞋底形，由4、6细胞相对叠合而成，无柄。草酸钙簇晶，直径3～7 μm，存在于叶肉细胞中。

（2）取本品粉末2 g，加石油醚（60～90 ℃）25 ml，加热回流30 min，滤过，滤液挥干，残渣加环己烷1 ml使溶解，作为供试品溶液。另取艾叶对照药材1 g，同法制成对照药材溶液。照薄层色谱法（《中国药典》通则0502）试验，吸取上述两种溶液各5 μl，分别点于同一硅胶G薄层板上，以石油醚（60～90 ℃）-甲苯-丙酮（10：8：0.5）为展开剂，展开，取出，晾干，喷以1%香草醛硫酸溶液，在105 ℃加热至斑点显色清晰。供试品色谱中，在与对照药材色谱相应的位置上，显相同颜色的主斑点。

【检查】**水分**　不得过13.0%（《中国药典》通则0832 第四法）。

总灰分　不得过12.0%（《中国药典》通则2302）。

酸不溶性灰分　不得过3.5%（《中国药典》通则2302）。

【性味与归经】辛、苦，温；有小毒。归肝、脾、肾经。

【功能与主治】散寒逐湿，温通气血。多供灸用。

【用法与用量】外用适量，供灸治或熏洗用。

【贮藏】置阴凉干燥处。

DB50/YP001—2023

艾叶炭

Aiyetan

本品为艾叶的加工炮制品。

【炮制】取净艾叶，照炒炭法（《中国药典》通则0213）炒至全部呈棕（黑）褐色至焦黑色。

【性状】本品为不规则碎片，多皱缩、破碎，表面棕（黑）褐色至焦黑色，有细条状叶柄。质柔软。气微香，略有焦糊气。

【鉴别】取本品粉末2 g，加石油醚（60～90 ℃）25 ml，加热回流30 min，滤过，滤液蒸干，残渣加环己烷1 ml使溶解，作为供试品溶液。另取艾叶对照药材1 g，同法制成对照药材溶液。照薄层色谱法（《中国药典》通则0502）试验，吸取上述两种溶液各5～10 μl，分别点于同一硅胶G薄层板上，以石油醚（60～90 ℃）-环己烷-丙酮（10：8：0.5）为展开剂，展开，取出，晾干，喷以1%香草醛硫酸溶液，在105 ℃加热至斑点显色清晰。供试品色谱中，在与对照药材色谱相应的位置上，显相同颜色的主斑点。

【检查】水分　不得过13.0%（《中国药典》通则0832第四法）。

【性味与归经】辛、苦，温；有小毒。归肝、脾、肾经。

【功能与主治】温经止血，散寒止痛。用于虚寒性出血。

【用法与用量】3～9 g。外用适量。

【贮藏】置阴凉干燥处。

DB50/YP002—2022

醋艾叶

Cu'aiye

本品为艾叶的炮制加工品。

【炮制】取净艾叶，照醋炙法（《中国药典》通则0213）用文火炒至外表焦黄色。

每100 kg艾叶，用醋15 kg。

【性状】本品多皱缩、破碎，无梗。完整叶片展平后呈卵状椭圆形，羽状深裂，裂片椭圆状披针形，边缘有不规则的粗锯齿。表面焦黄色，微有焦斑。略有醋香气。

【鉴别】（1）本品粉末绿褐色至棕黄色。非腺毛有两种：一种为T形毛，顶端细胞长而弯曲，两臂不等长，柄2～4细胞；另一种为单列性非腺毛，3～5细胞，顶端细胞特长而扭曲，常断落。腺毛表面观鞋底形，由4、6细胞相对叠合而成，无柄。草酸钙簇晶，直径3～7 μm，存在于叶肉细胞中。

（2）取本品粉末2 g，加石油醚（60～90 ℃）25 ml，加热回流30 min，滤过，滤液挥干，残渣加环己烷1 ml使溶解，作为供试品溶液。另取艾叶对照药材1 g，同法制成对照药材溶液。照薄层色谱法（《中国药典》通则0502）试验，吸取上述两种溶液各5 μl，分别点于同一硅胶G薄层板上，以石油醚（60~90 ℃）-甲苯-丙酮（10：8：0.5）为展开剂，展开，取出，晾干，喷以1%香草醛硫酸溶液，在105 ℃加热至斑点显色清晰。供试品色谱中，在与对照药材色谱相应的位置上，显相同颜色的主斑点。

【检查】**水分** 不得过12.0%（《中国药典》通则0832 第四法）。

总灰分 不得过13.0%（《中国药典》通则2302）。

酸不溶性灰分 不得过3.0%（《中国药典》通则2302）。

【性味与归经】辛、苦，温；有小毒。归肝、脾、肾经。

【功能与主治】温经止血，散寒止痛。用于少腹冷痛，经寒不调，宫冷不孕，吐血，衄血，崩漏，月经过多，妊娠下血。

【用法与用量】3~9 g。外用适量。

【贮藏】置阴凉干燥处。

石上柏

Shishangbai

SELAGINELLAE DOEDERLEINII HERBA

本品卷柏科植物深绿卷柏*Selaginella doederleinii* Hieron的干燥全草。全年均可采收，除去杂质，干燥。

【药材收载标准】《湖北省中药材质量标准》（2018年版）

DB50/YP165—2023

石上柏

Shishangbai

本品为石上柏的炮制加工品。

【炮制】除去残根及杂质，喷淋，稍润，切段，干燥。

【性状】本品为不规则段。青绿色或淡青绿色，质稍柔软。茎细小，直径0.2 cm左右，有棱，多分枝，在分枝处常生有黄色的细长根。侧叶细小，长约0.5 cm，宽0.2 cm，半矩圆状披针形，微具齿牙，着生在主茎处和小枝上呈覆瓦状排列。孢子囊穗顶生，常有2穗，4棱，孢子叶圆形，卵状三角形，龙骨状，急尖。气微，味甘淡。

【检查】水分　不得过10.0%（《中国药典》通则0832第二法）。

总灰分　不得11.0%（《中国药典》通则2302）。

酸不溶性灰分　不得过5.0%（《中国药典》通则2302）。

【含量测定】总黄酮　对照品溶液的制备　取穗花杉双黄酮对照品适量，精密称定，加甲醇制成每1 ml含0.3 mg的溶液，即得。

标准曲线的制备　精密量取对照品溶液0.2、0.5、1、2、3、4 ml，分别置50 ml量瓶中，加甲醇至刻度，摇匀；以甲醇作空白，照紫外-可见分光光度法（《中国药典》通则0401），在270 nm波长处测定吸光度，以吸光度为纵坐标，浓度为横坐标，绘制标准曲线。

测定法　取本品粉末（过三号筛）约1 g，精密称定，置圆底烧瓶中，加80%甲醇30 ml，加热回流2 h，提取液转移至50 ml量瓶中，加80%甲醇至刻度，摇匀，作为供试品贮备液。精密量取1 ml，置25 ml量瓶中，加80%甲醇至刻度，摇匀；以相应试剂作空白，依法测定吸光度，从标准曲线上读出供试品溶液中穗花杉双黄酮的重量（mg），计算，即得。

本品按干燥品计算，含总黄酮以穗花杉双黄酮（$C_{30}H_{18}O_{10}$）计，不得少于0.80%。

穗花杉双黄酮　照高效液相色谱法（《中国药典》通则0512）测定。

色谱条件与系统适用性试验　以十八烷基硅烷键合硅胶为填充剂；以乙腈-0.1%磷酸溶液（35：65）为

流动相；检测波长330 nm。理论板数按穗花杉双黄酮峰计算应不低于4 000。

对照品溶液的制备　取穗花杉双黄酮对照品适量，精密称定，加甲醇制成每1 ml含30 µg的溶液，即得。

供试品溶液的制备　取［含量测定］总黄酮项下的供试品贮备液，滤过，取续滤液，即得。

测定法　分别精密吸取对照品溶液与供试品溶液各10 µl，注入液相色谱仪，测定，即得。

本品按干燥品计算，含穗花杉双黄酮（$C_{30}H_{18}O_{10}$）不得少于0.080%。

【**性味与归经**】微苦，涩，凉。归肝、胆、肺经。

【**功能与主治**】清热解毒，祛风除湿，止血。用于癥瘕积聚，咽喉肿痛，目赤肿痛，肺热咳嗽，乳痛，湿热黄疸，风湿搏痛，外伤出血。

【**用法与用量**】10 ～ 30 g。外用适量。

【**贮藏**】置通风干燥处。

石见穿

Shijianchuan

SALVIAE CHINENSIS HERBA

本品为唇形科植物华鼠尾草*Salvia chinensis* Benth.的干燥地上部分。夏、秋两季花期采割，干燥。

【药材收载标准】《重庆市中药材标准》（2023年版）

DB50/YP092—2022

石见穿

Shijianchuan

本品为石见穿的炮制加工品。

【炮制】除去杂质，喷淋，稍润，切段，干燥。

【性状】本品呈不规则的段，表面灰绿色至暗紫色，被白色柔毛。茎方形，有纵棱，直径0.1～0.4 cm，质脆，易折断，断面髓部黄白色。叶多卷曲，破碎。气微，味微苦、涩。

【鉴别】（1）本品叶的表面观：上表皮细胞多角形，垂周壁略呈连珠状增厚。下表皮细胞垂周壁波状弯曲。上下表皮均有角质线纹。气孔直轴式或不定式。腺鳞，头部4细胞，直径30～40 μm，柄单细胞。非腺毛1～10细胞，壁有疣状突起。

（2）取本品粉末1 g，加甲醇20 ml，超声处理30 min，滤过，滤液蒸干，残渣加甲醇1 ml使溶解，作为供试品溶液。另取石见穿对照药材1 g，同法制成对照药材溶液。照薄层色谱法（《中国药典》通则0502）试验，吸取上述两种溶液各5 μl，分别点于同一硅胶G薄层板上，以甲苯-乙酸乙酯-冰醋酸（14：4：0.5）为展开剂，展开，取出，晾干，喷以10%硫酸乙醇溶液，在105 ℃烘至斑点显色清晰。置紫外灯（365 nm）下检视，供试品色谱中，在与对照药材色谱相应的位置上，显相同颜色的荧光斑点。

【检查】水分　不得过15.0%（《中国药典》通则0832第二法）。

总灰分　不得过12.0%（《中国药典》通则2302）。

酸不溶性灰分　不得过3.0%（《中国药典》通则2302）。

【浸出物】照醇溶性浸出物测定法（《中国药典》通则2201）项下的热浸法测定，用乙醇作溶剂，不得少于3.0%。

【性味与归经】辛、苦，微寒。归肝、脾经。

【功能与主治】活血化瘀，清热利湿，散结消肿。用于闭经，痛经，月经不调，跌打损伤，湿热黄疸，淋症，带下，泻痢，疮痈肿痛。

【用法与用量】9～15 g。外用适量。

【贮藏】置通风干燥处。

石南藤

Shinanteng

PIPERIS HERBA

本品为胡椒科植物石南藤*Piper wallichii*（Miq.）Hand. -Mazz.的干燥全草。夏、秋两季采收，除去泥沙，阴干。

【药材收载标准】《重庆市中药材标准》（2023年版）

DB50/YP164—2023

石南藤

Shinanteng

本品为石南藤的炮制加工品。

【炮制】除去杂质，淋润，切段，干燥。

【性状】本品为茎、叶混合的段。茎扁圆柱形，节膨大，表面灰褐色，质柔韧，不易折断，叶暗褐色。气微辛香，味苦、辛。

【鉴别】本品粉末黄棕色。木栓细胞类方形。石细胞类方形、长方形或不规则条形，壁厚3～15 μm，胞腔狭窄，孔沟明显。纤维单个散在或成束，长100～230 μm，直径5～28 μm，胞腔较大，纹孔明显，孔沟较稀。薄壁细胞类方或多角形。导管螺纹、网纹，直径12～38 μm。非腺毛多碎断，完整者1～9细胞或单细胞，壁较厚，内含红棕色物。草酸钙簇晶直径10～28 μm，棱角大多短钝。

【检查】**水分**　不得过14.0%（《中国药典》通则0832第二法）。

总灰分　不得过12.0%（《中国药典》通则2302）。

酸不溶性灰分　不得过2.5%（《中国药典》通则2302）。

【浸出物】照醇溶性浸出物测定法（《中国药典》通则2201）项下的热浸法测定，用稀乙醇作溶剂，不得少于10.0%。

【性味与归经】辛，温。归肝、肺经。

【功能与主治】祛风湿，强腰膝，止痛，止咳。用于风湿痹痛，扭挫伤，腰膝无力，痛经，风寒咳嗽，气喘。

【用法与用量】6～9 g。

【贮藏】置阴凉干燥处。

石莲子

Shilianzi

NELUMBINIS FRUCTUS

本品为睡莲科植物莲*Nelumbo nucifera* Gaertn.的干燥成熟果实。秋、冬果实成熟时采割莲房，收集果实，洗净，干燥。

【药材收载标准】《重庆市中药材标准》（2023年版）

DB50/YP083—2023

石莲子

Shilianzi

本品为石莲子的炮制加工品。

【炮制】除去杂质。

【性状】本品呈卵圆形或椭圆形，长1.5～2 cm，直径0.8～1.3 cm。表面灰棕色或灰黑色，平滑，被白色粉霜。顶端有圆孔状柱迹或残留柱基，基部有果柄痕。质硬，不易破开，果皮厚约1 mm，内表面红棕色。内有种子一粒，卵形。种皮黄棕色或红棕色，不易剥离。子叶2枚，淡黄白色，显粉性。中心有一暗绿色胚芽。气微，子叶味微甜，胚芽味微苦，果皮味涩。

【鉴别】（1）本品粉末类白色。淀粉粒众多，单粒长圆形、类圆形、卵圆形或类三角形，直径5～25 μm，脐点少数可见，裂缝状或点状。果皮石细胞成片或散在，类长圆形或类长多角形，长40～60 μm，直径18～34 μm，壁较厚，孔沟稀疏。草酸钙簇晶直径12～34 μm。子叶细胞呈长圆形，壁稍厚，有的呈连珠状；胚芽组织碎片细胞长方形，壁薄。

（2）取本品粗粉2 g，加三氯甲烷30 ml，超声处理30 min，滤过，滤液蒸干，残渣加乙酸乙酯1 ml使溶解，作为供试品溶液，另取石莲子对照药材2 g，同法制成对照药材溶液，照薄层色谱法（《中国药典》通则0502）试验，吸取两种溶液各2～5 μl，分别点于同一硅胶G薄层板上，以正己烷-丙酮（7：2）为展开剂，展开，取出，晾干，喷以5%香草醛的10%硫酸乙醇溶液，在105 ℃加热至斑点显色清晰，日光下检视。供试品色谱中，在与对照药材色谱相应的位置上，显相同颜色的斑点。

【检查】**水分** 不得过12.0%（《中国药典》通则0832第二法）。

总灰分 不得过7.0%（《中国药典》通则2302）。

酸不溶性灰分 不得过1.5%（《中国药典》通则2302）。

【浸出物】照水溶性浸出物测定法（《中国药典》通则2201）项的冷浸法测定，不得少于14.0%。

【性味与归经】甘、涩，平。归心、脾、胃经。

【功能与主治】清热利湿，开胃进食，清心宁神。用于湿热泻痢，呕吐纳呆，心烦不寐，遗精淋浊。

【用法与用量】6～15 g。用时捣碎。

【贮藏】置干燥处。

龙齿

Longchi

DRACONISDENS

本品为古代哺乳动物如象类、三趾马、鹿类、犀类、牛类等牙齿化石。

【药材收载标准】《中国药典》（1977年版一部）

DB50/YP069—2022

龙齿

Longchi

本品为龙齿的炮制加工品。

【炮制】除去杂质，砸成碎块。

【性状】本品为不规则的碎块。青灰色、暗棕色或黄白色，具有棕黄色条纹及斑点，断面不平坦或有规则的凸起棱线，具吸湿性，有黏舌感。用火烧之不炭化。气微，味淡。

【鉴别】（1）取本品粉末约2 g，滴加稀硝酸10 ml，即泡沸，将产生的二氧化碳气体通入氢氧化钙试液中，即生成白色沉淀。

（2）取［鉴别］（1）项下泡沸停止后的溶液，滤过，取滤液适量，加甲基红指示液2滴，用氨试液调pH值至中性，将中性溶液平均分成2份，一份滴加稀盐酸至恰呈酸性，加草酸铵试液，即生成白色沉淀，分离，沉淀不溶于醋酸，可溶于稀盐酸；一份加硝酸银试液，即生成浅黄色沉淀，分离沉淀，沉淀在氨试液或稀硝酸中均易溶解。

【性味与归经】甘、涩，凉。归心、肝经。

【功能与主治】安神镇惊。用于心悸易惊，失眠多梦。

【用法与用量】9～15 g。先煎。

【贮藏】置干燥处。

DB50/YP070—2022

煅龙齿

Duanlongchi

本品为龙齿的炮制加工品。

【炮制】取净龙齿，装入耐火容器中，置无烟炉火中，武火煅至红透，取出，放凉，砸成碎块。

【性状】本品为不规则的碎块及粉末，灰白色，无光泽。质较轻，具吸湿性，有黏舌感。气微，味淡。

【鉴别】（1）取本品粉末约2 g，滴加稀硝酸10 ml，即泡沸，将产生的二氧化碳气体通入氢氧化钙试液中，即生成白色沉淀。

（2）取［鉴别］（1）项下泡沸停止后的溶液，滤过，取滤液适量，加甲基红指示液2滴，用氨试液调pH值至中性，将中性溶液平均分成2份，一份滴加稀盐酸至恰呈酸性，加草酸铵试液，即生成白色沉淀，分离，沉淀不溶于醋酸，可溶于稀盐酸；一份加硝酸银试液，即生成浅黄色沉淀，分离沉淀，沉淀在氨试液或稀硝酸中均易溶解。

【性味与归经】甘、涩，凉。归心、肝经。

【功能与主治】安神镇惊。用于心悸易惊，失眠多梦。

【用法与用量】9～15 g。先煎。

【贮藏】置干燥处。

龙骨

Longgu

DRACONISOS

本品为古代哺乳动物如三趾马、犀类、鹿类、牛类、象类等的骨骼化石或象类门齿的化石。前者习称"龙骨"或"土龙骨"，后者习称"五花龙骨"。

【药材收载标准】《中国药典》（1977年版一部）

DB50/YP072—2022

龙骨

Longgu

本品为龙骨的炮制加工品。

【炮制】除去杂质，砸成碎块。

【性状】**龙骨**　本品为不规则的碎块。表面白色、灰白色或黄白色至淡棕色，较平滑，有的碎块具有纹理，或棕色条纹和斑点，质硬。碎断面不平坦，有的中空，或具蜂窝状小孔，具吸湿性。气微，无味。

五花龙骨　本品为不规则的碎块。表面具蓝灰色及红棕色深浅粗细不同的花纹。质硬而脆，易成片状剥落，吸湿强。

【鉴别】（1）取本品粉末约 2 g，滴加稀硝酸 10 ml，即泡沸，产生二氧化碳气；将此气通入氢氧化钙试液中，即生成白色沉淀。

（2）取［鉴别］（1）项下泡沸停止后的溶液，滤过，取滤液适量，加甲基红指示液2滴，用氨试液调pH值至中性，将中性溶液平均分成2份，一份滴加稀盐酸至恰呈酸性，加草酸铵试液，即生成白色沉淀，分离，沉淀不溶于醋酸，可溶于稀盐酸；一份加硝酸银试液，即生成浅黄色沉淀，分离沉淀，沉淀在氨试液或稀硝酸中均易溶解。

【性味与归经】涩、甘，平。归心、肝、肾、大肠经。

【功能与主治】镇惊安神，平肝潜阳，收敛固涩。用于心悸怔忡，失眠健忘，头晕目眩，自汗盗汗，遗精遗尿，崩漏带下，久泻，久痢，湿疮痒疹，溃疡不敛。

【用法与用量】10～15 g；先煎。外用适量。

【贮藏】置干燥处，防潮。

DB50/YP073—2022

煅龙骨

Duanlonggu

本品为龙骨的炮制加工品。

【炮制】取净龙骨置无烟炉火中，或取净龙骨碎块，装入耐火容器内，置无烟的炉火中，武火煅烧至红透后，取出，放凉。

【性状】本品呈不规则碎块。暗灰白色或灰绿色，断面有的具有蜂窝状小孔，具吸湿性，质轻。气微，无味。

【鉴别】（1）取本品粉末约 2 g，滴加稀硝酸 10 ml，即泡沸，产生二氧化碳气；将此气通入氢氧化钙试液中，即生成白色沉淀。

（2）取［鉴别］（1）项下泡沸停止后的溶液，滤过，取滤液适量，加甲基红指示液2滴，用氨试液调pH值至中性，将中性溶液平均分成2份，一份滴加稀盐酸至恰呈酸性，加草酸铵试液，即生成白色沉淀，分离，沉淀不溶于醋酸，可溶于稀盐酸；一份加硝酸银试液，即生成浅黄色沉淀，分离沉淀，沉淀在氨试液或稀硝酸中均易溶解。

【性味与归经】涩、甘，平。归心、肝、肾、大肠经。

【功能与主治】镇惊安神，平肝潜阳，收敛固涩。用于心悸怔忡，失眠健忘，头晕目眩，自汗盗汗，遗精遗尿，崩漏带下，久泻，久痢，湿疮痒疹，溃疡不敛。

【用法与用量】10～15 g；先煎。外用适量。

【贮藏】置干燥处，防潮。

龙胆草

Longdancao

GENTIANAE CEPHALANTHAE HERBA

本品为龙胆科植物头花龙胆*Gentiana cephalantha* Franch.的干燥全草。秋末、冬初采收，除去泥沙及杂质，干燥。

【药材收载标准】《重庆市中药材标准》（2023年版）

DB50/YP071—2022

龙胆草

Longdancao

本品为龙胆草的炮制加工品。

【炮制】除去杂质，淋润，切段，干燥。

【性状】本品呈不规则的段。表面灰褐色，粗糙，有疣状突起的茎痕和须根茎。茎紫色或黄绿色带紫晕，质脆，切面中空。叶绿色或黄绿色，多破碎，完整的叶为宽披针形或倒披针形。花绿黄色或淡蓝紫色。气微清香，茎叶味微苦，根味极苦。

【鉴别】（1）本品粉末黄褐色。木栓细胞类方形。纤维单个散在或成束。薄壁细胞类方形。导管螺纹、网纹，直径5～20 μm。

（2）取本品粉末约0.5 g，加稀乙醇20 ml，超声处理30 min，滤过，滤液蒸干，残渣加稀乙醇1 ml使溶解，作为供试品溶液。另取龙胆苦苷对照品，加甲醇制成每1 ml含2 mg的溶液，作为对照品溶液。照薄层色谱法（《中国药典》通则0502）试验，吸取上述两种溶液各5 μl，分别点于同一硅胶GF$_{254}$薄层板上，以乙酸乙酯-甲醇-水（20∶2∶1）为展开剂，展开，取出，晾干，置紫外光灯（254 nm）下检视。供试品色谱中，在与对照品色谱相应的位置上，显相同颜色的荧光斑点。

【检查】**水分**　不得过13.0%（《中国药典》通则0832第二法）。

总灰分　不得过7.0%（《中国药典》通则2302）。

【浸出物】照醇溶性浸出物测定法（《中国药典》通则2201）项下的热浸法测定，用稀乙醇作溶剂，不得少于15.0%。

【含量测定】照高效液相色谱法（《中国药典》通则0512）测定。

色谱条件与系统适用性试验　以十八烷基硅烷键合硅胶为填充剂；以甲醇-水（28∶72）为流动相；检测波长为254 nm。理论板数按龙胆苦苷峰计算应不低于2 000。

对照品溶液的制备　取龙胆苦苷对照品适量，精密称定，加甲醇制成每1 ml含50 μg的溶液，即得。

供试品溶液的制备　取本品粉末（过三号筛）约0.5 g，精密称定，置具塞锥形瓶中，精密加入甲醇

50 ml，密塞，称定重量，浸渍12 h，再超声处理45 min，放冷，用甲醇补足减少的重量，摇匀，用微孔滤膜（0.45 μm）滤过，取续滤液，即得。

测定法 分别精密吸取对照品溶液与供试品溶液各10 μl，注入液相色谱仪，测定，即得。

本品按干燥品计算，含龙胆苦苷（$C_{16}H_{20}O_9$）不得少于0.15%。

【**性味与归经**】苦，寒。归肝、胆经。

【**功能与主治**】清热燥湿，泻肝胆火。用于湿热黄疸，阴肿阴痒，带下，湿疹瘙痒，目赤，耳聋，胁痛，口苦，惊风抽搐。

【**用法与用量**】3～9 g。

【**贮藏**】置通风干燥处。

龙葵

Longkui

SOLANI NIGRIHERBA

本品为茄科植物龙葵 *Solanum nigrum* L. 的干燥地上部分。夏、秋两季采割，除去杂质，晒干。

【药材收载标准】《湖南省中药材标准》（2009年版）

DB50/YP145—2023

龙葵

Longkui

本品为龙葵的炮制加工品。

【炮制】除去杂质，抢水洗净，切段，干燥。

【性状】本品呈段状。茎圆柱形，表面绿色至黄绿色，具纵皱纹，切面黄白色，中空或有白色片状髓部。叶呈暗绿色，多皱缩和破碎。果实球形，表面灰褐色至棕褐色，皱缩。种子扁圆形，细小，棕褐色。气微，味苦。

【检查】**水分** 不得过12.0%（《中国药典》通则0832 第二法）。

总灰分 不得过12.0%（《中国药典》通则2302）。

酸不溶性灰分 不得过1.0%（《中国药典》通则2302）。

【性味与归经】苦、微甘，寒。有小毒。归膀胱经。

【功能与主治】清热解毒，消肿散结，利水通淋。用于疮疔肿痛，淋症，小便不利。

【用法与用量】6～15 g。外用适量。

【注意】孕妇忌服。

【贮藏】置阴凉干燥处。

龙葵果

Longkuiguo

本品为龙葵果的炮制加工品。

【炮制】除去杂质。

【性状】本品呈类球形，皱缩，直径2~5 mm。表面黑褐色、橙红色或黄绿色，顶端有一圆形花柱残痕，下端有一细果柄，体轻易破碎，种子多数圆扁形，黄白色。气微，味甜酸、微苦。

【鉴别】本品粉末褐色、棕黄色或黄绿色。果皮石细胞多角形或类圆形，可见多数网纹。胚乳及子叶细胞含众多糊粉粒和脂肪油滴。种皮石细胞成片，波状弯曲。

【检查】**杂质**　不得过3.0%（《中国药典》通则2301）。

水分　不得过10.0%（《中国药典》通则0832第二法）。

总灰分　不得过14.0%（《中国药典》通则2302）。

酸不溶性灰分　不得过4.0%（《中国药典》通则2302）。

【性味与归经】苦，寒，微甘。归肺、膀胱经。

【功能与主治】消肿散结，通利小便。用于痈疽肿痛，跌打损伤。

【用法与用量】5~7 g。

【注意】孕妇忌用。

【贮藏】置阴凉干燥处。

北败酱草

Beibaijiangcao

SONCHI BRACHYOTI HERBA

本品为菊科植物长裂苦苣菜*Sonchus brachyotus* DC.的干燥全草。春、夏两季开花前采挖，除去杂质，晒干。

【药材收载标准】《湖南省中药材标准》（2009年版）

DB50/YP110—2023

北败酱草

Beibaijiangcao

本品为北败酱草的炮制加工品。

【炮制】除去杂质，淋润，切段，干燥。

【性状】本品为根、茎、叶混合的段。根较少，呈细圆柱形。茎表面淡黄色，有纵皱纹。叶片多破碎，皱缩，灰绿色，边缘有稀疏缺裂。气微，味微苦。

【鉴别】（1）取本品粉末0.1 g，加醋酐2 ml，浸泡过夜，吸取上清液1～2滴于白磁板上，滴加硫酸1～2滴，即显紫红色。

（2）取本品粉末1 g，加甲醇10 ml，浸泡24 h，滤过，滤液浓缩至1 ml，静置，取上清液，点于滤纸上，置紫外光灯（365 nm）下观察，显黄绿色荧光。

【检查】**水分** 不得过13.0%（《中国药典》通则0832第二法）。

【性味与归经】苦，寒。归胃、大肠、肝经。

【功能与主治】清热解毒，消肿排脓，凉血止血。用于咽喉肿痛，疮疖肿毒，痔疮，热痢，肺痈，肠痈，吐血，衄血，咯血，尿血，便血，崩漏。

【用法与用量】9～15 g。

【贮藏】置通风干燥处。

北寒水石

Beihanshuishi

GYPSUM RUBRUM

本品为硫酸盐类矿物硬石膏族红石膏，主含含水硫酸钙（$CaSO_4 \cdot 2H_2O$）。采挖后，除去泥沙及杂石。

【药材收载标准】《卫生部药品标准》（中药材第一册）

DB50/YP009—2023

北寒水石

Beihanshuishi

本品为北寒水石的加工炮制品。

【炮制】除去杂质，打碎。

【性状】本品呈不规则碎块，淡红色，有的为白色，条痕白色。表面凹凸不平，略有光泽，质较硬，易碎断，断面纤维状，色较深，粉红色。气微，味淡。

【鉴别】（1）取本品一小块（约2 g），置具有小孔软末塞的试管内，灼烧，管壁有水生成，本品变为不透明体。

（2）取本品粉末约0.2 g，加稀盐酸10 ml，加热使溶解，溶液显钙盐与硫酸盐的鉴别反应。

【性味与归经】辛、咸，寒。归心、胃、肾经。

【功能与主治】清热降火，利窍，消肿。用于时行热病，积热烦渴，吐泻，水肿，尿闭，齿衄，丹毒，烫伤。

【用法与用量】9～15 g。外用适量。

【贮藏】置干燥处。

叶下珠

Yexiazhu

PHYLLANTHI URINARIAE HERBA

为大戟科植物叶下珠 *Phyllanthus urinaria* L. 的干燥全草。夏、秋季采收，除去杂质，晒干。

【药材收载标准】《湖南省中药材标准》（2009年版）

DB50/YP100—2023

叶下珠

Yiexiazhu

本品为叶下珠的炮制加工品。

【炮制】除去杂质，淋润，切中段，干燥。

【性状】本品呈不规则的段，根、茎、叶、花、果实混合。主根浅棕色，须根多数。老茎圆柱形，多呈棕红色至棕褐色，有纵皱纹，断面黄白色至淡黄色，髓部中空；嫩枝及分枝多呈灰绿色，有狭翅状纵棱线，质脆易断。叶片薄而小，呈长椭圆形，灰绿色至绿褐色，先端钝或具小尖头，基部常偏斜，全缘，易脱落。花细小，生于叶腋，多已干缩。蒴果扁球状，直径1.5～3 mm，表面散生鳞状凸起，成熟时6纵裂，无梗。气微，味微苦。

【鉴别】取本品粉末2 g，加乙醇20 ml，振摇2 h，滤过，滤液浓缩至约2 ml，加硅胶（100～200目）2 g，拌匀，挥干溶剂，装入色谱柱中，以乙醚8 ml 洗脱，弃去乙醚液，加乙醇8 ml 洗脱，收集乙醇洗脱液，蒸干，残渣加甲醇1 ml 使溶解，作为供试品溶液。另取叶下珠对照药材2 g，同法制成对照药材溶液。照薄层色谱法（《中国药典》通则0502）试验，吸取上述两种溶液各10 μl，分别点样于同一硅胶G薄层板上，以三氯甲烷-甲醇（7.5：1）为展开剂，展开，取出，晾干，喷以10%硫酸乙醇溶液，加热至斑点显色清晰。供试品色谱中，在与对照药材色谱相应的位置上，显相同颜色的斑点。

【检查】**水分**　不得过13.0%（《中国药典》通则0832第二法）。

【性味与归经】微苦，凉。归肝、脾、肾经。

【功能与主治】清热，利湿，解毒，消肿。用于痢疾，腹泻，传染性肝炎，肾炎水肿，尿路感染，小儿疳积，疮疡，蛇虫咬伤，口疮，头疮，无名肿毒。

【用法与用量】15～30 g。

【贮藏】置干燥处。

生姜

Shengjiang

ZINGIBERIS RHIZOMA RECENS

本品为姜科植物姜*Zingiber officinale* Rosc.的新鲜根茎。秋、冬两季采挖，除去须根和泥沙。

【药材收载标准】《中国药典》（2020年版一部）

DB50/YP050—2023

煨姜

Weijiang

本品为生姜的加工炮制品。

【炮制】取净生姜片，照煨法（附录Ⅰ 炮制通则）用吸水纸包裹数层，浸润，烘煨至纸焦黄。

【性状】本品呈不规则的厚片，可见指状分枝。外表皮黄褐色或灰棕色，可见环节。切面浅黄色，微有焦斑，内皮层环纹明显，维管束散在。气香特异，味辛辣。

【检查】水分　不得过13.0%（《中国药典》通则0832第四法）。

总灰分　不得过6.0%（《中国药典》通则2302）。

【性味与归经】辛，温。归脾、胃经。

【功能与主治】和中止呕。用于胃寒，呕吐。

【用法与用量】3～9 g。

【贮藏】置阴凉潮湿处。

仙茅

Xianmao

CURCULIGINIS RHIZOMA

本品为石蒜科植物仙茅*Curculigo orchioides* Gaertn.的干燥根茎。秋、冬两季采挖，除去根头和须根，洗净，干燥。

【药材收载标准】《中国药典》（2020年版一部）

DB50/YP099—2022

酒仙茅

Jiuxianmao

本品为仙茅的炮制加工品。

【炮制】取净仙茅段或片，照酒炙法（《中国药典》通则0213）用文火炒至表面深棕色或深褐色、略有酒香气。

【性状】本品呈类圆形或不规则形的厚片或段，外表皮深棕色至深褐色，粗糙，有的可见纵横皱纹和细孔状的须根痕。断面灰白色至棕褐色，有多数棕色小点，中间有深色环纹。气微香，略具酒香气，味微苦、辛。

【鉴别】取本品粉末2 g，加乙醇20 ml，加热回流30 min，滤过，滤液蒸干，残渣加乙酸乙酯1 ml使溶解，作为供试品溶液。另取仙茅对照药材2 g，同法制成对照药材溶液。再取仙茅苷对照品，加乙醇制成每1 ml含0.2 mg的溶液，作为对照品溶液。照薄层色谱法（《中国药典》通则0502）试验，吸取供试品溶液和对照药材溶液各4 μl，对照品溶液6 μl，分别点于同一硅胶G薄层板上，以二氯甲烷-丙酮-甲酸（5：2：1）为展开剂，展开，取出，晾干，喷以2%香草醛的10%硫酸乙醇溶液，在105 ℃加热至斑点显色清晰，置日光下检视。供试品色谱中，在与对照药材色谱和对照品色谱相应的位置上，显相同颜色的斑点。

【检查】水分　不得过12.0%（《中国药典》通则0832第二法）。

总灰分　不得过10.0%（《中国药典》通则2302）。

酸不溶性灰分　不得过2.0%（《中国药典》通则2302）。

【浸出物】照醇溶性浸出物测定法（《中国药典》通则2201）项下的热浸法测定，用乙醇作溶剂，不得少于7.0%。

【含量测定】照高效液相色谱法（《中国药典》通则0512）测定。

色谱条件与系统适应性试验　以十八烷基硅烷键合硅胶为填充剂；以乙腈-0.1%磷酸溶液（21：79）为流动相；检测波长为285 nm。理论塔板按仙茅苷峰计算应不低于3 000。

对照品溶液的制备　取仙茅苷对照品适量，精密称定，加甲醇制成每1 ml含70 μg的溶液，即得。

供试品溶液的制备　取本品粉末（过三号筛）约1 g，精密称定，精密加入甲醇50 ml，称定重量，加热回流2 h，取出，放冷，再称定重量，用甲醇补足减失的重量，摇匀，滤过，精密量取续滤液20 ml，蒸干，残渣加甲醇溶解，并转移至10 ml量瓶中，加甲醇制刻度，摇匀，滤过，取续滤液，即得。

测定法　分别精密吸取对照品溶液与供试品溶液各10 μl，注入液相色谱仪，测定，即得。

本品按干燥品计算，含仙茅苷（$C_{22}H_{26}O_{11}$）不得少于0.10%。

【**性味与归经**】辛，热；有毒。归肾、肝、脾经。

【**功能与主治**】补肾阳，强筋骨，祛寒湿。用于阳痿精冷，筋骨痿软，腰膝冷痛，阳虚冷泻。

【**用法与用量**】3～10 g。

【**贮藏**】置干燥处，防霉，防蛀。

白土苓

Baituling

HETEROSMILACIS RHIZOMA

本品为百合科植物短柱肖菝葜 *Heterosmilax yunnanensis* Gagnep. 或华肖菝葜 *Heterosmilax chinensis* Wang 的干燥根茎。秋、冬两季采挖，除去须根及泥沙，洗净，趁鲜切片或块，干燥。

【药材收载标准】《四川省中药材标准》（2010年版）

DB50/YP008—2022

白土苓

Baituling

本品为白土苓的炮制加工品。

【炮制】除去杂质；或除去杂质，润透，切片或块，干燥。

【性状】本品为不规则片或块状，外皮灰褐色，凸凹不平，表皮脱落处呈黄褐色或类白色，可见裂隙。有时可见粗壮坚硬的须根，在厚片中最为明显。切面白色、淡棕色或淡黄色。质地致密，略显粉性。气微，味淡。

【鉴别】（1）本品粉末灰白色至黄白色。淀粉粒极多，单粒类圆形、半圆形或多角形，直径15～40 μm，脐点明显，为裂缝状，人字形或星状，复粒由2～3分粒组成。木栓细胞多角形，直径80～115 μm。导管多为螺纹，亦可见具缘纹孔导管，直径40～75 μm。有黄色团块状物。草酸钙针晶束长约110 μm。

（2）取本品粉末2.5 g，加乙醇50 ml，超声处理30 min，滤过，滤液加盐酸5 ml，加热回流2 h，放冷，用40%氢氧化钠溶液调至中性，蒸至无醇味，残渣加热水40 ml使溶解，用二氯甲烷振摇提取2次（40 ml、30 ml），合并提取液，蒸干，残渣加甲醇1 ml使溶解，作为供试品溶液。另取白土苓对照药材2.5 g，同法制成对照药材溶液。照薄层色谱法（《中国药典》通则0502）试验，吸取上述两种溶液各10 μl，分别点于同一硅胶G薄层板上，以环己烷-乙酸乙酯（4:1）为展开剂，展开，取出，晾干，喷以10%硫酸乙醇溶液，在105 ℃加热至斑点显色清晰。供试品色谱中，在与对照药材色谱相应的位置上，显相同颜色的斑点。

【检查】总灰分　不得过3.0%（《中国药典》通则2302）。

酸不溶性灰分　不得过1.5%（《中国药典》通则2302）。

【浸出物】照醇溶性浸出物测定法（《中国药典》通则2201）项下的热浸法测定，用70%乙醇作溶剂，不得少于8.0%。

【性味与归经】甘、淡，平。归肝、胃经。

【功能与主治】清热除湿，解毒。用于杨梅毒疮，筋骨挛痛，瘰疬痈肿，钩端螺旋体病。

【用法与用量】15～60 g。钩端螺旋体病可用250 g。

【贮藏】置通风干燥处，防霉，防蛀。

白芍

Baishao

PAEONIAE RADIX ALBA

本品为毛茛科植物芍药 *Paeonia lactiflora* Pall.的干燥根。夏、秋两季采挖，洗净，除去头尾和细根，置沸水中煮后除去外皮或去皮后再煮，晒干。

【药材收载标准】《中国药典》（2020年版一部）

DB50/YP006—2022

麸炒白芍

Fuchaobaishao

本品为白芍的炮制加工品。

【炮制】取净白芍片，照麸炒法（《中国药典》通则0213）炒至表面颜色呈黄色。

【性状】本品为类圆形、椭圆形或不规则形薄片。表面微黄色至黄色，切面形成层明显，射线放射状。质坚实。具焦麸香气。

【鉴别】取本品粉末0.5 g，加乙醇10 ml，振摇5 min，滤过，滤液蒸干，残渣加乙醇1 ml使溶解，作为供试品溶液。另取芍药苷对照品，加乙醇制成每1 ml含1 mg的溶液，作为对照品溶液。照薄层色谱法（《中国药典》通则0502）试验，吸取上述两种溶液各10 μl，分别点于同一硅胶G薄层板上，以三氯甲烷-乙酸乙酯-甲醇-甲酸（40：5：10：0.2）为展开剂，展开，取出，晾干，喷以5%香草醛硫酸溶液，加热至斑点显色清晰。供试品色谱中，在与对照品色谱相应的位置上，显相同的蓝紫色斑点。

【检查】水分 不得过10.0%（《中国药典》通则0832第二法）。

总灰分 不得过4.0%（《中国药典》通则2302）。

【浸出物】照水溶性浸出物测定法（《中国药典》通则2201）项下的热浸法测定，不得少于22.0%。

【含量测定】照高效液相色谱法（《中国药典》通则0512）测定。

色谱条件与系统适用性试验 以十八烷基硅烷键合硅胶为填充剂；以乙腈-0.1%磷酸溶液（14：86）为流动相；检测波长为230 nm。理论板数按芍药苷峰计算应不低于2 000。

对照品溶液的制备 取芍药苷对照品适量，精密称定，加甲醇制成每1 ml含60 μg的溶液，即得。

供试品溶液的制备 取本品中粉约0.1 g，精密称定，置50 ml量瓶中，加稀乙醇35 ml，超声处理（功率240 W，频率45 kHz）30 min，放冷，加稀乙醇至刻度，摇匀，滤过，取续滤液，即得。

测定法 分别精密吸取对照品溶液与供试品溶液各10 μl，注入液相色谱仪，测定，即得。

本品按干燥品计算，含芍药苷（$C_{23}H_{28}O_{11}$）不得少于1.2%。

【性味与归经】苦、酸，微寒。归肝、脾经。

【功能与主治】养血调经，敛阴止汗，柔肝止痛，平抑肝阳。用于血虚萎黄，月经不调，自汗，盗汗，胁痛，腹痛，四肢挛痛，头痛眩晕。

【用法与用量】6～15 g。

【贮藏】置干燥处，防蛀。

【注意】不宜与藜芦同用。

DB50/YP007—2022

蜜麸炒白芍

Mifuchaobaishao

本品为白芍的炮制加工品。

【炮制】取净白芍片，照蜜麸炒法（附录Ⅰ　炮制通则）炒至表面颜色微黄色。

【性状】本品为类圆形、椭圆形或不规则形薄片。周边暗棕色至暗褐色，切面淡棕黄色至棕黄色，略具焦香气。

【鉴别】取本品粉末0.5 g，加乙醇10 ml，振摇5 min，滤过，滤液蒸干，残渣加乙醇1 ml使溶解，作为供试品溶液。另取芍药苷对照品，加乙醇制成每1 ml含1 mg的溶液，作为对照品溶液。照薄层色谱法（《中国药典》通则0502）试验，吸取上述两种溶液各10 μl，分别点于同一硅胶G薄层板上，以三氯甲烷-乙酸乙酯-甲醇-甲酸（40∶5∶10∶0.2）为展开剂，展开，取出，晾干，喷以5%香草醛硫酸溶液，加热至斑点显色清晰。供试品色谱中，在与对照品色谱相应的位置上，显相同的蓝紫色斑点。

【检查】水分　不得过10.0%（《中国药典》通则0832 第二法）。

总灰分　不得过4.0%（《中国药典》通则2302）。

【浸出物】照水溶性浸出物测定法（《中国药典》通则2201）项下的热浸法测定，不得少于22.0%。

【含量测定】照高效液相色谱法（《中国药典》通则0512）测定。

色谱条件与系统适用性试验　以十八烷基硅烷键合硅胶为填充剂；以乙腈-0.1%磷酸溶液（14∶86）为流动相；检测波长为230 nm。理论板数按芍药苷峰计算应不低于2 000。

对照品溶液的制备　取芍药苷对照品适量，精密称定，加甲醇制成每1 ml含60 μg的溶液，即得。

供试品溶液的制备　取本品中粉约0.1 g，精密称定，置50 ml量瓶中，加稀乙醇35 ml，超声处理（功率240 W，频率45 kHz）30 min，放冷，加稀乙醇至刻度，摇匀，滤过，取续滤液，即得。

测定法　分别精密吸取对照品溶液与供试品溶液各10 μl，注入液相色谱仪，测定，即得。

本品按干燥品计算，含芍药苷（$C_{23}H_{28}O_{11}$）不得少于1.2%。

【性味与归经】苦、酸，微寒。归肝、脾经。

【功能与主治】养血调经，敛阴止汗，柔肝止痛，平抑肝阳。用于血虚萎黄，月经不调，自汗，盗汗，胁痛，腹痛，四肢挛痛，头痛眩晕。

【用法与用量】6～15 g。

【贮藏】置干燥处，防蛀。

【注意】不宜与藜芦同用。

醋白芍

Cubaishao

本品为白芍的炮制加工品。

【炮制】取净白芍片，照醋炙法（《中国药典》通则0213）用文火炒至微黄色或浅棕黄色。

【性状】本品呈类圆形的薄片。表面微黄色，平滑。切面形成层环明显，可见稍隆起的筋脉纹呈放射状排列，有的切面呈角质样，质坚脆。有的可见焦斑。微有醋香气。

【鉴别】取本品粉末0.5 g，加乙醇10 ml，振摇5 min，滤过，滤液蒸干，残渣加乙醇1 ml使溶解，作为供试品溶液。另取芍药苷对照品，加乙醇制成每1 ml含1 mg的溶液，作为对照品溶液。照薄层色谱法（通则0502）试验，吸取上述两种溶液各10 μl，分别点于同一硅胶G薄层板上，以三氯甲烷-乙酸乙酯-甲醇-甲酸（40：5：10：0.2）为展开剂，展开，取出，晾干，喷以5%香草醛硫酸溶液，加热至斑点显色清晰。供试品色谱中，在与对照品色谱相应的位置上，显相同的蓝紫色斑点。

【检查】水分　不得过12.0%（《中国药典》通则0832第二法）。

总灰分　不得过4.0%（《中国药典》通则2302）。

【浸出物】照水溶性浸出物测定法（《中国药典》通则2201）项下的热浸法测定，不得少于18.0%。

【含量测定】照高效液相色谱法（《中国药典》通则0512）测定。

色谱条件与系统适用性试验　以十八烷基硅烷键合硅胶为填充剂；以乙腈-0.1%磷酸溶液（14：86）为流动相；检测波长为230 nm。理论板数按芍药苷峰计算应不低于2 000。

对照品溶液的制备　取芍药苷对照品适量，精密称定，加甲醇制成每1 ml含60 μg的溶液，即得。

供试品溶液的制备　取本品中粉约0.1 g，精密称定，置50 ml量瓶中，加稀乙醇35 ml，超声处理（功率240 W，频率45 kHz）30 min，放冷，加稀乙醇至刻度，摇匀，滤过，取续滤液，即得。

测定法　分别精密吸取对照品溶液与供试品溶液各10 μl，注入液相色谱仪测定，即得。

本品按干燥品计算，含芍药苷（$C_{23}H_{28}O_{11}$）不得少于1.0%。

【性味与归经】苦、酸，微寒。归肝、脾经。

【功能与主治】养血调经，敛阴止汗，柔肝止痛，平抑肝阳。用于血虚萎黄，月经不调，自汗，盗汗，胁痛，腹痛，四肢挛痛，头痛眩晕。

【用法与用量】6～15 g。

【贮藏】置干燥处，防蛀。

【注意】不宜与藜芦同用。

DB50/YP006—2023

土炒白芍

Tuchaobaishao

本品为白芍的炮制加工品。

【炮制】取净白芍片，照土炒法（附录Ⅰ 炮制通则）炒至表面挂土色。

【性状】本品呈类圆形的薄片。外表呈土黄色，可见细土粉黏附，内呈微黄色。

【鉴别】取本品粉末0.5 g，加乙醇10 ml，振摇5 min，滤过，滤液蒸干，残渣加乙醇1 ml使溶解，作为供试品溶液。另取芍药苷对照品，加乙醇制成每1 ml含1 mg的溶液，作为对照品溶液。照薄层色谱法（《中国药典》通则0502）试验，吸取上述两种溶液各10 μl，分别点于同一硅胶G薄层板上，以三氯甲烷-乙酸乙酯-甲醇-甲酸（40∶5∶10∶0.2）为展开剂，展开，取出，晾干，喷以5%香草醛硫酸溶液，加热至斑点显色清晰。供试品色谱中，在与对照品色谱相应的位置上，显相同的蓝紫色斑点。

【检查】水分 不得过11.0%（《中国药典》通则0832 第二法）。

总灰分 不得过7.0%（《中国药典》通则2302）。

【浸出物】照水溶性浸出物测定法（《中国药典》通则2201）项下的热浸法测定，不得少于18.0%。

【含量测定】照高效液相色谱法（《中国药典》通则0512）测定。

色谱条件与系统适用性试验 以十八烷基硅烷键合硅胶为填充剂；以乙腈-0.1%磷酸溶液（14∶86）为流动相；检测波长为230 nm。理论板数按芍药苷峰计算应不低于2 000。

对照品溶液的制备 取芍药苷对照品适量，精密称定，加甲醇制成每1 ml含60 μg的溶液，即得。

供试品溶液的制备 取本品中粉约0.1 g，精密称定，置50 ml量瓶中，加稀乙醇35 ml，超声处理（功率240 W，频率45 kHz）30 min，放冷，加稀乙醇至刻度，摇匀，滤过，取续滤液，即得。

测定法 分别精密吸取对照品溶液与供试品溶液各10 μl，注入液相色谱仪测定，即得。

本品按干燥品计算，含芍药苷（$C_{23}H_{28}O_{11}$）不得少于1.0%。

【性味与归经】苦、酸，微寒。归肝、脾经。

【功能与主治】养血调经，敛阴止汗，柔肝止痛，平抑肝阳。用于血虚萎黄，月经不调，自汗，盗汗，胁痛，腹痛，四肢挛痛，头痛眩晕。

【用法与用量】6～15 g。

【贮藏】置干燥处，防蛀。

【注意】不宜与藜芦同用。

白花蛇舌草

Baihuasheshecao

HEDYOTIS DIFFUSAE HERBA

本品为茜草科植物白花蛇舌草*Hedyotis diffusa* Willd.的干燥全草。夏、秋两季采收，除去杂质，干燥。

【药材收载标准】《重庆市中药材标准》（2023年版）

DB50/YP004—2022

白花蛇舌草

Baihuasheshecao

本品为白花蛇舌草的炮制加工品。

【炮制】除去杂质，切段，干燥。

【性状】本品为不规则的段，灰绿色或灰褐色。茎纤细，具纵棱，淡棕色。叶对生，无柄，叶片多卷缩，完整叶片呈条形或线状披针形。花偶见，单生或双生于叶腋，具短柄。蒴果扁球形，直茎2～3 mm，两侧各有一条纵沟，花萼宿存，顶端4齿裂，边缘具短刺毛。种子细小，黄棕色。气微，味淡。

【鉴别】（1）本品粉末灰棕色至灰绿色。茎表皮细胞多角形或长角形。有时可见微下陷的气孔。气孔平轴式，长圆形。非腺毛单细胞，壁厚。草酸钙针晶多见，成束或散在，长75～135 μm。草酸钙簇晶散在或存在于叶肉组织中，直径10～15 μm。导管多为环纹、螺纹、梯纹，直径15～30 μm。

（2）取本品粉末2 g，加甲醇20 ml，超声处理30 min，滤过，滤液蒸干，残渣加甲醇1 ml使溶解，作为供试品溶液。另取齐墩果酸对照品，加甲醇制成每1 ml含1 mg的溶液，作为对照品溶液。照薄层色谱法（《中国药典》通则0502）试验，吸取上述两种溶液各2 μl，分别点于同一硅胶G薄层板上，以甲苯-乙酸乙酯-冰醋酸（24：4：1）为展开剂，展开，取出，晾干，喷以10%硫酸乙醇溶液，在105 ℃加热至斑点显色清晰，分别置日光和紫外光灯（365 nm）下检视。供试品色谱中，在与对照品色谱相应位置上，显相同颜色的斑点及荧光斑点。

【检查】**水分** 不得过12.0%（《中国药典》通则0832第二法）。

总灰分 不得过12.0%（《中国药典》通则2302）。

酸不溶性灰分 不得过4.5%（《中国药典》通则2302）。

【浸出物】照醇溶性浸出物测定法（《中国药典》通则2201）项下的热浸法测定，用60%乙醇作溶剂，不得少于10.0%。

【性味与归经】苦、甘，寒。归胃、大肠、小肠经。

113

【功能与主治】清热解毒，利湿消痈，活血止痛。用于肠痈，咽喉肿痛，湿热黄疸，小便不利，疮疖肿毒，毒蛇咬伤。

【用法与用量】15～60 g。外用适量。

【贮藏】置干燥处。

白果

Baiguo

GINKGO SEMEN

本品为银杏科植物银杏*Ginkgo biloba* L.的干燥成熟种子。秋季种子成熟时采收，除去肉质外种皮，洗净，稍蒸或略煮后，烘干。

【药材收载标准】《中国药典》（2020年版一部）

DB50/YP004—2023

熟白果仁

Shubaiguoren

本品为白果的炮制加工品。

【炮制】取净白果仁，照蒸法（《中国药典》通则0213）蒸至透心，取出，干燥。

【性状】本品略呈宽卵球形或椭圆形，偶见残存膜质内种皮。一端淡棕色或淡黄绿色，另一端略呈金黄色，横断面外层黄色，角质样，内层淡黄色或淡绿色，粉性，中间有空隙。气微，味甘、微苦。

【鉴别】取本品粉末10 g，加甲醇40 ml，加热回流1 h，滤过，滤液蒸干，残渣加水15 ml使溶解，通过少量棉花滤过，滤液通过聚酰胺小柱（80～100目3 g，内径10～15 mm），用水70 ml洗脱，收集洗脱液，用乙酸乙酯振摇提取2次，每次40 ml，合并乙酸乙酯液，蒸干，残渣加甲醇1 ml使溶解，作为供试品溶液。另取银杏内酯A对照品、银杏内酯C对照品，加甲醇制成每1 ml各含0.5 mg的混合溶液，作为对照品溶液。照薄层色谱法（《中国药典》通则0502）试验，吸取上述两种溶液各10 μl，分别点于同一硅胶 G薄层板上，以甲苯-乙酸乙酯-丙酮-甲醇（10∶5∶5∶0.6）为展开剂，展开，取出，晾干，喷以醋酐，在140～160 ℃加热30 min，置紫外光灯（365 nm）下检视。供试品色谱中，在与对照品色谱相应的位置上，显相同颜色的荧光斑点。

【检查】**水分** 不得过13.0%（《中国药典》通则0832第二法）。

【性味与归经】甘、苦、涩，平；有毒。归肺、肾经。

【功能与主治】敛肺定喘，止带缩尿。用于痰多喘咳，带下白浊，遗尿尿频。

【用法与用量】5～10 g。

【贮藏】置通风干燥处。

白药谷精草

Baiyaogujingcao

ERIOCAULI SIEBOLDIANI HERBA

本品为谷精草科植物白药谷精草*Eriocaulon sieboldianum* Sieb. Et Zucc.的干燥全草。秋季采收，除去杂质，干燥。

【药材收载标准】《重庆市中药材标准》（2023年版）

DB50/YP008—2023

白药谷精草

Baiyaogujingcao

本品为白药谷精草的炮制加工品。

【炮制】除去杂质，稍润，切段，干燥。

【性状】本品呈不规则的段，有时可见不完整须根，叶狭条形，宽1～2 mm，花葶数条，长短不一，纤细，有数条扭曲的棱线，基部有筒状叶鞘。头状花序顶生，卵圆球形，直径2～4 mm，底部有苞片层层紧密排列，上部边缘密生白色短毛，花序灰黄色或灰褐色。揉碎花序，可见多数黄白色花药和细小黄绿色未成熟果实。气微，味淡。

【鉴别】本品粉末黄绿色。腺毛头部长椭圆形，1～4细胞，长40～120 μm，顶端细胞较长，表面有细密网状纹理，柄单细胞。非腺毛2～4细胞，长可达1 200 μm。花茎表皮细胞表面观长条形，表面有纵直角质纹理，气孔类长方形。叶肉细胞内含细小柱晶。花粉粒类圆形，有的可见螺旋状萌发孔。导管常与纤维连结，主要为螺纹导管，也有网纹导管。

【检查】水分　不得过13.0%（《中国药典》通则0832 第二法）。

总灰分　不得过15.0%（《中国药典》通则2302）。

酸不溶性灰分　不得过9.0%（《中国药典》通则2302）。

【性味与归经】辛、甘，平。归肝、肺经。

【功能与主治】疏风散热，明目退翳。用于风热目赤，肿痛羞明，眼生翳膜，风热头痛。

【用法与用量】5～9 g。

【贮藏】置通风干燥处。

白薇

Baiwei

CYNANCHI ATRATI RADIX ET RHIZOMA

本品为萝藦科植物白薇*Cynanchum atratum* Bge. 或蔓生白薇*Cynanchum versicolor* Bge. 的干燥根和根茎。春、秋两季采挖，洗净，干燥。

【药材收载标准】《中国药典》（2020年版一部）

DB50/YP007—2023

蜜白薇

Mibaiwei

本品为白薇的炮制加工品。

【炮制】取净白薇段，照蜜炙法（《中国药典》通则0213）炒至表面深黄色，微有光泽，略带黏性。

每100 kg白薇段，用炼蜜20 kg。

【性状】本品呈不规则的段，根茎不规则形，可见圆形凹陷的茎痕，根细。表面深黄色，微有光泽，略带黏性，味微甜。

【鉴别】（1）本品粉末灰棕色。草酸钙簇晶较多，直径7~45 μm。分泌细胞类长方形，常内含黄色分泌物。木纤维长160~480 μm，直径14~24 μm。导管以网纹导管、具缘纹孔导管为主。淀粉粒单粒脐点点状、裂缝状或三叉状，直径4~10 μm；复粒由2~6分粒组成。

（2）取本品粉末1 g，加甲醇30 ml，超声处理20 min，放冷，滤过，滤液蒸干，残渣加甲醇1 ml使溶解，作为供试品溶液。另取白薇对照药材1 g，同法制成对照药材溶液。照薄层色谱法（《中国药典》通则0502）试验，吸取上述2种溶液各2 μl，分别点于同一硅胶G薄层板上，以正丁醇-乙酸乙酯-水（4：1：5）的上层溶液为展开剂，展开，取出，晾干，喷以硫酸乙醇溶液（1→10），在105 ℃加热至斑点显色清晰。供试品色谱中，在与对照药材色谱相应的位置上，显相同颜色的斑点。

【检查】**水分** 不得过13.0%（《中国药典》通则0832第二法）。

总灰分 不得过10.0%（《中国药典》通则2302）。

酸不溶性灰分 不得过3.0%（《中国药典》通则2302）。

【浸出物】照醇溶性浸出物测定法（《中国药典》通则2201）项下的热浸法测定，用稀乙醇作溶剂，不得少于20.0%。

【性味与归经】苦、咸，寒。归胃、肝、肾经。

【功能与主治】清热凉血，利尿通淋，解毒疗疮。用于温邪伤营发热，阴虚发热，骨蒸劳热，产后血虚发热，热淋，血淋，痈疽肿毒。

【用法与用量】5~10 g。

【贮藏】置通风干燥处。

瓜蒌皮

Gualoupi

TRICHOSANTHIS PERICARPIUM

本品为葫芦科植物栝楼*Trichosanthes kirilowii* Maxim.或双边栝楼 *Trichosanthes rosthornii* Harms的干燥成熟果皮。秋季采摘成熟果实，剖开，除去果瓤及种子，阴干。

【药材收载标准】《中国药典》（2020年版一部）

DB50/YP048—2022

蜜瓜蒌皮

Migualoupi

本品为瓜蒌皮的炮制加工品。

【炮制】取净瓜蒌皮丝，照蜜炙法（《中国药典》通则0213）炒至颜色加深，不黏手。

【性状】本品为丝条状，外表面棕绿色、棕黄色或棕褐色，略皱缩，有光泽；内表面淡黄棕色或浅棕黄色。具蜜焦香气，味甜、微酸。

【鉴别】取本品，在60 ℃烘干，粉碎，取粗粉2 g，加乙醇20 ml，超声处理15 min，滤过，滤液蒸干，残渣加甲醇2 ml使溶解，作为供试品溶液。另取瓜蒌皮对照药材2 g，同法制成对照药材溶液。照薄层色谱法（《中国药典》通则0502）试验，吸取上述两种溶液各5 μl分别点于同一硅胶G薄层板上，以石油醚（60～90 ℃）-乙酸乙酯（4∶1）为展开剂，展开，取出，晾干，喷以5%香草醛硫酸溶液，加热至斑点显色清晰。供试品色谱中，在与对照药材色谱相应的位置上，显相同颜色的斑点。

【检查】水分　不得过13.0%（《中国药典》通则0832 第二法）。

【性味与归经】甘，寒。归肺、胃经。

【功能与主治】清热化痰，利气宽胸。用于痰热咳嗽，胸闷胁痛。

【用法与用量】6～10 g。

【注意】不宜与川乌、制川乌、草乌、制草乌、附子同用。

【贮藏】置阴凉干燥处，防霉，防潮。

冬瓜子

Dongguazi

BENINCASAE SEMEN

本品为葫芦科冬瓜属植物冬瓜*Benincasa hispida*（Thunb.）Cogn.的成熟干燥种子。食用冬瓜时，将成熟种子取出，洗净，干燥。

【药材收载标准】《中国药典》（1977年版一部）

DB50/YP119—2023

冬瓜子

Dongguazi

本品为冬瓜子的炮制加工品。

【炮制】除去杂质。

【性状】本品呈扁平卵圆形或长椭圆形，长1～1.5 cm，宽5～9 mm，厚约0.2 cm。表面淡黄白色，一端较尖，尖端一侧有小突起的种脐，另端钝圆，边缘光滑或两面外缘各有一环纹。子叶2枚，白色。气微，味微甜。

【鉴别】本品粉末黄白色。种皮表皮表面观呈多角形。种皮下皮层薄壁细胞圆形或不规则长圆形，壁不规则增厚，壁厚2～13 μm，多数具纹孔。石细胞数个成群或单个散在，细胞较小，壁厚，黄色，类圆形或椭圆形，直径17～54 μm，壁厚7～17 μm，长可达112 μm，孔沟明显，层纹不清晰。胚乳细胞不规则型，内含脂肪油和糊粉粒；子叶细胞呈多角形、类圆形或长圆形，有的呈栅状。胞腔内含脂肪油和糊粉粒。纤维多成束，少数单个存在，壁厚，胞腔狭窄，直径2～20 μm。可见螺纹导管直径5～50 μm。

【检查】**水分**　不得过11.0%（《中国药典》通则0832第二法）。

总灰分　不得过7.0%（《中国药典》通则2302）。

酸不溶性灰分　不得过1.0%（《中国药典》通则2302）。

【浸出物】照醇溶性浸出物测定法（《中国药典》通则2201）项下的热浸法测定，用乙醇作溶剂，不得少于13.0%。

【性味与归经】甘，微寒。归肺、大肠经。

【功能与主治】清肺化痰，排脓利湿。用于痰热咳嗽，肺痈疡，阑尾炎、白带。

【用法与用量】9～30 g。

【贮藏】置通风干燥处，防蛀。

DB50/YP036—2022

炒冬瓜子

Chaodongguazi

本品为冬瓜子的炮制加工品。

【炮制】取净冬瓜子，照清炒法（《中国药典》通则0213）炒至黄白色，略具焦香气。

【性状】本品呈扁平卵圆形，长1～1.4 cm，宽0.5～0.8 cm。表面黄白色至黄棕色，略粗糙，偶有焦斑，边缘光滑（单边冬瓜子）或两面外缘各有1环纹（双边冬瓜子）。顶端较尖，并有2个小突起，基部钝圆。种皮硬而脆，子叶2枚，白色，有油性。体轻。略具焦香气，味微甜。

【检查】**水分**　不得过13.0%（《中国药典》通则0832第二法）。

【性味与归经】甘、微寒。归肺、大肠经。

【功能与主治】清肺化痰，排脓利湿。用于痰热咳嗽，肺脓疡，阑尾炎，白带。

【用法与用量】9～30 g。

【贮藏】置通风干燥处，防蛀。

台乌

Taiwu

LINDERAE FRAGRANTIS RADIX

本品为樟科植物香叶子*Lindera fragrans* Oliv. 的干燥块根。秋末至初春采挖，除去细根，洗净，干燥或趁鲜切片，干燥。

【药材收载标准】《重庆市中药材标准》（2023年版）

DB50/YP094—2022

台乌

Taiwu

【炮制】除去杂质；或除去杂质及须根，洗净，润透，切片，干燥。

【性状】本品呈类圆形或类椭圆形的片。表面棕褐色或黄褐色，有的可见纵皱纹及须根脱落的痕迹。切面类黄色或淡黄棕色，射线放射状，可见淡棕色环纹，质脆。气香，味微辛、苦。

【鉴别】取本品粉末1 g，加石油醚（30～60 ℃）30 ml，振摇10 min，滤过，滤液挥干，残渣加乙酸乙酯1 ml使溶解，作为供试品溶液。另取乌药醚内酯对照品，加乙酸乙酯制成每1 ml含1 mg的溶液，作为对照品溶液。照薄层色谱法（《中国药典》通则0502）试验，吸取上述两种溶液各5 μl，分别点于同一硅胶G薄层板上，以甲苯-乙酸乙酯（15：1）为展开剂，展开，取出，晾干，喷以1%香草醛硫酸溶液，在105 ℃加热至斑点显色清晰。供试品色谱中，在与对照品色谱相应的位置上，显相同颜色的斑点。

【检查】水分　不得过12.0%（《中国药典》通则0832第四法）。

总灰分　不得过5.0%（《中国药典》通则2302）。

酸不溶性灰分　不得过3.0%（《中国药典》通则2302）。

【浸出物】照醇溶性浸出物测定法（《中国药典》通则2201）项下的热浸法测定，用70%乙醇作为溶剂，不得少于10.0%。

【性味与归经】辛，温。归肺、脾、肾、膀胱经。

【功能与主治】顺气止痛，温肾散寒。用于胸腹胀痛，气逆喘急，膀胱虚冷，遗尿尿频，疝气，痛经。

【用法与用量】4.5～9 g。

【贮藏】置阴凉干燥处，防蛀。

地龙

Dilong

PHERETIMA

本品为钜蚓科动物参环毛蚓*Pheretima aspergillum*（E. Perrier）、通俗环毛蚓*Pheretima vulgaris* Chen、威廉环毛蚓*Pheretima guillelmi*（Michaelsen）或栉盲环毛蚓*Pheretima pectinifera* Michaelsen的干燥体。前一种习称"广地龙"，后三种习称"沪地龙"。广地龙春季至秋季捕捉，沪地龙夏季捕捉，及时剖开腹部，除去内脏和泥沙，洗净，晒干或低温干燥。

【药材收载标准】《中国药典》（2020年版一部）

DB50/YP026—2023

地龙（酒洗）

Dilong（Jouxi）

本品为地龙的炮制加工品。

【炮制】除去杂质，切段，过筛，用适量白酒浸洗，低温干燥。

每100 kg地龙，用白酒50～70 kg。

【性状】本品为片状小段，边缘略卷，表面呈微黄色或色泽加深，气微腥并伴有微弱酒香。

【鉴别】（1）本品粉末淡灰色或灰黄色。斜纹肌纤维无色或淡棕色，肌纤维散在或相互绞结成片状，多稍弯曲，直径4～26 μm，边缘常不平整。表皮细胞呈棕黄色，细胞界限不明显，布有暗棕色的色素颗粒。刚毛少见，常碎断散在，淡棕色或黄棕色，直径24～32 μm，先端多钝圆，有的表面可见纵裂纹。

（2）取本品粉末1 g，加水10 ml，加热至沸，放冷，离心，取上清液作为供试品溶液。另取赖氨酸对照品、亮氨酸对照品、缬氨酸对照品，加水制成每1 ml各含1 mg、1 mg和0.5 mg的溶液，作为对照品溶液。照薄层色谱法（《中国药典》通则0502）试验，吸取上述4种溶液各3 μl，分别点于同一硅胶G薄层板上，以正丁醇-冰醋酸-水（4∶1∶1）为展开剂，展开，取出，晾干，喷以茚三酮试液，在105 ℃加热至斑点显色清晰。供试品色谱中，在与对照品色谱相应的位置上，显相同颜色的斑点。

（3）取本品粉末1 g，加三氯甲烷20 ml，超声处理20 min，滤过，滤液蒸干，残渣加三氯甲烷1 ml使溶解，作为供试品溶液。另取地龙对照药材1 g，同法制成对照药材溶液。照薄层色谱法（《中国药典》通则0502）试验，吸取上述两种溶液各5 μl，分别点于同一硅胶G薄层板上，以甲苯-丙酮（9∶1）为展开剂，展开，取出，晾干，置紫外光灯（365 nm）下检视。供试品色谱中，在与对照药材色谱相应的位置上，显相同颜色的荧光斑点。

【检查】**杂质**　不得过6.0%（《中国药典》通则2301）。

水分　不得过12.0%（《中国药典》通则0832第二法）。

总灰分　不得过10.0%（《中国药典》通则2302）。

酸不溶性灰分 不得过5.0%（《中国药典》通则2302）。

黄曲霉毒素 照真菌毒素测定法（《中国药典》通则2351）测定。

本品每1 000 g含黄曲霉毒素B_1不得过5 μg，黄曲霉毒素G_2、黄曲霉毒素G_1、黄曲霉毒素B_2和黄曲霉毒素B_1的总量不得过10 μg。

【浸出物】照水溶性浸出物测定法（《中国药典》通则2201）项下的热浸法测定，不得少于16.0%。

【性味与归经】咸，寒。归肝、脾、膀胱经。

【功能与主治】清热定惊，通络，平喘，利尿。用于高热神昏，惊痫抽搐，关节痹痛，肢体麻木，半身不遂，肺热喘咳，水肿尿少。

【用法与用量】5~10 g。

【贮藏】置通风干燥处，防霉，防蛀。

地耳草

Di'ercao

HYPERICI JAPONICI HERBA

本品为藤黄科植物地耳草 *Hypericum japonicum* Thunb. ex Murray 的干燥全草。春、夏两季花开时采挖，除去杂质，晒干。

【药材收载标准】《卫生部药品标准》（中药材第一册）

DB50/YP174—2023

地耳草

Di'ercao

本品为地耳草的炮制加工品。

【炮制】除去杂质，切段。

【性状】本品为不规则的段，根、茎、叶、花混合。茎表面黄绿色或黄棕色；体轻，质脆，易折断，切面中空。叶多皱缩，破碎，完整叶片展平后呈卵形或卵圆形，全缘，具腺点，基出脉3~5条，无柄。可见聚伞花序，花小，橙黄色。气微，味微苦。

【鉴别】取本品粉末2 g，加甲醇30 ml，加热回流提取3 h，甲醇提取液浓缩至1 ml，作为供试品溶液。另取地耳草对照药材2 g，同法制成对照药材溶液。照薄层色谱法（《中国药典》通则0502）试验，吸取上述两种溶液各5 μl，分别点于同一硅胶G薄层板上，以甲酸乙酯-丙酮-水-冰醋酸（5∶4∶1∶0.5）为展开剂，展开，取出，晾干，喷以5%三氯化铝乙醇溶液。110 ℃加热至斑点显色清晰，置紫外光灯（365 mm）下检视。供试品色谱中，在与对照药材色谱相应的位置上，显相同颜色的荧光斑点。

【检查】**水分** 不得过13.0%（《中国药典》通则0832 第二法）。

【性味与归经】苦、辛，平。归肝、胆经。

【功能与主治】清热利湿，散瘀解毒。用于疮疖痈肿；急、慢性肝炎。

【用法与用量】15~30 g。

【贮藏】置干燥处。

地肤子

Difuzi

KOCHIAE FRUCTUS

本品为藜科植物地肤 *Kochia scoparia*（L.）Schrad. 的干燥成熟果实。秋季果实成熟时采收植株，晒干，打下果实，除去杂质。

【药材收载标准】《中国药典》（2020年版一部）

DB50/YP025—2023

炒地肤子

Chaodifuzi

本品为地肤子的炮制加工品。

【炮制】除去杂质，照清炒法（《中国药典》通则0213）用文火炒至颜色变深，有香气。

【性状】本品呈扁球状五角星形。外被宿存花被，表面棕黄色或棕褐色，气香，味微苦。

【鉴别】取本品粉末1 g，加甲醇10 ml，超声处理30 min，滤过，滤液作为供试品溶液。另取地肤子皂苷Ic对照品，加甲醇制成每1 ml含0.5 mg的溶液，作为对照品溶液。照薄层色谱法（《中国药典》通则0502）试验，吸取上述2种溶液各5 μl，分别点于同一硅胶G薄层板上，以三氯甲烷-甲醇-水（16∶9∶2）为展开剂，展开，取出，晾干，喷以10%硫酸乙醇溶液，热风吹至斑点显色清晰。供试品色谱中，在与对照品色谱相应的位置上，显相同的紫红色斑点。

【检查】水分　不得过10.0%（《中国药典》通则0832第二法）。

总灰分　不得过10.0%（《中国药典》通则2302）。

酸不溶性灰分　不得过3.0%（《中国药典》通则2302）。

【含量测定】照高效液相色谱法（《中国药典》通则0512）测定。

色谱条件与系统适用性试验　以十八烷基硅烷键合硅胶为填充剂；以甲醇-水-冰醋酸（85∶15∶0.2）为流动相；蒸发光散射检测器检测。理论板数按地肤子皂苷Ic峰计算应不低于3 000。

对照品溶液的制备　取地肤子皂苷Ic对照品适量，精密称定，加甲醇制成每1 ml含0.5 mg的溶液，即得。

供试品溶液的制备　取本品粉末（过三号筛）约0.5 g，精密称定，置具塞锥形瓶中，精密加入甲醇50 ml，密塞，称定重量，放置过夜，超声处理30 min，放冷，再称定重量，用甲醇补足减失的重量，摇匀，滤过，取续滤液，即得。

测定法　分别精密吸取对照品溶液10 μl、20 μl，供试品溶液20 μl，注入液相色谱仪，测定，以外标两点法对数方程计算，即得。

本品按干燥品计算，含地肤子皂苷Ic（$C_{41}H_{64}O_{13}$）不得少于1.8%。

【性味与归经】辛、苦，寒。归肾、膀胱经。

【功能与主治】清热利湿，祛风止痒。用于小便涩痛，阴痒带下，风疹，湿疹，皮肤瘙痒。

【用法与用量】9～15 g。外用适量。

【贮藏】置通风干燥处，防蛀。

地黄

Dihuang

REHMANNIAE RADIX

本品为玄参科植物地黄 *Rehmannia glutinosa* Libosch. 的新鲜或干燥块根。秋季采挖，除去芦头、须根及泥沙，鲜用；或将地黄缓缓烘焙至约八成干。前者习称"鲜地黄"，后者习称"生地黄"。

【药材收载标准】《中国药典》（2020年版一部）

DB50/YP197—2023

地黄炭

Dihuangtan

本品为地黄的炮制加工品。

【炮制】取地黄片，照清炒法（《中国药典》通则0213）炒至焦黑色，松泡鼓起。

【性状】本品为不规则的块片或碎块，表面焦黑色，内部焦黑色至棕褐色，有蜂窝状裂隙，质松脆，气焦香，苦味，微甜。

【鉴别】本品粉末焦黑色。木栓细胞淡棕色。薄壁细胞皱缩成不规则形，内含类圆形细胞核。分泌细胞内含橙红色油滴状物。具缘纹孔及网纹导管，直径约至92 μm。

【检查】水分　不得过10.0%（《中国药典》通则0832第二法）。

总灰分　不得过8.0%（《中国药典》通则2302）。

酸不溶性灰分　不得过3.0%（《中国药典》通则2302）。

【浸出物】照水溶性浸出物测定法（《中国药典》通则2201）项下的冷浸法测定，不得少于50.0%。

【性味与归经】甘，寒。归心、肝、肾经。

【功能与主治】凉血，止血。用于咯血、衄血、便血、尿血、崩漏。

【用法与用量】10～15 g。

【贮藏】置通风干燥处。

DB50/YP198—2023

熟地黄炭

Shudihuangtan

本品为地黄的炮制加工品。

【炮制】取熟地黄片，照清炒法（《中国药典》通则0213）用武火炒至发泡鼓起，表面炭黑色，内部焦黑色。

【性状】本品为不规则的块片或碎块，外表面炭黑色，有光泽，黏性大。切面乌黑色，质柔软而带韧性。气微，味甜。

【鉴别】本品粉末焦黑色。木栓细胞淡棕色。薄壁细胞皱缩成不规则形，内含类圆形细胞核。分泌细胞内含橙红色油滴状物。具缘纹孔导管及网纹导管，直径约至92 μm。

【检查】**水分** 不得过10.0%（《中国药典》通则0832第二法）。

总灰分 不得过8.0%（《中国药典》通则2302）。

酸不溶性灰分 不得过3.0%（《中国药典》通则2302）。

【浸出物】照水溶性浸出物测定法（《中国药典》通则2201）项下的冷浸法测定，不得少于50.0%。

【性味与归经】甘，微温。归肝、肾经。

【功能与主治】补血，止血。用于崩漏或虚损性出血。

【用法与用量】9～15 g。

【贮藏】置通风干燥处。

西五味子

Xiwuweizi

SCHISANDRAE FRUCTUS

本品为五味子科植物翼梗五味子*Schisandra henryi* Clarke.、红花五味子*Schisandra rubriflora* Rehd. et Wils. 或柔毛五味子*Schisandra pubescens* Hemsl. et Wils.的干燥成熟果实。秋季果实成熟时采摘，除去果梗及杂质，干燥或蒸后干燥。

【药材收载标准】《重庆市中药材标准》（2023年版）

DB50/YP090—2023

西五味子

Xiwuweizi

本品为西五味子的炮制加工品。

【炮制】除去果柄及杂质。

【性状】本品呈不规则球形、椭圆形或扁椭圆形，直径5～8 mm，表面黄棕色或红褐色，皱缩不平，微有白色粉霜。种子1～2，肾状球形，径3～4 mm，表面棕色或黄棕色，全体粗糙或被瘤状突起，种皮薄而脆。果肉气微，味微酸，种子破碎后微有香气，味微辛、稍苦。

【鉴别】（1）本品粉末棕色。种皮表皮石细胞表面观多角形、卵圆形、长椭圆形或不规则形，壁厚，孔沟极细密，胞腔内含深棕色物质。种皮内层石细胞呈多角形、类圆形或不规则形，壁稍厚，纹孔较大。果皮表皮细胞表面观类多角形，表面有角质纹理，少数垂周壁略呈连珠状增厚。

（2）取本品粉末1 g，加三氯甲烷20 ml，超声处理30 min，滤过，滤液蒸干，残渣加三氯甲烷1 ml使溶解，作为供试品溶液。另取五味子甲素对照品，加三氯甲烷制成每1 ml含1 mg的溶液，作为对照品溶液。照（《中国药典》通则0502）薄层色谱法试验，吸取上述两种溶液各2～5 µl，分别点于同一硅胶GF$_{254}$薄层板上，以石油醚（30～60 ℃）-甲酸乙酯-甲酸（15：5：1）的上层溶液为展开剂，展开，取出，晾干，置紫外光灯（254 nm）下检视。供试品色谱中，在与对照品色谱相应的位置上，显相同颜色的斑点。

【检查】杂质 不得过1%（《中国药典》通则2301）。

水分 不得过12.0%（《中国药典》通则0832第二法）。

总灰分 不得过7.0%（《中国药典》通则2302）。

酸不溶性灰分 不得过2.0%（《中国药典》通则2302）。

【浸出物】照水溶性浸出物测定法（《中国药典》通则2201）项下的热浸法测定，不得少于20.0%。

【性味与归经】酸、甘，温。归肺、心、肾经。

129

【功能与主治】收敛固涩，益气生津，补肾宁心。用于久咳虚喘，梦遗滑精，遗尿，尿频，久泻不止，自汗，盗汗，津伤口渴，短气脉虚，内热消渴，心悸失眠。

【用法与用量】3～6 g。

【贮藏】置通风干燥处，防霉。

西洋参

Xiyangshen

PANACIS QUINQUEFOLII RADIX

本品为五加科植物西洋参*Panax quinquefolium* L. 的干燥根。均系栽培品，秋季采挖，洗净，晒干或低温干燥。

【药材收载标准】《中国药典》（2020年版一部）

DB50/YP092—2023

西洋参片

Xiyangshenpian

本品为西洋参的炮制加工品。

【炮制】除去杂质，蒸软，趁热切薄片，干燥。

【性状】本品呈长圆形或类圆形薄片。外表皮浅黄褐色。切面淡黄白至黄白色，形成层环棕黄色，皮部有黄棕色点状树脂道，近形成层环处较多而明显，木部略呈放射状纹理。气微而特异，味微苦、甘。

【鉴别】取本品粉末1 g，加甲醇25 ml，加热回流30 min，滤过，滤液蒸干，残渣加水20 ml使溶解，加水饱和的正丁醇振摇提取2次，每次25 ml，合并正丁醇提取液，用水洗涤2次，每次10 ml，分取正丁醇液，蒸干，残渣加甲醇4 ml使溶解，作为供试品溶液。另取西洋参对照药材1 g，同法制成对照药材溶液。再取拟人参皂苷F$_{11}$对照品、人参皂苷Rb$_1$对照品、人参皂苷Re对照品、人参皂苷Rg$_1$对照品，加甲醇制成每1 ml各含2 mg的溶液，作为对照品溶液。照薄层色谱法（《中国药典》通则0502）试验，吸取上述6种溶液各2 μl，分别点于同一硅胶G薄层板上，以三氯甲烷-乙酸乙酯-甲醇-水（15∶40∶22∶10）5～10 ℃放置12 h的下层溶液为展开剂，展开，取出，晾干，喷以10%硫酸乙醇溶液，在105 ℃加热至斑点显色清晰，分别置日光和紫外光灯（365 nm）下检视。供试品色谱中，在与对照药材色谱和对照品色谱相应的位置上，分别显相同颜色的斑点或荧光斑点。

【检查】水分　不得过13.0%（《中国药典》通则0832第二法）。

总灰分　不得过5.0%（《中国药典》通则2302）。

酸不溶性灰分　不得过1.0%（《中国药典》通则2302）。

人参　取人参对照药材1 g，照［鉴别］项下对照药材溶液制备的方法制成对照药材溶液，照薄层色谱法（《中国药典》通则0502）试验，吸取［鉴别］项下的供试品溶液和上述对照药材溶液各2 μl，分别点于同一硅胶G薄层板上，以三氯甲烷-甲醇-水（13∶7∶2）10 ℃以下放置12 h的下层溶液为展开剂，展开，取出，晾干，喷以10%硫酸乙醇溶液，在105 ℃加热至斑点显色清晰，分别置日光和紫外光灯（365 nm）下检视。供试品色谱中，不得显与对照药材完全相一致的斑点。

131

重金属及有害元素 照铅、镉、砷、汞、铜测定法（《中国药典》通则2321原子吸收分光光度法或电感耦合等离子体质谱法）测定，铅不得过5 mg/kg；镉不得过1 mg/kg；砷不得过2 mg/kg；汞不得过0.2 mg/kg；铜不得过20 mg/kg。

有机氯类农药残留量 照气相色谱法（《中国药典》通则0521）测定。

色谱条件与系统适用性试验 分析柱：以键合交联14%氰丙基苯基二甲基硅氧烷为固定液（DM1701或同类型）的毛细管柱（30 m×0.32 mm×0.25 μm），验证柱：以键合交联5%苯基甲基硅氧烷为固定液（DB5或同类型）的毛细管柱（30 m×0.32 mm×0.25 μm）；^{63}Ni-ECD电子捕获检测器；进样口温度230 ℃，检测器温度300 ℃，不分流进样。柱温为程序升温：初始温度60 ℃，保持0.3 min，以每分钟60 ℃升至170 ℃，再以每分钟10 ℃升至220 ℃，保持10 min，再以每分钟1 ℃升至240 ℃，每分钟15 ℃升至280 ℃，保持5 min。理论板数按α-BHC峰计算应不低1×10^5，两个相邻色谱峰的分离度应大于1.5。

混合对照品储备液的制备 分别精密称取六六六（α-BHC、β-BHC、γ-BHC、δ-BHC）、滴滴涕（pp'-DDE、pp'-DDD、op'-DDT、pp'-DDT）、五氯硝基苯、六氯苯、七氯（七氯、环氧七氯）、艾氏剂、氯丹（顺式氯丹、反式氯丹、氧化氯丹）农药对照品适量，用正己烷溶解分别制成每1 ml约含100 μg的溶液。精密量取上述对照品溶液各1 ml，置同一100 ml量瓶中，加正己烷至刻度，摇匀；或精密量取有机氯农药混合对照品溶液1 ml，置10 ml量瓶中，加正己烷至刻度，摇匀，即得（每1 ml含各农药对照品1 μg）。

混合对照品溶液的制备 精密量取上述混合对照品储备液，用正己烷制成每1 ml分别含1 ng、2 ng、5 ng、10 ng、20 ng、50 ng、100 ng的溶液，即得。

供试品溶液的制备 取本品，粉碎成细粉（过二号筛），取约5 g，精密称定，置具塞锥形瓶中，加水30 ml，振摇10 min，精密加丙酮50 ml，称定重量，超声处理（功率300 W，频率40 kHz）30 min，放冷，再称定重量，用丙酮补足减失的重量，再加氯化钠约8 g，精密加二氯甲烷25 ml，称定重量，超声处理（功率300 W，频率40 kHz）15 min，再称定重量，用二氯甲烷补足减失的重量，振摇使氯化钠充分溶解，静置，转移至离心管中，离心（每分钟3 000转）3 min，使完全分层，将有机相转移至装有适量无水硫酸钠的具塞锥形瓶中，放置30 min。精密量取15 ml，置40 ℃水浴中减压浓缩至约1 ml，加正己烷约5 ml，减压浓缩至近干，用正己烷溶解并转移至5 ml量瓶中，并稀释至刻度，摇匀，转移至离心管中，缓缓加入硫酸溶液（9→10）1 ml，振摇1 min，离心（每分钟3 000转）10 min，分取上清液，加水1 ml，振摇，取上清液，即得。

测定法 分别精密吸取供试品溶液和与之相应浓度的混合对照品溶液各1 μl，注入气相色谱仪，分别连续进样3次，取3次平均值，按外标法计算，即得。

本品中含总六六六（α-BHC、β-BHC、γ-BHC、δ-BHC之和）不得过0.2 mg/kg；总滴滴涕（pp'-DDE、pp'-DDD、op'-DDT、pp'-DDT之和）不得过0.2 mg/kg；五氯硝基苯不得过0.1 mg/kg；六氯苯不得过0.1 mg/kg；七氯（七氯、环氧七氯之和）不得过0.05 mg/kg；艾氏剂不得过0.05 mg/kg；氯丹（顺式氯丹、反式氯丹、氧化氯丹之和）不得过0.1 mg/kg。

【含量测定】照高效液相色谱法（《中国药典》通则0512）测定。

色谱条件与系统适用性试验 以十八烷基硅烷键合硅胶为填充剂（4.6 mm×150 mm，2.7 μm）；以乙腈为流动相A，以0.1%磷酸溶液为流动相B，按下表中的规定进行梯度洗脱；检测波长为203 nm；柱温40 ℃。理论板数按人参皂苷Rb_1峰计算应不低于5 000。

时间/min	流动相A/%	流动相B/%
0～18	18	82
18～50	18→36	82→64

对照品溶液的制备　取人参皂苷Rg$_1$对照品、人参皂苷Re对照品、人参皂苷Rb$_1$对照品适量，精密称定，加甲醇制成每1 ml各含人参皂苷Rg$_1$ 0.1 mg 、人参皂苷Re 0.4 mg、人参皂苷Rb$_1$ 1 mg的溶液，即得。

供试品溶液的制备　取本品粉末（过三号筛）约1 g，精密称定，置具塞锥形瓶中，精密加入水饱和的正丁醇50 ml，称定重量，置水浴中加热回流提取1.5 h，放冷，再称定重量，用水饱和正丁醇补足减失的重量，摇匀，滤过。精密量取续滤液25 ml，置蒸发皿中，蒸干，残渣加50%甲醇适量使溶解，转移至10 ml量瓶中，加50%甲醇至刻度，摇匀，滤过，取续滤液，即得。

测定法　分别精密吸取对照品溶液与供试品溶液各10 μl，注入液相色谱仪，测定，即得。

本品含人参皂苷Rg$_1$（C$_{42}$H$_{72}$O$_{14}$）、人参皂苷Re（C$_{48}$H$_{82}$O$_{18}$）和人参皂苷Rb$_1$（C$_{54}$H$_{92}$O$_{23}$）的总量不得少于2.0%。

【性味与归经】甘、微苦，凉。归心、肺、肾经。

【功能与主治】补气养阴，清热生津。用于气虚阴亏，虚热烦倦，咳喘痰血，内热消渴，口燥咽干。

【用法与用量】3 ~ 6 g。另煎兑服。

【注意】不宜与藜芦同用。

【贮藏】置阴凉干燥处，密闭，防蛀。

DB50/YP091—2023

西洋参节

Xiyangshenjie

本品为西洋参的炮制加工品。

【炮制】取西洋参修剪下的较粗的主根尾部和侧根，剪成1 ~ 7 cm的段，大小分等。

【性状】本品为不规则圆柱形段，长1 ~ 7 cm。表面浅黄褐色，可见横向环纹及线性皮孔状突起，并有细密浅纵皱纹。体重，质坚实，不易折断，断面较平坦，淡黄白色或黄白色，皮部可见黄棕色点状树脂道，形成层环棕黄色。气微而特异，味微苦、甘。

【鉴别】取本品粉末1 g，加甲醇25 ml，加热回流30 min，滤过，滤液蒸干，残渣加水20 ml使溶解，加水饱和的正丁醇振摇提取2次，每次25 ml，合并正丁醇提取液，用水洗涤2次，每次10 ml，分取正丁醇液，蒸干，残渣加甲醇4 ml使溶解，作为供试品溶液。另取西洋参对照药材1 g，同法制成对照药材溶液。再取拟人参皂苷F$_{11}$对照品、人参皂苷Rb$_1$对照品、人参皂苷Re对照品、人参皂苷Rg$_1$对照品，加甲醇制成每1 ml各含2 mg的溶液，作为对照品溶液。照薄层色谱法（《中国药典》通则0502）试验，吸取上述6种溶液各2 μl，分别点于同一硅胶G薄层板上，以三氯甲烷-乙酸乙酯-甲醇-水（15：40：22：10）10 ℃以下放置12 h的下层溶液为展开剂，展开，取出，晾干，喷以10%硫酸乙醇溶液，在105 ℃加热至斑点显色清晰，分别置日光和紫外光灯（365 nm）下检视。供试品色谱中，在与对照药材色谱和对照品色谱相应的位置上，分别显相同颜色的斑点或荧光斑点。

【检查】**水分**　不得过13.0%（《中国药典》通则0832第二法）。

总灰分　不得过5.0%（《中国药典》通则2302）。

酸不溶性灰分　不得过1.0%（《中国药典》通则2302）。

人参　取人参对照药材1 g，照［鉴别］项下对照药材溶液制备的方法制成对照药材溶液，照薄层色谱法（《中国药典》通则0502）试验，吸取［鉴别］项下的供试品溶液和上述对照药材溶液各2 μl，分别点于同一硅胶G薄层板上，以三氯甲烷-甲醇-水（13：7：2）10 ℃以下放置12 h的下层溶液为展开剂，展开，取出，晾干，喷以10%硫酸乙醇溶液，在105 ℃加热至斑点显色清晰，分别置日光和紫外光灯（365 nm）下检视。供试品色谱中，不得显与对照药材完全相一致的斑点。

重金属及有害元素　照铅、镉、砷、汞、铜测定法（《中国药典》通则2321原子吸收分光光度法或电感耦合等离子体质谱法）测定，铅不得过5 mg/kg；镉不得过1 mg/kg；砷不得过2 mg/ kg；汞不得过0.2 mg/kg；铜不得过20 mg/kg。

有机氯类农药残留量　照气相色谱法（《中国药典》通则0521）测定。

色谱条件与系统适用性试验　分析柱：以键合交联14%氰丙基苯基二甲基硅氧烷为固定液（DM1701或同类型）的毛细管柱（30 m×0.32 mm×0.25 μm），验证柱：以键合交联5%苯基甲基硅氧烷为固定液（DB5或同类型）的毛细管柱（30 m×0.32 mm×0.25 μm）；^{63}Ni-ECD电子捕获检测器；进样口温度230 ℃，检测器温度300 ℃，不分流进样。柱温为程序升温：初始温度60 ℃，保持0.3 min，以每分钟60 ℃升至170 ℃，再以每分钟10 ℃升至220 ℃，保持10 min，再以每分钟1 ℃升至240 ℃，每分钟15 ℃ 升至280 ℃，保持5 min。理论板数按α-BHC峰计算应不低$1×10^5$，两个相邻色谱峰的分离度应大于1.5。

混合对照品储备液的制备　分别精密称取六六六（α-BHC、β-BHC、γ-BHC、δ-BHC）、滴滴涕（pp'-DDE、pp'-DDD、op'-DDT、pp'-DDT）、五氯硝基苯、六氯苯、七氯（七氯、环氧七氯）、艾氏剂、氯丹（顺式氯丹、反式氯丹、氧化氯丹）农药对照品适量，用正己烷溶解分别制成每1 ml约含100 μg的溶液。精密量取上述对照品溶液各1 ml，置同一100 ml量瓶中，加正己烷至刻度，摇匀；或精密量取有机氯农药混合对照品溶液1 ml，置10 ml量瓶中，加正己烷至刻度，摇匀，即得（每1 ml含各农药对照品1 μg）。

混合对照品溶液的制备　精密量取上述混合对照品储备液，用正己烷制成每1 ml分别含1 ng、2 ng、5 ng、10 ng、20 ng、50 ng、100 ng的溶液，即得。

供试品溶液的制备　取本品，粉碎成细粉（过二号筛），取约5 g，精密称定，置具塞锥形瓶中，加水30 ml，振摇10 min，精密加丙酮50 ml，称定重量，超声处理（功率300 W，频率40 kHz）30 min，放冷，再称定重量，用丙酮补足减失的重量，再加氯化钠约8 g，精密加二氯甲烷25 ml，称定重量，超声处理（功率300 W，频率40 kHz）15 min，再称定重量，用二氯甲烷补足减失的重量，振摇使氯化钠充分溶解，静置，转移至离心管中，离心（每分钟3 000转）3 min，使完全分层，将有机相转移至装有适量无水硫酸钠的具塞锥形瓶中，放置30 min。精密量取15 ml，置40 ℃水浴中减压浓缩至约1 ml，加正己烷约5 ml，减压浓缩至近干，用正己烷溶解并转移至5 ml量瓶中，并稀释至刻度，摇匀，转移至离心管中，缓缓加入硫酸溶液（9→10）1 ml，振摇1 min，离心（每分钟3 000转）10 min，分取上清液，加水1 ml，振摇，取上清液，即得。

测定法　分别精密吸取供试品溶液和与之相应浓度的混合对照品溶液各1 μl，注入气相色谱仪，分别连续进样3次，取3次平均值，按外标法计算，即得。

本品中含总六六六（α-BHC、β-BHC、γ-BHC、δ-BHC之和）不得过0.2 mg/kg；总滴滴涕（pp'-DDE、pp'- DDD、op'- DDT、pp'- DDT之和）不得过0.2 mg/kg；五氯硝基苯不得过0.1 mg/kg；六氯苯不得过0.1 mg/kg；七氯（七氯、环氧七氯之和）不得过0.05 mg/kg；艾氏剂不得过0.05 mg/kg；氯丹（顺式氯丹、反式氯丹、氧化氯丹之和）不得过0.1 mg/kg。

【含量测定】照高效液相色谱法（《中国药典》通则0512）测定。

色谱条件与系统适用性试验　以十八烷基硅烷键合硅胶为填充剂（4.6 mm×150 mm，2.7 μm）；以乙腈为流动相A，以0.1%磷酸溶液为流动相B，按下表中的规定进行梯度洗脱；检测波长为203 nm；柱温40 ℃。理论板数按人参皂苷Rb_1峰计算应不低于5 000。

时间/min	流动相A/%	流动相B/%
0～18	18	82
18～50	18→36	82→64

对照品溶液的制备 取人参皂苷Rg$_1$对照品、人参皂苷Re对照品、人参皂苷Rb$_1$对照品适量，精密称定，加甲醇制成每1 ml各含人参皂苷Rg$_1$0.1 mg、人参皂苷Re0.4 mg、人参皂苷Rb$_1$1 mg的溶液，即得。

供试品溶液的制备 取本品粉末（过三号筛）约1 g，精密称定，置具塞锥形瓶中，精密加入水饱和的正丁醇50 ml，称定重量，置水浴中加热回流提取1.5 h，放冷，再称定重量，用水饱和正丁醇补足减失的重量，摇匀，滤过。精密量取续滤液25 ml，置蒸发皿中，蒸干，残渣加50%甲醇适量使溶解，转移至10 ml量瓶中，加50%甲醇至刻度，摇匀，滤过，取续滤液，即得。

测定法 分别精密吸取对照品溶液与供试品溶液各10 μl，注入液相色谱仪，测定，即得。

本品含人参皂苷Rg$_1$（C$_{42}$H$_{72}$O$_{14}$）、人参皂苷Re（C$_{48}$H$_{82}$O$_{18}$）和人参皂苷Rb$_1$（C$_{54}$H$_{92}$O$_{23}$）的总量不得少于2.0%。

【性味与归经】甘、微苦，凉。归心、肺、肾经。

【功能与主治】补气养阴，清热生津。用于气虚阴亏，虚热烦倦，咳喘痰血，内热消渴，口燥咽干。

【用法与用量】3～6 g。另煎兑服。

【注意】不宜与藜芦同用。

【贮藏】置阴凉干燥处，密闭，防蛀。

DB50/YP093—2023

西洋参须

Xiyangshenxu

本品为西洋参的炮制加工品。

【炮制】取西洋参修剪下的须根或较小的侧根与须根，除去杂质。

【性状】本品为不规则的细小圆柱形段，长短不一。表面浅黄褐色，可见横向环纹及线性皮孔状突起，并有细密浅纵皱纹。体重，质坚实，不易折断，断面较平坦，淡黄白色或黄白色，皮部可见黄棕色点状树脂道，形成层环棕黄色。气微而特异，味微苦、甘。

【鉴别】取本品粉末1 g，加甲醇25 ml，加热回流30 min，滤过，滤液蒸干，残渣加水20 ml使溶解，加水饱和的正丁醇振摇提取2次，每次25 ml，合并正丁醇提取液，用水洗涤2次，每次10 ml，分取正丁醇液，蒸干，残渣加甲醇4 ml使溶解，作为供试品溶液。另取西洋参对照药材1 g，同法制成对照药材溶液。再取拟人参皂苷F$_{11}$对照品、人参皂苷Rb$_1$对照品、人参皂苷Re对照品、人参皂苷Rg$_1$对照品，加甲醇制成每1 ml含2 mg的溶液，作为对照品溶液。照薄层色谱法（《中国药典》通则0502）试验，吸取上述6种溶液各2 μl，分别点于同一硅胶G薄层板上，以三氯甲烷-乙酸乙酯-甲醇-水（15：40：22：10）10 ℃以下放置12 h的下层溶液为展开剂，展开，取出，晾干，喷以10%硫酸乙醇溶液，在105 ℃加热至斑点显色清晰，分别置日光和紫外光灯（365 nm）下检视。供试品色谱中，在与对照药材色谱和对照品色谱相应的位置上，分别显相同颜色的斑点或荧光斑点。

【检查】**水分** 不得过13.0%（《中国药典》通则0832第二法）。

总灰分　不得过5.0%（《中国药典》通则2302）。

酸不溶性灰分　不得过1.0%（《中国药典》通则2302）。

人参　取人参对照药材1 g，照［鉴别］项下对照药材溶液制备的方法制成对照药材溶液，照薄层色谱法（《中国药典》通则0502）试验，吸取［鉴别］项下的供试品溶液和上述对照药材溶液各2 μl，分别点于同一硅胶G薄层板上，以三氯甲烷-甲醇-水（13∶7∶2）10 ℃以下放置12 h的下层溶液为展开剂，展开，取出，晾干，喷以10%硫酸乙醇溶液，在105 ℃加热至斑点显色清晰，分别置日光和紫外光灯（365 nm）下检视。供试品色谱中，不得显与对照药材完全相一致的斑点。

重金属及有害元素　照铅、镉、砷、汞、铜测定法（《中国药典》通则2321原子吸收分光光度法或电感耦合等离子体质谱法）测定，铅不得过5 mg/kg；镉不得过1 mg/kg；砷不得过2 mg/kg；汞不得过0.2 mg/kg；铜不得过20 mg/kg。

有机氯类农药残留量　照气相色谱法（《中国药典》通则0521）测定。

色谱条件与系统适用性试验　分析柱：以键合交联14%氰丙基苯基二甲基硅氧烷为固定液（DM1701或同类型）的毛细管柱（30 m×0.32 mm×0.25 μm），验证柱：以键合交联5%苯基甲基硅氧烷为固定液（DB5或同类型）的毛细管柱（30 m×0.32 mm×0.25 μm）；^{63}Ni-ECD电子捕获检测器；进样口温度230 ℃，检测器温度300 ℃，不分流进样。柱温为程序升温：初始温度60 ℃，保持0.3 min，以每分钟60 ℃升至170 ℃，再以每分钟10 ℃升至220 ℃，保持10 min，再以每分钟1 ℃升至240 ℃，每分钟15 ℃升至280 ℃，保持5 min。理论板数按α-BHC峰计算应不低$1×10^5$，两个相邻色谱峰的分离度应大于1.5。

混合对照品储备液的制备　分别精密称取六六六（α-BHC、β-BHC、γ-BHC、δ-BHC）、滴滴涕（pp'-DDE、pp'-DDD、op'-DDT、pp'-DDT）、五氯硝基苯、六氯苯、七氯（七氯、环氧七氯）、艾氏剂、氯丹（顺式氯丹、反式氯丹、氧化氯丹）农药对照品适量，用正己烷溶解分别制成每1 ml约含100 μg的溶液。精密量取上述对照溶液各1 ml，置同一100 ml量瓶中，加正己烷至刻度，摇匀；或精密量取有机氯农药混合对照品溶液1 ml，置10 ml量瓶中，加正己烷至刻度，摇匀，即得（每1 ml含各农药对照品1 μg）。

混合对照品溶液的制备　精密量取上述混合对照品储备液，用正己烷制成每1 ml分别含1 ng、2 ng、5 ng、10 ng、20 ng、50 ng、100 ng的溶液，即得。

供试品溶液的制备　取本品，粉碎成细粉（过二号筛），取约5 g，精密称定，置具塞锥形瓶中，加水30 ml，振摇10 min，精密加丙酮50 ml，称定重量，超声处理（功率300 W，频率40 kHz）30 min，放冷，再称定重量，用丙酮补足减失的重量，再加氯化钠约8 g，精密加二氯甲烷25 ml，称定重量，超声处理（功率300 W，频率40 kHz）15 min，再称定重量，用二氯甲烷补足减失的重量，振摇使氯化钠充分溶解，静置，转移至离心管中，离心（每分钟3 000转）3 min，使完全分层，将有机相转移至装有适量无水硫酸钠的具塞锥形瓶中，放置30 min。精密量取15 ml，置40 ℃水浴中减压浓缩至约1 ml，加正己烷约5 ml，减压浓缩至近干，用正己烷溶解并转移至5 ml量瓶中，并稀释至刻度，摇匀，转移至离心管中，缓缓加入硫酸溶液（9→10）1 ml，振摇1 min，离心（每分钟3 000转）10 min，分取上清液，加水1 ml，振摇，取上清液，即得。

测定法　分别精密吸取供试品溶液和与之相应浓度的混合对照品溶液各1 μl，注入气相色谱仪，分别连续进样3次，取3次平均值，按外标法计算，即得。

本品中含总六六六（α-BHC、β-BHC、γ-BHC、δ-BHC之和）不得过0.2 mg/kg；总滴滴涕（pp'-DDE、pp'-DDD、op'-DDT、pp'-DDT之和）不得过0.2 mg/kg；五氯硝基苯不得过0.1 mg/kg；六氯苯不得过0.1 mg/kg；七氯（七氯、环氧七氯之和）不得过0.05 mg/kg；艾氏剂不得过0.05 mg/kg；氯丹（顺式氯丹、反式氯丹、氧化氯丹之和）不得过0.1 mg/kg。

【含量测定】照高效液相色谱法（《中国药典》通则0512）测定。

色谱条件与系统适用性试验　以十八烷基硅烷键合硅胶为填充剂（4.6 mm×150 mm，2.7 μm）；以乙腈为流动相A，以0.1%磷酸溶液为流动相B，按下表中的规定进行梯度洗脱；检测波长为203 nm；柱温40 ℃。理论板数按人参皂苷Rb$_1$峰计算应不低于5 000。

时间/min	流动相A/%	流动相B/%
0～18	18	82
18～50	18→36	82→64

对照品溶液的制备　取人参皂苷Rg$_1$对照品、人参皂苷Re对照品、人参皂苷Rb$_1$对照品适量，精密称定，加甲醇制成每1 ml各含人参皂苷Rg$_1$0.1 mg、人参皂苷Re 0.4 mg、人参皂苷Rb$_1$1 mg的溶液，即得。

供试品溶液的制备　取本品粉末（过三号筛）约1 g，精密称定，置具塞锥形瓶中，精密加入水饱和的正丁醇50 ml，称定重量，置水浴中加热回流提取1.5 h，放冷，再称定重量，用水饱和正丁醇补足减失的重量，摇匀，滤过。精密量取续滤液25 ml，置蒸发皿中，蒸干，残渣加50%甲醇适量使溶解，转移至10 ml量瓶中，加50%甲醇至刻度，摇匀，滤过，取续滤液，即得。

测定法　分别精密吸取对照品溶液与供试品溶液各10 µl，注入液相色谱仪，测定，即得。

本品含人参皂苷Rg$_1$（C$_{42}$H$_{72}$O$_{14}$）、人参皂苷Re（C$_{48}$H$_{82}$O$_{18}$）和人参皂苷Rb$_1$（C$_{54}$H$_{92}$O$_{23}$）的总量不得少于2.0%。

【性味与归经】甘、微苦，凉。归心、肺、肾经。

【功能与主治】补气养阴，清热生津。用于气虚阴亏，虚热烦倦，咳喘痰血，内热消渴，口燥咽干。

【用法与用量】3～6 g。另煎兑服。

【注意】不宜与藜芦同用。

【贮藏】置阴凉干燥处，密闭，防蛀。

DB50/YP094—2023

西洋参枝

Xiyangshenzhi

本品为西洋参的炮制加工品。

【炮制】取原药材，剪去根茎（芦头）、侧根及须根，按形状、大小分等级。

【性状】本品主根呈圆柱形、圆锥形或不规则类圆球形。表面浅黄褐色，可见横向环纹及线性皮孔状突起，并有细密浅纵皱纹，偶见侧根痕。体重，质坚实，不易折断，断面较平坦，淡黄白色或黄白色，皮部可见黄棕色点状树脂道，形成层环棕黄色。气微而特异，味微苦、甘。

【鉴别】取本品粉末1 g，加甲醇25 ml，加热回流30 min，滤过，滤液蒸干，残渣加水20 ml使溶解，加水饱和的正丁醇振摇提取2次，每次25 ml，合并正丁醇提取液，用水洗涤2次，每次10 ml，分取正丁醇液，蒸干，残渣加甲醇4 ml使溶解，作为供试品溶液。另取西洋参对照药材1 g，同法制成对照药材溶液。再取拟人参皂苷F$_{11}$对照品、人参皂苷Rb$_1$对照品、人参皂苷Re对照品、人参皂苷Rg$_1$对照品，加甲醇制成每1 ml各含2 mg的溶液，作为对照品溶液。照薄层色谱法（《中国药典》通则0502）试验，吸取上述6种溶液各2 µl，分别点于同一硅胶G薄层板上，以三氯甲烷-乙酸乙酯-甲醇-水（15∶40∶22∶10）10 ℃以下放置12 h的下层溶液为展开剂，展开，取出，晾干，喷以10%硫酸乙醇溶液，在105 ℃加热至斑点显色清晰，分别置日光和紫外光灯（365 nm）下检视。供试品色谱中，在与对照药材色谱和对照品色谱相应的位置上，分别显相同颜色的斑点或荧光斑点。

【检查】**水分**　不得过13.0%（通则0832第二法）。

总灰分　不得过5.0%（《中国药典》通则2302）。

酸不溶性灰分　不得过1.0%（《中国药典》通则2302）。

人参　取人参对照药材1 g，照［鉴别］项下对照药材溶液制备的方法制成对照药材溶液，照薄层色谱法（《中国药典》通则0502）试验，吸取［鉴别］项下的供试品溶液和上述对照药材溶液各2 μl，分别点于同一硅胶G薄层板上，以三氯甲烷-甲醇-水（13：7：2）10 ℃以下放置12 h的下层溶液为展开剂，展开，取出，晾干，喷以10%硫酸乙醇溶液，在105 ℃加热至斑点显色清晰，分别置日光和紫外光灯（365 nm）下检视。供试品色谱中，不得显与对照药材完全相一致的斑点。

重金属及有害元素　照铅、镉、砷、汞、铜测定法（《中国药典》通则2321原子吸收分光光度法或电感耦合等离子体质谱法）测定，铅不得过5 mg/kg；镉不得过1 mg/kg；砷不得过2 mg/ kg；汞不得过0.2 mg/kg；铜不得过20 mg/kg。

有机氯类农药残留量　照气相色谱法（《中国药典》通则0521）测定。

色谱条件与系统适用性试验　分析柱：以键合交联14%氰丙基苯基二甲基硅氧烷为固定液（DM1701或同类型）的毛细管柱（30 m×0.32 mm×0.25 μm），验证柱：以键合交联5%苯基甲基硅氧烷为固定液（DB5或同类型）的毛细管柱（30 m×0.32 mm×0.25 μm）；^{63}Ni-ECD电子捕获检测器；进样口温度230 ℃，检测器温度300 ℃，不分流进样。柱温为程序升温：初始温度60 ℃，保持0.3 min，以每分钟60 ℃升至170 ℃，再以每分钟10 ℃升至220 ℃，保持10 min，再以每分钟1 ℃升至240 ℃，每分钟15 ℃ 升至280 ℃，保持5 min。理论板数按α-BHC峰计算应不低$1×10^5$，两个相邻色谱峰的分离度应大于1.5。

混合对照品储备液的制备　分别精密称取六六六（α-BHC、β-BHC、γ-BHC、δ-BHC）、滴滴涕（pp'-DDE、pp'-DDD、op'-DDT、pp'-DDT）、五氯硝基苯、六氯苯、七氯（七氯、环氧七氯）、艾氏剂、氯丹（顺式氯丹、反式氯丹、氧化氯丹）农药对照品适量，用正己烷溶解分别制成每1 ml约含100 μg的溶液。精密量取上述对照品溶液各1 ml，置同一100 ml量瓶中，加正己烷至刻度，摇匀；或精密量取有机氯农药混合对照品溶液1 ml，置10 ml量瓶中，加正己烷至刻度，摇匀，即得（每1 ml含各农药对照品1 μg）。

混合对照品溶液的制备　精密量取上述混合对照品储备液，用正己烷制成每1 ml分别含1 ng、2 ng、5 ng、10 ng、20 ng、50 ng、100 ng的溶液，即得。

供试品溶液的制备　取本品，粉碎成细粉（过二号筛），取约5 g，精密称定，置具塞锥形瓶中，加水30 ml，振摇10 min，精密加丙酮50m l，称定重量，超声处理（功率300 W，频率40 kHz）30 min，放冷，再称定重量，用丙酮补足减失的重量，再加氯化钠约8 g，精密加二氯甲烷25 ml，称定重量，超声处理（ 功率300 W，频率40 kHz）15 min，再称定重量，用二氯甲烷补足减失的重量，振摇使氯化钠充分溶解，静置，转移至离心管中，离心（每分钟3 000转）3 min，使完全分层，将有机相转移至装有适量无水硫酸钠的具塞锥形瓶中，放置30 min。精密量取15 ml，置40 ℃水浴中减压浓缩至约1 ml，加正己烷约5 ml，减压浓缩至近干，用正己烷溶解并转移至5 ml量瓶中，并稀释至刻度，摇匀，转移至离心管中，缓缓加入硫酸溶液（9→10）1 ml，振摇1 min，离心（每分钟3 000转）10 min，分取上清液，加水1 ml，振摇，取上清液，即得。

测定法　分别精密吸取供试品溶液和与之相应浓度的混合对照品溶液各1 μl，注入气相色谱仪，分别连续进样3次，取3次平均值，按外标法计算，即得。

本品中含总六六六（α-BHC、β-BHC、γ-BHC、δ-BHC之和）不得过0.2 mg/kg；总滴滴涕（pp'-DDE、pp'-DDD、op'-DDT、pp'-DDT之和）不得过0.2 mg/kg；五氯硝基苯不得过0.1 mg/kg；六氯苯不得过0.1 mg/kg；七氯（七氯、环氧七氯之和）不得过0.05 mg/kg；艾氏剂不得过0.05 mg/kg；氯丹（顺式氯丹、反式氯丹、氧化氯丹之和不得过0.1 mg/kg。

【含量测定】照高效液相色谱法（《中国药典》通则0512）测定。

色谱条件与系统适用性试验　以十八烷基硅烷键合硅胶为填充剂（4.6 mm×150 mm，2.7 μm）；以乙腈为流动相A，以0.1%磷酸溶液为流动相B，按下表中的规定进行梯度洗脱；检测波长为203 nm；柱温40 ℃。理论板数按人参皂苷Rb$_1$峰计算应不低于5 000。

时间/min	流动相A/%	流动相B/%
0～18	18	82
18～50	18→36	82→64

对照品溶液的制备　取人参皂苷Rg$_1$对照品、人参皂苷Re对照品、人参皂苷Rb$_1$对照品适量，精密称定，加甲醇制成每1 ml各含人参皂苷Rg$_1$0.1 mg、人参皂苷Re 0.4 mg、人参皂苷Rb$_1$1 mg的溶液，即得。

供试品溶液的制备　取本品粉末（过三号筛）约1 g，精密称定，置具塞锥形瓶中，精密加入水饱和的正丁醇50 ml，称定重量，置水浴中加热回流提取1.5 h，放冷，再称定重量，用水饱和正丁醇补足减失的重量，摇匀，滤过。精密量取续滤液25 ml，置蒸发皿中，蒸干，残渣加50%甲醇适量使溶解，转移至10 ml量瓶中，加50%甲醇至刻度，摇匀，滤过，取续滤液，即得。

测定法　分别精密吸取对照品溶液与供试品溶液各10 μl，注入液相色谱仪，测定，即得。

本品含人参皂苷Rg$_1$（C$_{42}$H$_{72}$O$_{14}$）、人参皂苷Re（C$_{48}$H$_{82}$O$_{18}$）和人参皂苷Rb$_1$（C$_{54}$H$_{92}$O$_{23}$）的总量不得少于2.0%。

【性味与归经】甘、微苦，凉。归心、肺、肾经。

【功能与主治】补气养阴，清热生津。用于气虚阴亏，虚热烦倦，咳喘痰血，内热消渴，口燥咽干。

【用法与用量】3～6 g。另煎兑服。

【注意】不宜与藜芦同用。

【贮藏】置阴凉干燥处，密闭，防蛀。

百草霜

Baicaoshuang

FULIGO E HERBIS

本品为草木经燃烧后附于锅底或烟囱中之余烟残存物（烟灰）。全年可采，扫下或刮下，过细筛，去除杂质。

【药材收载标准】《重庆市中药材标准》（2023年版）

DB50/YP011—2022

百草霜

Baicaoshuang

本品为百草霜的炮制加工品。

【炮制】除去杂质，碾磨成细粉。

【性状】本品为黑色粉末或小颗粒，手捻即为细粉并染手。质轻，入水则漂浮分散，有轻微沉淀，无油腻感。有烟草气，味淡微辛。

【性味与归经】辛，温。归肝、肺、胃经。

【功能与主治】消肿敛疮，止血，止泻。用于喉咙肿痛，口舌生疮，咯血，吐血，便血，外伤出血，食积泻痢。

【用法与用量】0.9～1.2 g。外用适量。

【贮藏】置干燥处。

百部

Baibu

STEMONAE RADIX

本品为百部科植物直立百部*Stemona sessilifolia*（Miq.）Miq.、蔓生百部 *Stemona japonica* （BL.）Miq. 或对叶百部*Stemona tuberosa* Lour.的干燥块根。春、秋两季采挖，除去须根，洗净，置沸水中略烫或蒸至无白心，取出，晒干。

【药材收载标准】《中国药典》（2020年版一部）

DB50/YP009—2022

百部

Baibu

本品为百部的炮制加工品。

【炮制】除去杂质，分开大小，洗净，润透，切段，干燥。

【性状】本品呈不规则的段。表面灰白色至棕黄色，有深纵皱纹或深纵沟。切面灰白色、淡黄棕色或黄白色，角质样，皮部较厚，中柱扁缩，色较浅，质韧。气微，味甘、苦。

【鉴别】取本品粉末5 g，加70%乙醇50 ml，加热回流1 h，滤过，滤液蒸去乙醇，残渣加浓氨试液调节pH值至10～11，再加三氯甲烷5 ml振摇提取，分取三氯甲烷层，蒸干，残渣加1%盐酸溶液5 ml使溶解，滤过，滤液分为两份：一份中滴加碘化铋钾试液，生成橙红色沉淀；另一份中滴加硅钨酸试液，生成乳白色沉淀。

【检查】**水分** 不得过12.0%（《中国药典》通则0832 第二法）。

总灰分 不得过10.0%（《中国药典》通则2302）。

【浸出物】照水溶性浸出物测定法（《中国药典》通则2201）项下热浸法测定，不得少于50.0%。

【性味与归经】甘、苦，微温。归肺经。

【功能与主治】润肺下气止咳，杀虫灭虱。用于新久咳嗽，肺痨咳嗽，顿咳；外用于头虱，体虱，蛲虫病，阴痒。

【用法与用量】3～9 g。外用适量，水煎或酒浸。

【贮藏】置通风干燥处，防潮。

DB50/YP010—2022

蜜炙百部

Mizhibaibu

本品为百部的炮制加工品。

【炮制】取净百部段，照蜜炙法（《中国药典》通则0213）炒至颜色加深，不黏手。

每100 kg百部，用炼蜜12.5 kg。

【性状】本品呈不规则段。表面灰棕色、棕黄色或褐棕色，有深纵皱纹，略带焦斑，稍有黏性。切面黄棕色至棕褐色，皮部较厚，中柱扁缩。质韧，软或硬。气微，味甘、苦。

【鉴别】取本品粉末5 g，加70%乙醇50 ml，加热回流1 h，滤过，滤液蒸去乙醇，残渣加浓氨试液调节pH值至10～11，再加三氯甲烷5 ml振摇提取，分取三氯甲烷层，蒸干，残渣加1%盐酸溶液5 ml使溶解，滤过，滤液分为两份：一份中滴加碘化铋钾试液，生成橙红色沉淀；另一份中滴加硅钨酸试液，生成乳白色沉淀。

【检查】**水分**　不得过12.0%（《中国药典》通则0832 第二法）。

【性味与归经】甘、苦，微温。归肺经。

【功能与主治】润肺止咳。用于阴虚劳嗽。

【用法与用量】3～9 g。

【贮藏】密闭，置通风干燥处，防潮。

光皮木瓜

Guangpimugua

CHAENOMELIS SINENSIS FRUCTUS

本品为蔷薇科植物木瓜 *Chaenomeles sinensis* （Thouin） Koehne. 的干燥成熟果实。夏、秋两季果实呈绿黄色时采收，置沸水中烫后，纵剖成二或四瓣，干燥。

【药材收载标准】《重庆市中药材标准》（2023年版）

DB50/YP040—2023

光皮木瓜

Guangpimugua

本品为光皮木瓜的炮制加工品。

【炮制】除去杂质，洗净，润透或蒸透后切片，干燥。

【性状】本品呈类月牙形或条状。外表面棕红色至紫红色，平滑不皱缩，切面较平坦，果肉粗糙，颗粒性，质硬。种子红棕色，呈扁三角形。气微，味涩、微酸，嚼之有沙粒感。

【鉴别】（1）本品粉末黄棕色至棕红色。石细胞较多，成群或散在，圆形、长圆形或类多角形，直径20～82 μm，层纹明显，孔沟细，胞腔含棕色或橙红色物。外果皮细胞多角形或类多角形，直径10～35 μm，胞腔内含棕色或红棕色物。中果皮薄壁细胞淡黄色或浅棕色，皱缩。网纹、螺纹导管，直径5～27 μm。

（2）取本品粉末1 g，加乙醚25 ml，加热回流1 h，滤过，弃去乙醚液，药渣挥尽乙醚，加乙醇25 ml，加热回流1 h，滤过，滤液蒸干，残渣加甲醇1 ml使溶解，作为供试品溶液。另取熊果酸对照品，加甲醇制成每1 ml含1 mg的对照品溶液。照薄层色谱法（《中国药典》通则0502）试验，吸取上述2种溶液各5 μl，分别点于同一硅胶G薄层板上，以环己烷-乙酸乙酯（7∶3）为展开剂，展开，取出，晾干，喷以10%硫酸乙醇溶液，在105 ℃加热至斑点显色清晰，置日光下检视。供试品色谱中，在与对照品色谱相应的位置上，显相同颜色的斑点。

【检查】**水分** 不得过13.0%（《中国药典》通则0832第二法）。

总灰分 不得过4.0%（《中国药典》通则2302）。

【浸出物】照水溶性浸出物测定法（《中国药典》通则2201）项下的热浸法测定，不得少于18.0%。

【性味与归经】酸，温。归肝、脾经。

【功能与主治】舒筋活络，和胃化湿。用于湿痹拘挛，腰膝关节酸重疼痛，暑湿吐泻，转筋挛痛，脚气水肿。

【用法与用量】6～12 g。

【贮藏】置阴凉干燥处，防潮，防蛀。

光桃仁

Guangtaoren

PRUNI MIRAE SEMEN

本品为蔷薇科植物光核桃*Prunus mira*（Koehne）Yü et Lu的干燥成熟种子。果实成熟时采收，除去果肉及核壳，取出种仁，干燥。

【药材收载标准】《重庆市中药材标准》（2023年版）

DB50/YP041—2023

光桃仁

Guangtaoren

本品为光桃仁的炮制加工品。

【炮制】除去杂质。

【性状】本品呈类扁卵圆形，长1.2～1.8 cm，宽0.8～1.2 cm，厚0.4～0.6 cm。表面黄棕色至红棕色，顶端尖斜，中部略膨大，基部钝圆形而偏斜，边缘较薄。尖端一侧有深褐色棱线状脐点，自底部合点处散出多数脉纹。子叶两片，乳白色，富油性。气微，味微苦。

【鉴别】（1）本品种皮粉末黄色或黄棕色。种皮外表皮石细胞黄色或黄棕色，侧面观贝壳形、盔帽形、弓形或椭圆形，长54～153 μm，底部宽约至180 μm，壁一边较厚，层纹细密；表面观类圆形、圆多角形或类方形，底部壁上纹孔大而较密。

（2）取本品粉末2 g，置索氏提取器中，加三氯甲烷适量，加热回流2 h，弃去三氯甲烷液，药渣挥去三氯甲烷，加甲醇30 ml，加热回流30 min，放冷滤过，滤液浓缩约至5 ml，作为供试品溶液。另取苦杏仁苷对照品，加甲醇制成每1 ml含2 mg的溶液，作为对照品溶液。照薄层色谱法（《中国药典》通则0502）试验，吸取上述2种溶液各3 μl，分别点于同一硅胶G薄层板上，以三氯甲烷-乙酸乙酯-甲醇-水（15：40：30：5）10 ℃以下放置12 h的下层溶液为展开剂，展开，取出，晾干。喷以新配制的0.8%磷钼酸的15%硫酸乙醇溶液，加热至斑点显色清晰。供试品色谱中，在与对照品色谱相应的位置上，显相同颜色的斑点。

【检查】**水分** 不得过8.0%（《中国药典》通则0832第二法）。

总灰分 不得过6.0%（《中国药典》通则2302）。

酸败度 照酸败度测定法（《中国药典》通则2303）测定。

酸值 不得过10.0。

羰基值 不得过11.0。

【性味与归经】苦、甘，平。归心、肝、大肠经。

【功能与主治】活血祛瘀，润肠通便。用于痛经，血滞经闭，产后郁滞腹痛，癥瘕结块，跌打损伤，淤血肿痛，肺痈，肠痈，肠燥便秘。

【用法与用量】5～9 g。用时捣碎。

【贮藏】置阴凉干燥处，防蛀。

当归

Danggui

ANGELICAE SINENSIS RADIX

本品为伞形科植物当归*Angelica sinensis*（Oliv.）Diels的干燥根。秋末采挖，除去须根和泥沙，待水分稍蒸发后，捆成小把，上棚，用烟火慢慢熏干。

【药材收载标准】《中国药典》（2020年版一部）

DB50/YP024—2023

当归炭

Dangguitan

本品为当归的炮制加工品。

【炮制】取净当归片，照炒炭法（《中国药典》通则0213）用中火炒至表面焦褐色。

【性状】本品为类圆形、椭圆形或不规则形的薄片，表面焦褐色至焦黑色，内部棕褐色，质松脆。具焦香气，味苦、辛。

【检查】**水分**　不得过10.0%（《中国药典》通则0832第四法）。

【性味与归经】甘、辛，温。归肝、心、脾经。

【功能与主治】止血。用于血痢，崩中漏下，月经过多。

【用法与用量】6～12 g。

【贮藏】置阴凉干燥处，防潮，防蛀。

肉桂

Rougui

CINNAMOMI CORTEX

本品为樟科植物肉桂*Cinnamomum cassia* Presl的干燥树皮。多于秋季剥取，阴干。

【药材收载标准】《中国药典》（2020年版一部）

DB50/YP158—2023

肉桂

Rougui

本品为肉桂的炮制加工品。

【炮制】除去杂质，刮去粗皮，破碎成块或用水喷淋，润透，切丝，阴干或低温干燥。

【性状】本品为不规则的块或丝。外表面灰棕色，稍粗糙，有不规则的细皱纹和横向突起的皮孔，有的可见灰白色的斑纹；内表面红棕色，略平坦，有细纵纹，划之显油痕。质硬而脆，易折断，断面不平坦，外层棕色而较粗糙，内层红棕色而油润，两层间有1条黄棕色的线纹。气香浓烈，味甜、辣。

【鉴别】（1）本品横切面：木栓细胞数列，最内层细胞外壁增厚，木化。皮层散有石细胞和分泌细胞。中柱鞘部位有石细胞群，断续排列成环，外侧伴有纤维束，石细胞通常外壁较薄。韧皮部射线宽1～2列细胞，含细小草酸钙针晶；纤维常2～3个成束；油细胞随处可见。薄壁细胞含淀粉粒。

粉末红棕色。纤维大多单个散在，长梭形，长195～920 μm，直径约至50 μm，壁厚，木化，纹孔不明显。石细胞类方形或类圆形，直径32～88 μm，壁厚，有的一面菲薄。油细胞类圆形或长圆形，直径45～108 μm。草酸钙针晶细小，散在于射线细胞中。木栓细胞多角形，含红棕色物。

（2）取本品粉末0.5 g，加乙醇10 ml，冷浸20 min，时时振摇，滤过，取滤液作为供试品溶液。另取桂皮醛对照品，加乙醇制成每1 ml含1 μl的溶液，作为对照品溶液。照薄层色谱法（《中国药典》通则0502）试验，吸取供试品溶液2～5 μl、对照品溶液2 μl，分别点于同一硅胶G薄层板上，以石油醚（60～90 ℃）-乙酸乙酯（17∶3）为展开剂，展开，取出，晾干，喷以二硝基苯肼乙醇试液。供试品色谱中，在与对照品色谱相应的位置上，显相同颜色的斑点。

【检查】**水分** 不得过15.0%（《中国药典》通则0832第四法）。

总灰分 不得过5.0%（《中国药典》通则2302）。

【含量测定】**挥发油** 照挥发油测定法（《中国药典》通则2204乙法）测定。

本品含挥发油不得少于1.2%（ml/g）。

桂皮醛 照高效液相色谱法（《中国药典》通则0512）测定。

色谱条件与系统适用性试验 以十八烷基硅烷键合硅胶为填充剂；以乙腈-水（35∶75）为流动相；检

测波长为290 nm。理论板数按桂皮醛峰计算应不低于3 000。

对照品溶液的制备 取桂皮醛对照品适量，精密称定，加甲醇制成每1 ml含10 μg的溶液，即得。

供试品溶液的制备 取本品粉末（过三号筛）约0.5 g，精密称定，置具塞锥形瓶中，精密加入甲醇25 ml，称定重量，超声处理（功率350 W，频率35 kHz）10 min，放置过夜，同法超声处理一次，再称定重量，用甲醇补足减失的重量，摇匀，滤过。精密量取续滤液1 ml，置25 ml量瓶中，加甲醇至刻度，摇匀，即得。

测定法 分别精密吸取对照品溶液与供试品溶液各10 μl，注入液相色谱仪，测定，即得。

本品按干燥品计算，含桂皮醛（C_9H_8O）不得少于1.5%。

【性味与归经】辛、甘，大热。归肾、脾、心、肝经。

【功能与主治】补火助阳，引火归元，散寒止痛，温通经脉。用于阳痿宫冷，腰膝冷痛，肾虚作喘，虚阳上浮，眩晕目赤，心腹冷痛，虚寒吐泻，寒疝腹痛，痛经经闭。

【用法与用量】1～5 g。

【注意】有出血倾向者及孕妇慎用；不宜与赤石脂同用。

【贮藏】置阴凉干燥处。

竹叶柴胡

Zhuyechaihu

BUPLEURI HERBA

本品为伞形科植物竹叶柴胡*Bupleurum marginatum* Wall. ex DC.、马尾柴胡*Bupleurum microcephalum* Diels. 或马尔康柴胡*Bupleurum malconense* Shan et Y. Li. 的干燥全草。夏、秋两季花初开时采收，除去泥沙，干燥。

【药材收载标准】《重庆市中药材标准》（2023年版）

DB50/YP106—2022

竹叶柴胡

Zhuyechaihu

本品为竹叶柴胡*Bupleurum marginatum* Wall. ex DC. 的炮制加工品。

【炮制】除去杂质，洗净，切段，干燥。

【性状】本品为根、茎、叶、花混合的段。根棕褐色或黄棕色，具细纵纹及稀疏小横突起。茎圆柱形，微具棱线，切面白色，有髓。叶多破碎，叶缘软骨质。花序复伞形，花黄色或黄棕色。气清香，味微苦。

【鉴别】（1）取本品粉末1 g，加甲醇50 ml，加热回流提取1 h，冷却，滤过，滤液蒸干，残渣加水25 ml使溶解，用乙酸乙酯振摇提取2次，每次20 ml，合并乙酸乙酯液，蒸干，残渣加甲醇2 ml使溶解，作为供试品溶液。另取芦丁对照品，加甲醇制成每1 ml含0.5 mg的溶液，作为对照品溶液。照薄层色谱法（《中国药典》通则0502）试验，吸取上述2种溶液1～2 μl，分别点于同一硅胶G薄层板上，以乙酸乙酯-甲酸-水（7∶2∶1）为展开剂，展开，取出，晾干，喷以5%三氯化铝溶液，加热至斑点显色清晰，置紫外光灯（365 nm）下检视。供试品色谱中，在与对照品色谱相应的位置上，显相同颜色的斑点。

（2）取本品粉末1 g，加 80%甲醇50 ml，加热回流1 h，滤过，滤液蒸干，残渣加水10 ml使溶解，用乙醚振摇提取2次，每次10 ml，弃去乙醚液，水液加稀盐酸10 ml，加热回流1 h，取出，冷却，用乙酸乙酯振摇提取2次，每次20 ml，合并乙酸乙酯液，用水30 ml洗涤，弃去水液，乙酸乙酯液蒸干，残渣加甲醇2 ml使溶解，作为供试品溶液。另取槲皮素对照品，加甲醇制成每1 ml含 0.5 mg 的溶液，作为对照品溶液。照薄层色谱法（《中国药典》通则0502）试验，分别吸取上述两种溶液各1 μl，分别点于同一硅胶G薄层板上，以正己烷-乙酸乙酯-甲酸（7∶5∶0.8）为展开剂，展开，取出，晾干，喷以5%三氯化铝溶液，加热至斑点显色清晰，置紫外光灯（365 nm）下检视。供试品色谱中，在与对照品色谱相应的位置上，显相同颜色的荧光斑点。

【检查】水分　不得过13.0%（《中国药典》通则0832）第二法测定。

总灰分 不得过10.0%（《中国药典》第通则2302）。

酸不溶性灰分 不得过 5.0%（《中国药典》通则2302）。

【浸出物】照水溶性浸出物测定法（《中国药典》通则2201）项下的热浸法测定，不得少于10.0%。

【性味与归经】苦，微寒。归肝、胆经。

【功能与主治】疏风退热，疏肝，升阳。用于感冒发热，寒热往来，疟疾，胸胁胀痛，月经不调，子宫脱垂，脱肛。

【用法与用量】3～9 g。

【贮藏】置通风干燥处，防蛀。

DB50/YP196—2023

醋炙竹叶柴胡

Cuzhizhuyechaihu

本品为竹叶柴胡 *Bupleurum marginatum* Wall. ex DC. 的炮制加工品。

【炮制】取净竹叶柴胡段，照醋炙法（《中国药典》通则0213）炒干。

【性状】本品呈不规则的段状。表面棕黄色至黄褐色。根具细纵皱纹及稀疏小横突起。茎圆柱形，微具纵棱。叶多破碎，叶缘软骨质。有醋香气，味微苦。

【检查】**水分** 不得过13.0%（《中国药典》通则0832第二法）。

总灰分 不得过10.0%（《中国药典》通则2302）。

酸不溶性灰分 不得过5.0%（《中国药典》通则2302）。

【浸出物】照水溶性浸出物测定法（《中国药典》通则2201）项下的热浸法测定，不得少于14.0%。

【性味与归经】苦，微寒。归肝、胆经。

【功能与主治】疏风退热，疏肝，升阳。用于感冒发热，寒热往来，疟疾，胸胁胀痛，月经不调，子宫脱垂，脱肛。

【用法与用量】3～9 g。

【贮藏】置通风干燥处。

刘寄奴

Liujinu

ARTEMISIAE SELENGENSIS HERBA

本品为菊科植物蒌蒿 *Artemisia selengensis* Turcz.的地上部分。夏、秋季枝叶繁茂时收割，除去杂质，可切成段，干燥。

【药材收载标准】《重庆市中药材标准》（2023年版）

DB50/YP144—2023

刘寄奴

Liujinu

本品为刘寄奴的炮制加工品。

【炮制】除去杂质；或除去杂质，淋润，切段，干燥。

【性状】本品为茎、叶混合的不规则段。茎圆柱形，直径2~4 mm，无毛或微有白柔毛，表面紫褐色至黄褐色，切面中部有髓，质硬脆，易折断。叶多皱缩且破碎。气香，味苦。

【鉴别】本品粉末棕色。纤维单个散在或成束。草酸钙结晶甚多，多为簇晶、砂晶，存在于薄壁细胞中。导管多为网纹导管和具缘纹孔导管。"T"形非腺毛众多，多断碎，顶端细胞长而弯曲，细胞壁薄，柄2~4细胞。

【检查】水分　不得过13.0%（《中国药典》通则0832第二法）。

总灰分　不得过10.0%（《中国药典》通则2302）。

酸不溶性灰分　不得过3.0%（《中国药典》通则2302）。

【浸出物】照醇溶性浸出物测定法（《中国药典》通则2201）项下的热浸法测定，用稀乙醇作溶剂，不得少于12.0%。

【性味与归经】苦、辛，温。归心、肝经。

【功能与主治】破血通经，散寒止痛，消食化积。用于经闭，痛经，产后腹痛，癥瘕，跌打损伤，外伤出血，食积腹痛，赤白痢疾。

【用法与用量】9~15 g。

【贮藏】置通风干燥处。

防己

Fangji

STEPHANIAE TETRANDRAE RADIX

本品为防己科植物粉防己 *Stephania tetrandra* S. Moore 的干燥根。秋季采挖，洗净，除去粗皮，晒至半干，切段，个大者再纵切，干燥。

【药材收载标准】《中国药典》（2020年版一部）

DB50/YP032—2023

炒防己

Qingchaofangji

本品为防己的炮制加工品。

【炮制】取净防己片，照清炒法（《中国药典》通则0213）用文火炒至黄色至黄棕色。

【性状】本品呈类圆形、半圆形或不规则切片，直径为1～5 cm。外表皮灰黄色至灰褐色，切面黄色至黄棕色。皮部薄，有的可见残留粗皮，木部有灰褐色排列系数的放射性纹理，个别具有裂隙。质坚实，粉性，易破碎。气微，味苦。

【鉴别】取本品粉末1 g，加乙醇15 ml，加热回流1 h，放冷，滤过，滤液蒸干，残渣加乙醇5 ml使溶解，作为供试品溶液。另取粉防己碱对照品、防己诺林碱对照品，加三氯甲烷制成每1 ml各1 mg的混合溶液，作为对照品溶液。照薄层色谱法（《中国药典》通则0502）试验，吸取上述2种溶液各5 μl，分别点于同一硅胶G薄层板上，以三氯甲烷-丙酮-甲醇-5%浓氨试液（6∶1∶1∶0.1）为展开剂，展开，取出，晾干，喷以稀碘化铋钾试液。供试品色谱中，在与对照品色谱相应的位置上，显相同颜色的斑点。

【检查】**水分** 不得过12.0％（《中国药典》通则0832第二法）。

总灰分 不得过4.0％（《中国药典》通则2302）。

【浸出物】照醇溶性浸出物测定法（《中国药典》通则2201）项下的热浸法，用甲醇作溶剂，不得少于5.0％。

【含量测定】照高相液相色谱法（《中国药典》通则0521）测定。

色谱条件与系统适用性试验 以十八烷基硅烷键合硅胶为填充剂；以乙腈-甲醇-水-冰醋酸（40∶30∶30∶1）（每100 ml含十二烷基磺酸钠0.41 g）为流动相；检测波长为280 nm。理论板数按粉防己碱峰计算应不低于4 000。

对照品溶液的制备 取粉防己碱对照品、防己诺林碱对照品适量，精密称定，加甲醇分别制成每1 ml含粉防己碱0.1 mg、防己诺林碱0.05 mg的混合溶液，即得。

供试品溶液的制备 取本品粉末（过三号筛）约0.5 g，精密称定，精密加入2%盐酸甲醇溶液25 ml，称定重量，加热回流30 min，放冷，再称定重量，用2%盐酸甲醇溶液补足减失的重量，摇匀，滤过，精密量取续滤液5 ml，置10 ml量瓶中，加流动相至刻度，摇匀，即得。

测定法　分别精密吸取对照品溶液与供试品溶液各10 μl，注入液相色谱仪，测定，即得。

本品按干燥品计算，含粉防己碱（$C_{38}H_{42}N_2O_6$）和防己诺林碱（$C_{37}H_{40}N_2O_6$）的总量不得少于1.0 %。

【性味与归经】苦，寒。归膀胱、肺经。

【功能与主治】祛风止痛，利水消肿。用于风湿痹痛，水肿脚气，小便不利，湿疹疮毒。

【用法与用量】5～10 g。

【贮藏】置干燥处，防霉，防蛀。

DB50/YP122—2023

麸炒防己

Fuchaofangji

本品为防己的炮制加工品。

【炮制】取净防己片，照麸炒法（《中国药典》通则0213）炒至表面呈黄色或深黄色。

【性状】本品呈类圆形或半圆形的厚片，黄色至深黄色。切面具粉性，有稀疏的放射状纹理，略有焦斑。气微，味苦。

【鉴别】取本品粉末1 g，加乙醇15 ml，加热回流1 h，放冷，滤过，滤液蒸干，残渣加乙醇5 ml使溶解，作为供试品溶液。另取粉防己碱对照品、防己诺林碱对照品，加三氯甲烷制成每1 ml各含1 mg的混合溶液，作为对照品溶液。照薄层色谱法（《中国药典》通则0502）试验，吸取上述2种溶液各5 μl，分别点于同一硅胶G薄层板上，以三氯甲烷-丙酮-甲醇-5%浓氨试液（61：1：0.1）为展开剂，展开，取出，晾干，喷以稀碘化铋钾试液。供试品色谱中，在与对照品色谱相应的位置上，显相同颜色的斑点。

【检查】**水分**　不得过12.0%（《中国药典》通则0832第二法）。

总灰分　不得过4.0%（《中国药典》通则2302）。

【含量测定】照高效液相色谱法（《中国药典》通则0512）测定。

色谱条件与系统适用性试验　以十八烷基硅烷键合硅胶为填充剂；以乙腈-甲醇-水-冰醋酸（40：30：30：1）（每100 ml含十二烷基磺酸钠0.41 g）为流动相；检测波长为280 nm。理论板数按粉防己碱峰计算应不低于4 000。

对照品溶液的制备　取粉防己碱对照品、防己诺林碱对照品适量，精密称定，加甲醇分别制成每1 ml含粉防己碱0.1 mg、防己诺林碱0.05 mg的混合溶液，即得。

供试品溶液的制备　取本品粉末（过三号筛）约0.5 g，精密称定，精密加入2%盐酸甲醇溶液25 ml，称定重量，加热回流30 min，放冷，再称定重量，用2%盐酸甲醇溶液补足减失的重量，摇匀，滤过，精密量取续滤液5 ml，置10 ml量瓶中，加流动相至刻度，摇匀，即得。

测定法　分别精密吸取对照品溶液与供试品溶液各10 μl，注入液相色谱仪，测定，即得。

本品按干燥品计算，含粉防己碱（$C_{38}H_{42}N_2O_6$）和防己诺林碱（$C_{37}H_{40}N_2O_6$）的总量不得少于1.2 %。

【性味与归经】苦，寒。归膀胱、肺经。

【功能与主治】祛风止痛，利水消肿。用于风湿痹痛，水肿脚气，小便不利，湿疹疮毒。

【用法与用量】5～10 g。

【贮藏】置干燥处，防霉，防蛀。

酒防己

Jiufangji

本品为防己的炮制加工品。

【炮制】取净防己片，照酒炙法（《中国药典》通则0213）用文火炒干。

【性状】本品为类圆形或半圆形的厚片。外表皮淡灰黄色。切面灰白色，有稀疏的放射状纹理。略有酒香气，味苦。

【鉴别】取本品粉末1 g，加乙醇15 ml，加热回流1 h，放冷，滤过，滤液蒸干，残渣加乙醇5 ml使溶解，作为供试品溶液。另取粉防己碱对照品、防己诺林碱对照品，加三氯甲烷制成每1 ml各含1 mg的混合溶液，作为对照品溶液。照薄层色谱法（《中国药典》通则0502）试验，吸取上述两种溶液各5 μl，分别点于同一硅胶G薄层板上，以三氯甲烷-丙酮-甲醇-5%浓氨试液（6：1：1：0.1）为展开剂，展开，取出，晾干，喷以稀碘化铋钾试液。供试品色谱中，在与对照品色谱相应的位置上，显相同颜色的斑点。

【检查】水分　不得过12.0%（《中国药典》通则0832第二法）。

总灰分　不得过4.0%（《中国药典》通则2302）。

【含量测定】照高效液相色谱法（《中国药典》通则0512）测定。

色谱条件与系统适用性试验　以十八烷基硅烷键合硅胶为填充剂；以乙腈-甲醇-水-冰醋酸（40：30：30：1）（每100 ml含十二烷基磺酸钠0.41 g）为流动相；检测波长为280 nm。理论板数按粉防己碱峰计算应不低于4 000。

对照品溶液的制备　取粉防己碱对照品、防己诺林碱对照品适量，精密称定，加甲醇分别制成每1 ml含粉防己碱0.1 mg、防己诺林碱0.05 mg的混合溶液，即得。

供试品溶液的制备　取本品粉末（过三号筛）约0.5 g，精密称定，精密加入2%盐酸甲醇溶液25 ml，称定重量，加热回流30 min，放冷，再称定重量，用2%盐酸甲醇溶液补足减失的重量，摇匀，滤过，精密量取续滤液5 ml，置10 ml量瓶中，加流动相至刻度，摇匀，即得。

测定法　分别精密吸取对照品溶液与供试品溶液各10 μl，注入液相色谱仪，测定，即得。

本品按干燥品计算，含粉防己碱（$C_{38}H_{42}N_2O_6$）和防己诺林碱（$C_{37}H_{40}N_2O_6$）的总量不得少于1.2%。

【性味与归经】苦，寒。归膀胱、肺经。

【功能与主治】祛风止痛，利水消肿。用于风湿痹痛，水肿脚气，小便不利，湿疹疮毒。

【用法与用量】5～10 g。

【贮藏】置干燥处，防霉，防蛀。

防风

Fangfeng

SAPOSHNIKOVIAE RADIX

本品为伞形科植物防风*Saposhnikovia divaricata*（Turcz.）Schischk.的干燥根。春、秋两季采挖未抽花茎植株的根，除去须根和泥沙，晒干。

【药材收载标准】《中国药典》（2020年版一部）

DB50/YP030—2023

炒防风

Chaofangfeng

本品为防风的炮制加工品。

【炮制】取净防风片，照清炒法（《中国药典》通则0213）用文火炒至变色。

【性状】本品为圆形或椭圆形的厚片。外表皮灰棕色或棕褐色，有纵皱纹，有的可见横长皮孔样突起、密集的环纹或残存的毛状叶基。切面皮部棕黄色至棕色，有裂隙，木部深黄色，有的可见焦斑，具放射状纹理。有焦香气，味微甘。

【鉴别】（1）本品粉末淡棕色至棕色。油管直径17～60 μm，充满金黄色分泌物。叶基维管束常伴有纤维束。网纹导管直径14～85 μm。石细胞少见，黄绿色，长圆形或类长方形，壁较厚。

（2）取本品粉末1 g，加丙酮20 ml，超声处理20 min，滤过，滤液蒸干，残渣加乙醇1 ml使溶解，作为供试品溶液。另取防风对照药材1 g，同法制成对照药材溶液。再取升麻素苷对照品、5-O-甲基维斯阿米醇苷对照品，加乙醇制成每1 ml各含1 mg的混合溶液，作为对照品溶液。照薄层色谱法（《中国药典》通则0502）试验，吸取上述3种溶液各10 μl，分别点于同一硅胶GF$_{254}$薄层板上，以三氯甲烷-甲醇（4∶1）为展开剂，展开，取出，晾干，置紫外光灯（254 nm）下检视。供试品色谱中，在与对照药材色谱和对照品色谱相应的位置上，显相同颜色的斑点。

【检查】水分　不得过10.0%（《中国药典》通则0832第二法）。

总灰分　不得过10.0%（《中国药典》通则2302）。

酸不溶性灰分　不得过3.0%（《中国药典》通则2302）。

【浸出物】照醇溶性浸出物测定法（《中国药典》通则2201）项下的热浸法测定，用乙醇作溶剂，不得少于13.0%。

【含量测定】照高效液相色谱法（《中国药典》通则0512）测定。

色谱条件与系统适用性试验　以十八烷基硅烷键合硅胶为填充剂；以甲醇-水（40∶60）为流动相；检测波长为254 nm。理论板数按升麻素苷峰计算应不低于2 000。

对照品溶液的制备　取升麻素苷对照品及5-O-甲基维斯阿米醇苷对照品适量，精密称定，加甲醇制成每1 ml含60 μg的溶液，即得。

供试品溶液的制备 取本品细粉约0.25 g，精密称定，置具塞锥形瓶中，精密加入甲醇10 ml，称定重量，水浴回流2 h，放冷，再称定重量，用甲醇补足减失的重量，摇匀，滤过，取续滤液，即得。

测定法 分别精密吸取对照品溶液各3 μl与供试品溶液2 μl，注入液相色谱仪，测定，即得。

本品按干燥品计算，含升麻素苷（$C_{22}H_{28}O_{11}$）和5-O-甲基维斯阿米醇苷（$C_{22}H_{28}O_{10}$）的总量不得少于0.20%。

【性味与归经】辛、甘，微温。归膀胱、肝、脾经。

【功能与主治】祛风解表，胜湿止痛，止痉。用于感冒头痛，风湿痹痛，风疹瘙痒，破伤风。

【用法与用量】5～10 g。

【贮藏】置阴凉干燥处，防蛀。

DB50/YP031—2023

防风炭

Fangfengtan

本品为防风的炮制加工品。

【炮制】取净防风片，照炒炭法（《中国药典》通则0213）用中火炒至表面焦黑色、内部焦褐色。

【性状】本品为圆形或椭圆形厚片，直径0.5～2 cm。外表皮焦黑色，有纵皱纹，有的可见横长皮孔样突起及点状的细根痕。切面焦褐色，有裂隙，具放射状纹理。气焦香，味淡。

【鉴别】（1）粉末焦黑色。油管直径17～60 μm，充满金黄色分泌物。叶基维管束常伴有纤维束。网纹导管直径14～85 μm。石细胞少见，黄绿色，长圆形或类长方形，壁较厚。

（2）取本品粉末1 g，加丙酮20 ml，超声处理20 min，滤过，滤液蒸干，残渣加乙醇1 ml使溶解，作为供试品溶液。另取防风对照药材1 g，同法制成对照药材溶液。再取升麻素苷对照品、5-O-甲基维斯阿米醇苷对照品，加乙醇制成每1 ml各含1 mg的混合溶液，作为对照品溶液。照薄层色谱法（《中国药典》通则0502）试验，吸取上述3种溶液各10 μl，分别点于同一硅胶GF_{254}薄层板上，以三氯甲烷-甲醇（4∶1）为展开剂，展开，取出，晾干，置紫外光灯（254 nm）下检视。供试品色谱中，在与对照药材色谱和对照品色谱相应的位置上，显相同颜色的斑点。

【检查】**水分** 不得过10.0%（《中国药典》通则0832第二法）。

总灰分 不得过10.0%（《中国药典》通则2302）。

酸不溶性灰分 不得过3.0%（《中国药典》通则2302）。

【浸出物】照醇溶性浸出物测定法（《中国药典》通则2201）项下的热浸法测定，用乙醇作溶剂，不得少于10.0%。

【性味与归经】辛、甘，温。归膀胱、肝、脾经。

【功能与主治】止血，止泻。用于肠风下血。

【用法与用量】5～10 g。

【贮藏】置阴凉干燥处，防蛀。

红毛五加皮

Hongmaowujiapi

ACANTHOPANACIS GIRALDII CORTEX

本品为五加科植物红毛五加*Acanthopanax giraldii* Harms. 或毛梗红毛五加*Acanthopanax giraldii* Harms var. *hispidus* Hoo.密生刺毛的干燥茎皮。春末、夏初剥取茎皮，干燥。

【药材收载标准】《重庆市中药材标准》（2023年版）

DB50/YP052—2022

红毛五加皮

Hongmaowujiapi

本品为红毛五加皮的炮制加工品。

【炮制】除去杂质，淋润，切段，干燥，筛去药屑。

【性状】本品多为圆筒形的段。外表面黄白色、黄色或黄棕色，密被黄褐色或红褐色毛状针刺，长3～10 mm，倒向一端；内表面黄绿色或黄棕色，具浅纵条纹。皮薄，质轻，折断面纤维性，外侧黄棕色，内侧绿白色或黄白色。气微，味淡。

【鉴别】（1）本品粉末淡黄色、黄色或黄棕色。皮刺厚壁细胞淡黄色或红棕色，类长方形或长多角形，排列紧密，壁呈念珠状增厚；偶见细长分隔纤维，梭状，具薄的横隔，多断碎。韧皮纤维成束或单个散在，细长，有的边缘微呈波状弯曲，直径9～40 μm，胞腔细窄，有孔沟。分泌道碎片含淡黄色或橘黄色分泌物。草酸钙簇晶直径15～70 μm，多具小而尖锐的棱角。木栓细胞黄棕色，表面观长方形或类多角形。表皮细胞表面观多角形、类长方形，可见角质层纹理，垂周壁略增厚。

（2）取本品粉末0.5 g，加50%甲醇30 ml，加热回流1 h，滤过，滤液蒸干，残渣加50%甲醇2 ml使溶解，作为供试品溶液。另取刺五加苷E对照品，加50%甲醇制成每1 ml含1 mg的溶液，作为对照品溶液。照薄层色谱法（《中国药典》通则0502）试验，吸取上述2种溶液各5 μl，分别点于同一硅胶G薄层板上，以三氯甲烷-甲醇-水（6：3：1）的下层溶液为展开剂，展开，取出，晾干。喷以10%硫酸乙醇溶液，在105 ℃加热至斑点显色清晰。供试品色谱中，在与对照品色谱相应的位置上，显相同颜色的斑点。

【检查】**水分** 不得过13.0%（《中国药典》通则0832第二法）。

总灰分 不得过9.0%（《中国药典》通则2302）。

酸不溶性灰分 不得过1.0%（《中国药典》通则2302）。

【浸出物】照水溶性浸出物测定法（《中国药典》通则2201）项下的热浸法测定，不得少于12.0%。

【性味与归经】辛，温。归肝、肾经。

【功能与主治】祛风湿，通关节，强筋骨。用于痿痹，拘挛疼痛，风寒湿痹，腰膝无力，阳痿。

【用法与用量】3～12 g。

【贮藏】置通风干燥处。

红曲

Hongqu

ORYZAE SEMEN CUM MONASCO

本品为曲霉科真菌紫色红曲霉*Monascus purpureus* Went 接种在粳米上培养发酵而成的红曲米。

【药材收载标准】《湖北省中药材标准》（2009年版）

DB50/YP053—2022

红曲

Hongqu

本品为红曲的炮制加工品。

【炮制】除去杂质。

【性状】本品为不规则颗粒，状如碎米。表面紫红色或暗红色。质脆易碎，断面粉红色；微有酵气，味淡。

【鉴别】（1）本品粉末红色或紫红色。糊化淀粉粒多，多聚集成团；未糊化淀粉粒多为单粒，类圆形或长圆形，直径5~8 μm。菌丝无色或淡红色，细长弯曲，有分枝，直径1~3 μm。子囊孢子，椭圆形，直径3~5 μm。

（2）取本品粉末1 g，加75%乙醇5 ml，摇匀，超声处理30 min，离心，取上清液作为供试品溶液。另取红曲对照药材1 g，同法制成对照药材溶液。再取洛伐他汀对照品，加75%乙醇制成每1 ml含1 mg的溶液，作为对照品溶液。照薄层色谱法（《中国药典》通则0502）试验，吸取上述3种溶液各5 μl，分别点于同一硅胶G薄层板上，以三氯甲烷-丙酮（5:1）为展开剂，展开，取出，晾干，喷以5%磷钼酸乙醇溶液，在105 ℃加热至斑点显色清晰。供试品色谱中，在与对照药材色谱和对照品色谱相应的位置上，显相同颜色的斑点。

【检查】水分　不得过12.0%（《中国药典》通则0832 第二法）。

总灰分　不得过1.0%（《中国药典》通则2302）。

【性味与归经】甘，温。归肝、脾、大肠经。

【功能与主治】消食活血，健脾养胃。用于瘀滞腹痛，赤白带下，跌打损伤。

【用法与用量】6~12 g。外用适量。

【贮藏】置阴凉干燥处，防蛀。

DB50/YP044—2023

炒红曲

Chaohongqu

本品为红曲的炮制加工品。

【炮制】取净红曲，照清炒法（《中国药典》通则0213）用文火炒至外表面呈黑红色，断面内层呈深黄色。

【性状】本品为不规则形的颗粒，状如碎米。外表面呈黑红色，断面内层呈深黄色。有焦香气，味微酸。

【鉴别】本品粉末暗红色。糊化淀粉粒多，多聚集成团。菌丝无色或淡红色，细长弯曲，有分枝，直径1～3 μm。子囊孢子，椭圆形，直径3～5 μm。

【检查】**水分** 不得过10.0%（《中国药典》通则0832第二法）。

总灰分 不得过2.0%（《中国药典》通则2302）。

【性味与归经】甘、微温。归肝、脾、大肠经。

【功能与主治】健脾消食，活血化瘀。用于产后恶露不尽，瘀滞腹痛，食积饱胀，赤白下痢，跌打损伤。

【用法与用量】6～12 g。外用适量。

【贮藏】置通风干燥处，防蛀。

红参

Hongshen

GINSENG RADIX ET RHIZOMA RUBRA

本品为五加科植物人参*Panax ginseng* C. A. Mey. 的栽培品经蒸制后的干燥根和根茎。秋季采挖，洗净，蒸制后，干燥。

【药材收载标准】《中国药典》（2020年版一部）

DB50/YP051—2022

红参须

Hongshenxu

本品为红参的炮制加工品。

【炮制】除去杂质，整理红参细枝根和须根，扎成小把。

【性状】本品为红参细枝根和须根扎成的小把，细支根和须根呈条形弯曲状，粗细不均。表面橙红色或棕黄色，有光泽，半透明。气香，味甘，微苦。

【鉴别】取本品粉末1 g，加三氯甲烷40 ml，加热回流1 h，弃去三氯甲烷液，药渣挥干溶剂，加水0.5 ml搅拌湿润，加水饱和正丁醇10 ml，超声处理30 min，吸取上清液加3倍量氨试液，摇匀，放置分层，取上层液蒸干，残渣加甲醇1 ml使溶解，作为供试品溶液。另取人参对照药材1 g，同法制成对照药材溶液。再取人参皂苷Rb$_1$对照品、人参皂苷Re对照品、人参皂苷Rf对照品及人参皂苷Rg$_1$对照品，加甲醇制成每1 ml各含2 mg的混合溶液，作为对照品溶液。照薄层色谱法（《中国药典》通则0502）试验，吸取上述3种溶液各1~2 μl，分别点于同一硅胶G薄层板上，以三氯甲烷-乙酸乙酯-甲醇-水（15∶40∶22∶10）10 ℃以下放置的下层溶液为展开剂，展开，取出，晾干，喷以10%硫酸乙醇溶液，在105 ℃加热至斑点显色清晰，分别置日光和紫外光灯（365 nm）下检视。供试品色谱中，在与对照药材色谱和对照品色谱相应位置上，分别显相同颜色的斑点或荧光斑点。

【检查】其他有机氯类农药残留量 照气相色谱法（通则0521）测定。

色谱条件与系统适用性试验 分析柱：以键合交联14%氰丙基苯基二甲基硅氧烷为固定液（DM1701或同类型）的毛细管柱（30 m×0.32 mm×0.25 μm），验证柱：以键合交联5%苯基甲基硅氧烷为固定液（DB5或同类型）的毛细管柱（30 m×0.32 mm×0.25 μm）；^{63}Ni-ECD电子捕获检测器；进样口温度230 ℃，检测器温度300 ℃，不分流进样。恒压控制模式，初始流速为每分钟1.5 ml。程序升温：初始温度60 ℃，保持0.5 min，以每分钟60 ℃升至170 ℃，再以每分钟15 ℃升至220 ℃，保持5 min，再以每分钟1 ℃升至240 ℃，以每分钟15 ℃升至280 ℃，保持5 min。理论板数按五氯硝基苯峰计算应不低于1×10^5，两个相邻色谱峰的分离度应大于1.5。

混合对照品储备液的制备　分别精密称取五氯硝基苯、六氯苯、七氯（七氯、环氧七氯）、氯丹（顺式氯丹、反式氯丹、氧化氯丹）农药对照品适量，精密称定，用正己烷溶解分别制成每1 ml约含100 μg的溶液。精密量取上述对照品溶液各1 ml，置同一100 ml量瓶中，加正己烷至刻度，摇匀；或精密量取有机氯农药混合对照品溶液1 ml，置10 ml量瓶中，加正己烷至刻度，摇匀，即得（每1 ml含各农药对照品1 μg）。

混合对照品溶液的制备　精密量取上述混合对照品储备液，用正己烷制成每1 ml分别含1 ng、2 ng、5 ng、10 ng、20 ng、50 ng、100 ng的溶液，即得。

供试品溶液的制备　取本品，粉碎成细粉（过二号筛），取约5 g，精密称定，置具塞锥形瓶中，加水30 ml，振摇10 min，精密加丙酮50 ml，称定重量，超声处理（功率300 W，频率40 kHz）30 min，放冷，再称定重量，用丙酮补足减失的重量，再加氯化钠约8 g，精密加二氯甲烷25 ml，称定重量，超声处理（功率300 W，频率40 kHz）15 min，放冷，再称定重量，用二氯甲烷补足减失的重量，振摇使氯化钠充分溶解，静置，转移至离心管中，离心（每分钟3 000转）3 min，使完全分层，将上层有机相转移至装有适量无水硫酸钠的具塞锥形瓶中，放置30 min。精密量取15 ml，置40 ℃水浴中减压浓缩至约1 ml，加正己烷约5 ml，减压浓缩至近干，用正己烷溶解并转移至5 ml量瓶中，并稀释至刻度，摇匀，转移至离心管中，缓缓加入硫酸溶液（9→10）1 ml，振摇1 min，离心（每分钟3 000转）10 min，分取上清液，加水1 ml，振摇，取上清液，即得。

测定法　分别精密吸取供试品溶液和与之相应浓度的混合对照品溶液各1 μl，注入气相色谱仪，分别连续进样3次，取平均值，按外标法计算，即得。

本品含五氯硝基苯不得过0.1 mg/kg；六氯苯不得过0.1 mg/kg；七氯（七氯、环氧七氯之和）不得过0.05 mg/kg；氯丹（顺式氯丹、反式氯丹和氧化氯丹之和）不得过0.1 mg/kg。

【含量测定】照高效液相色谱法（《中国药典》通则0512）测定。

色谱条件与系统适用性试验　以十八烷基硅烷键合硅胶为填充剂；以乙腈为流动相A，以水为流动相B，按下表中的规定进行梯度洗脱；检测波长为203 nm。理论板数按人参皂苷Rg$_1$峰计算应不低于6 000。

时间/min	流动相A/%	流动相B/%
0～35	19	81
35～55	19→29	81→71
55～70	29	71
70～100	29→40	71→60

对照品溶液的制备　分别取人参皂苷Rg$_1$对照品、人参皂苷Re对照品、人参皂苷Rb$_1$对照品，加甲醇制成每1 ml中含人参皂苷Rg$_1$ 0.5 mg、人参皂苷Re 0.3 mg、人参皂苷Rb$_1$ 0.5 mg的混合溶液，即得。

供试品溶液的制备　取本品粉末（过四号筛）约1 g，精密称定，置索氏提取器中，加三氯甲烷适量，加热回流3 h，弃去三氯甲烷液，药渣挥干溶剂，连同滤纸筒移入具塞锥形瓶中，精密加入水饱和正丁醇50 ml，密塞，放置过夜，超声处理（功率250 W，频率50 kHz）30 min，滤过。精密量取续滤液25 ml，置蒸发皿中蒸干，残渣加甲醇溶解，转移至5 ml量瓶中，加甲醇至刻度，摇匀，滤过，取续滤液，即得。

测定法　分别精密吸取对照品溶液10 μl与供试品溶液10～20 μl，注入液相色谱仪，测定，即得。

本品按干燥品计算，含人参皂苷Rg$_1$（$C_{42}H_{72}O_{14}$）和人参皂苷Re（$C_{48}H_{82}O_{18}$）的总量不得少于0.25%，人参皂苷Rb$_1$（$C_{54}H_{92}O_{23}$）不得少于0.20%。

【性味与归经】甘、微苦，温。归脾、肺、心、肾经。

【功能与主治】大补元气，复脉固脱，益气摄血。用于体虚欲脱，肢冷脉微，气不摄血，崩漏下血。

【用法与用量】3~9 g，另煎兑服。

【注意】不宜与藜芦、五灵脂同用。

【贮藏】置阴凉干燥处，密闭，防蛀。

远志

Yuanzhi

POLYGALAE RADIX

本品为远志科植物远志*Polygala tenuifolia* Willd. 或卵叶远志 *Polygala sibirica* L. 的干燥根。春、秋两季采挖，除去须根和泥沙，晒干或抽去木心晒干。

【药材收载标准】《中国药典》（2020年版一部）

DB50/YP103—2022

蜜远志

Miyuanzhi

本品为远志的炮制加工品。

【炮制】取净远志段，照蜜炙法（《中国药典》通则0213）炒至颜色加深，不黏手。

【性状】本品为圆筒形的段。外表皮棕黄色至黄棕色，有横皱纹，偶有焦斑，不粘手或稍黏手。切面黄棕色，中空。具蜜焦香气，味甜后稍苦、微辛，嚼之无刺喉感。

【鉴别】（1）取本品粉末1 g，加正丁醇20 ml，超声处理30 min，滤过，滤液蒸干，残渣加甲醇1 ml使溶解，作为供试品溶液。另取远志口山酮Ⅲ对照品，加甲醇制成每1 ml含0.5 mg的溶液，作为对照品溶液。照薄层色谱法（《中国药典》通则0502）试验，吸取对照品溶液2 μl，供试品溶液10 μl，分别点于同一硅胶G薄层板上，以三氯甲烷-甲醇-水（7∶3∶1）的下层溶液为展开剂，展开，取出，晾干，置紫外光灯（365mn）下检视。供试品色谱中，在与对照品色谱相应的位置上，显相同颜色的荧光斑点。

（2）取本品粉末1 g，加入90%乙醇50 ml，超声处理1 h，放冷，摇匀，滤过，滤液蒸干，残渣加石油醚（60～90 ℃）20 ml，超声处理30 min，弃去石油醚液，残渣加10%氢氧化钠溶液50 ml搅拌溶解，转移至圆底烧瓶中，加热回流1 h，放冷，用盐酸调节pH值为4～5，用水饱和的正丁醇振摇提取2次，每次50 ml，合并正丁醇液，回收溶剂至干，残渣加甲醇5 ml使溶解，作为供试品溶液。另取细叶远志皂苷对照品加甲醇制成1 ml含1 mg的溶液，作为对照品溶液。照薄层色谱法（《中国药典》通则0502）试验，取对照品溶液4 μl，供试品溶液20 μl分别点于同一硅胶G薄层板上，以三氯甲烷-甲醇-水（6∶3∶0.5）为展开剂，展开，取出，晾干，喷以10%硫酸乙醇溶液，在105 ℃加热至斑点显色清晰。供试品色谱中，在与对照品色谱相应的位置上，显相同颜色的斑点。

【检查】水分　不得过12.0%（《中国药典》通则0832 第二法）。

总灰分　不得过6.0%（《中国药典》通则2302）。

黄曲霉毒素　照黄曲霉毒素测定法（《中国药典》通则2351）测定。

本品每1 000 g含黄曲霉毒素B_1不得过5 μg，含黄曲霉毒素G_2黄曲霉毒素G_1、黄曲霉毒素B_2和黄曲霉毒素B$_1$的总量不得过10 μg。

【浸出物】照醇溶性浸出物测定法（《中国药典》通则2201）项下的热浸法测定，用70%乙醇作溶剂，不得少于40.0%。

【性味与归经】苦、辛，温。归心、肾、肺经。

【功能与主治】安神益智，交通心肾，祛痰，消肿。用于心肾不交引起的失眠多梦、健忘惊悸、神志恍惚，咳痰不爽，乳房肿痛。

【用法与用量】3~10 g。

【贮藏】置通风干燥处，防潮。

DB50/YP104—2022

蜜制远志

Mizhiyuanzhi

本品为远志的炮制加工品。

【炮制】取制远志段，照蜜炙法（《中国药典》通则0213）炒至颜色加深，不黏手。

【性状】本品呈圆筒形的段。外表皮棕黄色至棕褐色，有横皱纹，偶有焦斑，不黏手或稍黏手。切面棕色，中空。具蜜焦香气，味甜后微苦、微辛，嚼之无刺喉感。

【鉴别】（1）取本品粉末1 g，加正丁醇20 ml，超声处理30 min，滤过，滤液蒸干，残渣加甲醇1 ml使溶解，作为供试品溶液。另取远志口山酮Ⅲ对照品，加甲醇制成每1 ml含0.5 mg的溶液，作为对照品溶液。照薄层色谱法（《中国药典》通则0502）试验，吸取对照品溶液2 μl，供试品溶液10 μl，分别点于同一硅胶G薄层板上，以三氯甲烷-甲醇-水（7：3：1）的下层溶液为展开剂，展开，取出，晾干，置紫外光灯（365mn）下检视。供试品色谱中，在与对照品色谱相应的位置上，显相同颜色的荧光斑点。

（2）取本品粉末1 g，加入90%乙醇50 ml，超声处理1 h，放冷，摇匀，滤过，滤液蒸干，残渣加石油醚（60~90 ℃）20 ml，超声处理30 min，弃去石油醚液，残渣加10%氢氧化钠溶液50 ml搅拌溶解，转移至圆底烧瓶中，加热回流1 h，放冷，用盐酸调节pH值为4~5，用水饱和的正丁醇振摇提取2次，每次50 ml，合并正丁醇液，回收溶剂至干，残渣加甲醇5 ml使溶解，作为供试品溶液。另取细叶远志皂苷对照品加甲醇制成1 ml含1 mg的溶液，作为对照品溶液。照薄层色谱法（《中国药典》通则0502）试验，取对照品溶液4 μl，供试品溶液20 μl分别点于同一硅胶G薄层板上，以三氯甲烷-甲醇-水（6：3：0.5）为展开剂，展开，取出，晾干，喷以10%硫酸乙醇溶液，在105 ℃加热至斑点显色清晰。供试品色谱中，在与对照品色谱相应的位置上，显相同颜色的斑点。

【检查】**水分**　不得过12.0%（《中国药典》通则0832 第二法）。

总灰分　不得过6.0%（《中国药典》通则2302）。

黄曲霉毒素　照黄曲霉毒素测定法（《中国药典》通则2351）测定。

本品每1 000 g含黄曲霉毒素B$_1$不得过5 μg，含黄曲霉毒素G$_2$黄曲霉毒素G$_1$、黄曲霉毒素B$_2$和黄曲霉毒素B$_1$的总量不得过10 μg。

【浸出物】照醇溶性浸出物测定法（《中国药典》通则2201）项下的热浸法测定，用70%乙醇作溶剂，不得少于35.0%。

【性味与归经】苦、辛，温。归心、肾、肺经。

【功能与主治】安神益智，交通心肾，祛痰，消肿。用于心肾不交引起的失眠多梦、健忘惊悸、神志恍惚，咳痰不爽，乳房肿痛。

【用法与用量】3～10 g。

【贮藏】置通风干燥处，防潮。

赤芍

Chishao

PAEONIAE RADIX RUBRA

本品为毛茛科植物芍药 *Paeonia lactiflora* Pall. 或川赤芍 *Paeonia veitchii* Lynch的干燥根。春、秋两季采挖，除去根茎、须根及泥沙，晒干。

【药材收载标准】《中国药典》（2020年版一部）

DB50/YP018—2023

炒赤芍

Chaochishao

本品为赤芍的炮制加工品。

【炮制】取净赤芍片，照清炒法（通则0213）用文火炒至颜色变深，微具焦斑。

【性状】本品为类圆形厚片。外表皮棕褐色至深棕褐色，切面黄白色至黄棕色，偶有焦斑，皮部窄，木部放射状纹理明显，有的有裂隙。

【鉴别】取本品粉末0.5 g，加乙醇10 ml，振摇5 min，滤过，滤液蒸干，残渣加乙醇2 ml使溶解，作为供试品溶液。另取芍药苷对照品，加乙醇制成每1 ml含2 mg的溶液，作为对照品溶液。照薄层色谱法（《中国药典》通则0502）试验，吸取上述两种溶液各4 μl，分别点于同一硅胶G薄层板上，以三氯甲烷-乙酸乙酯-甲醇-甲酸（40∶5∶10∶0.2）为展开剂，展开，取出，晾干，喷以5%香草醛硫酸溶液，加热至斑点显色清晰。供试品色谱中，在与对照品色谱相应的位置上，显相同的蓝紫色斑点。

【检查】水分　不得过13.0%（《中国药典》通则0832第二法）。

总灰分　不得过5.0%（《中国药典》通则2302）。

【含量测定】照高效液相色谱法（《中国药典》通则0512）测定。

色谱条件与系统适用性试验　以十八烷基硅烷键合硅胶为填充剂；以甲醇-0.05 mol/L磷酸二氢钾溶液（40∶65）为流动相；检测波长为230 nm。理论板数按芍药苷峰计算应不低于3 000。

对照品溶液的制备　取经五氧化二磷减压干燥器中干燥36 h的芍药苷对照品适量，精密称定，加甲醇制成每1 ml含0.5 mg的溶液，即得。

供试品溶液的制备　取本品粗粉约0.5 g，精密称定，置具塞锥形瓶中，精密加入甲醇25 ml，称定重量，浸泡4 h，超声处理20 min，放冷，再称定重量，用甲醇补足减失的重量，摇匀，滤过，取续滤液，即得。

测定法　分别精密吸取对照品溶液与供试品溶液各10 μl，注入液相色谱仪，测定，即得。

本品含芍药苷（$C_{23}H_{28}O_{11}$）不得少于1.0%。

【性味与归经】苦，微寒。归肝经。

【功能与主治】清热凉血，散瘀止痛。用于热入营血，温毒发斑，吐血衄血，目赤肿痛，肝郁胁痛，经闭痛经，癥瘕腹痛，跌扑损伤，痈肿疮疡。

【用法与用量】6～12 g。

【注意】不宜与藜芦同用。

【贮藏】置通风干燥处。

DB50/YP019—2023

酒赤芍

Jiuchishao

本品为赤芍的炮制加工品。

【炮制】取净赤芍片，照酒炙法（通则0213）炒至表面色泽加深，略带焦斑。

【性状】本品为类圆形厚片。外表皮棕褐色至深棕褐色，切面黄白色至棕褐色，偶有焦斑，皮部窄，木部放射状纹理明显，有的有裂隙。微有酒香气。

【鉴别】取本品粉末0.5 g，加乙醇10 ml，振摇5 min，滤过，滤液蒸干，残渣加乙醇2 ml使溶解，作为供试品溶液。另取芍药苷对照品，加乙醇制成每1 ml含2 mg的溶液，作为对照品溶液。照薄层色谱法（《中国药典》通则0502）试验，吸取上述两种溶液各4 μl，分别点于同一硅胶G薄层板上，以三氯甲烷-乙酸乙酯-甲醇-甲酸（40：5：10：0.2）为展开剂，展开，取出，晾干，喷以5%香草醛硫酸溶液，加热至斑点显色清晰。供试品色谱中，在与对照品色谱相应的位置上，显相同的蓝紫色斑点。

【检查】水分　不得过13.0%（《中国药典》通则0832第二法）。

总灰分　不得过5.0%（《中国药典》通则2302）。

【含量测定】照高效液相色谱法（《中国药典》通则0512）测定。

色谱条件与系统适用性试验　以十八烷基硅烷键合硅胶为填充剂；以甲醇-0.05 mol/L磷酸二氢钾溶液（40：65）为流动相；检测波长为230 nm。理论板数按芍药苷峰计算应不低于3 000。

对照品溶液的制备　取经五氧化二磷减压干燥器中干燥36 h的芍药苷对照品适量，精密称定，加甲醇制成每1 ml含0.5 mg的溶液，即得。

供试品溶液的制备　取本品粗粉约0.5 g，精密称定，置具塞锥形瓶中，精密加入甲醇25 ml，称定重量，浸泡4 h，超声处理20 min，放冷，再称定重量，用甲醇补足减失的重量，摇匀，滤过，取续滤液，即得。

测定法　分别精密吸取对照品溶液与供试品溶液各10 μl，注入液相色谱仪，测定，即得。

本品含芍药苷（$C_{23}H_{28}O_{11}$）不得少于1.8%。

【性味与归经】苦，微寒。归肝经。

【功能与主治】清热凉血，散瘀止痛。用于热入营血，温毒发斑，吐血衄血，目赤肿痛，肝郁胁痛，经闭痛经，癥瘕腹痛，跌扑损伤，痈肿疮疡。

【用法与用量】6～12 g。

【注意】不宜与藜芦同用。

【贮藏】置通风干燥处。

花椒

Huajiao

ZANTHOXYLI PERICARPIUM

本品为芸香科植物青椒*Zanthoxylum schinifolium* Sieb. et Zucc. 或花椒 *Zanthoxylum bungeanum* Maxim.的干燥成熟果皮。秋季采收成熟果实，晒干，除去种子和杂质。

【药材收载标准】《中国药典》（2020年版一部）

DB50/YP199—2023

花椒炭

Huajiaotan

本品为花椒的炮制加工品。

【炮制】取净花椒，照清炒法（《中国药典》通则0213）炒至表面焦黑色或焦褐色，取出放凉。

【性状】形同花椒。外表面焦黑色或焦褐色，内表面焦褐色。

【检查】**水分**　不得过10.0%（《中国药典》通则0832第二法）。

【浸出物】照醇溶性浸出物测定法（《中国药典》通则2201）项下的热浸法测定，用乙醇作溶剂，不得少于12.0%。

【性味与归经】辛，温。归脾、胃、肾经。

【功能与主治】温中止痛。用于脘腹冷痛，呕吐泄泻，虫积腹痛。

【用法与用量】3～6 g。

【贮藏】置通风干燥处。

苍术

Cangzhu

ATRACTYLODIS RHIZOMA

本品为菊科植物茅苍术 *Atractylodes lancea*（Thunb.） DC.或北苍术 *Atractylodes chinensis*（DC.） Koidz. 的干燥根茎。春、秋两季采挖，除去泥沙，晒干，撞去须根。

【药材收载标准】《中国药典》（2020年版一部）

DB50/YP014—2023

焦苍术

Jiaocangzhu

本品为苍术的炮制加工品。

【炮制】取净苍术片，照清炒法（《中国药典》通则0213）用中火炒至焦褐色。

【性状】本品呈不规则类圆形或条形厚片。外表皮焦褐色，有皱纹，有时可见根痕。切面浅褐色至焦褐色，有的可见散在的棕褐色油室。有焦香气，味微甘、辛、苦。

【鉴别】（1）本品粉末棕色。草酸钙针晶细小，多散在，长5～30 μm。纤维大多成束，长梭形，直径约至40 μm，壁甚厚，木化。石细胞甚多，有时与木栓细胞连结，多角形、类圆形或类长方形，直径20～80 μm，壁极厚。偶见菊糖，表面呈放射状纹理。

（2）取本品粉末0.8 g，加甲醇10 ml，超声处理15 min，滤过，取滤液作为供试品溶液。另取苍术对照药材0.8 g，同法制成对照药材溶液。再取苍术素对照品，加甲醇制成每1 ml含0.2 mg的溶液，作为对照品溶液。照薄层色谱法（《中国药典》通则0502）试验，吸取供试品溶液和对照药材溶液各6 μl、对照品溶液2 μl，分别点于同一硅胶G薄层板上，以石油醚（60～90 ℃）-丙酮（9∶2）为展开剂，展开，取出，晾干，喷以10%硫酸乙醇溶液，加热至斑点显色清晰。供试品色谱中，在与对照药材色谱和对照品色谱相应的位置上，显相同颜色的斑点。

【检查】水分　不得过13.0%（《中国药典》通则0832第四法）。

总灰分　不得过7.0%（《中国药典》通则2302）。

【性味与归经】辛、苦，温。归脾、胃、肝经。

【功能与主治】燥湿健脾，祛风散寒，明目。用于湿阻中焦，脘腹胀满，泄泻，水肿，脚气痿躄，风湿痹痛，风寒感冒，夜盲，眼目昏涩。

【用法与用量】3～9 g。

【贮藏】置阴凉干燥处。

芡实

Qianshi

EURYALES SEMEN

本品为睡莲科植物芡 *Euryale ferox* Salisb. 的干燥成熟种仁。秋末冬初采收成熟果实，除去果皮，取出种子，洗净，再除去硬壳（外种皮），晒干。

【药材收载标准】《中国药典》（2020年版一部）

DB50/YP075—2023

炒芡实

Chaoqianshi

本品为芡实的炮制加工品。

【炮制】取净芡实，照清炒法（《中国药典》通则0213）用文火炒至表面显微黄色。

【性状】本品呈类球形，破粒。表面有棕红色或红褐色内种皮，一端黄白色，有凹点状的种脐痕，除去内种皮显白色。质较硬，断面表面黄白色至黄棕色，偶见焦斑，粉性。气微，味淡。

【鉴别】（1）本品粉末类白色。主为淀粉粒，单粒类圆形，直径1～4 μm，大粒脐点隐约可见；复粒多数由百余分粒组成，类球形，直径13～35 μm，少数由2～3分粒组成。

（2）取本品粉末2 g，加二氯甲烷30 ml，超声处理15 min，滤过，滤液蒸干残渣加乙酸乙酯2 ml使溶解，作为供试品溶液。另取芡实对照药材2 g，同法制成对照药材溶液。照薄层色谱法（《中国药典》通则0502）试验，吸取上述两种溶液各10 μl，分别点于同一硅胶G薄层板上，以正己烷-丙酮（5：1）为展开剂，展开，取出，晾干，喷以10%硫酸乙醇溶液，在105 ℃加热至斑点显色清晰。供试品色谱中，在与对照药材色谱相应的位置上，显相同颜色的主斑点。

【检查】水分 不得过14.0%（《中国药典》通则0832第二法）。

总灰分 不得过 1.0%（《中国药典》通则2302）。

【浸出物】照水溶性浸出物测定法（《中国药典》通则2201）项下的热浸法测定，不得少于8.0%。

【性味与归经】甘、涩，平。归脾、肾经。

【功能与主治】益肾固精，补脾止泻，除湿止带。用于遗精滑精，遗尿尿频，脾虚久泻，白浊，带下。

【用法与用量】9～15 g。

【贮藏】置通风干燥处，防蛀。

芦竹根

Luzhugen

ARUNDINIS RHIZOMA

本品为禾本科植物芦竹 *Arundo donax* L.的新鲜或干燥根茎。全年均可采挖，除去须根及泥沙，鲜用或趁鲜切片，干燥。

【药材收载标准】《重庆市中药材标准》（2023年版）

DB50/YP074—2022

芦竹根

Luzhugen

本品为芦竹根的炮制加工品

【炮制】除去杂质；或除去杂质，洗净，润透，切片或段，干燥。

【性状】本品为不规则的块片，外皮黄白色至浅黄色，具光泽，环节上有时可见黄白色叶鞘残痕，有的可见残存的须根。横切面粗糙，有多数筋脉小点，纵切面可见众多纤维。体轻，质硬。气微，味淡。

【鉴别】取干芦竹根粉末1 g，加氨水1 ml，搅拌均匀，静置15 min。再加乙醚25 ml，摇匀，静置30 min，滤过，滤液挥干。残渣加甲醇1 ml溶解，作为供试品溶液。另取芦竹根对照药材1 g，同法制成对照药材溶液。照薄层色谱法（《中国药典》通则0502）试验，吸取上述两种溶液各20 μl，分别点于同一硅胶G薄层板上，以丙酮-正丁醇-二氯甲烷-氨水（9∶1∶0.5∶1）为展开剂，展开，取出，晾干，置紫外光灯（365 nm）下检视。供试品色谱中，在与对照药材色谱相应的位置上，显相同的蓝色荧光斑点。

【检查】**水分** 不得过10.0%（《中国药典》通则0832第二法）。

总灰分 不得过6.0%（《中国药典》通则2302）。

酸不溶性灰分 不得过1.5%（《中国药典》通则2302）。

【浸出物】照醇溶性浸出物测定法（《中国药典》通则2201）项下热浸法测定，用20%乙醇作溶剂，不得少于18.0%。

【性味与归经】甘、苦，寒。归肺、胃经。

【功能与主治】清热泻火，止呕生津，利尿。用于热病烦渴，呕吐，高热不退，小便不利等症。

【用法与用量】15～30 g。

【贮藏】置阴凉干燥处。

杜仲

Duzhong

EUCOMMIAE CORTEX

本品为杜仲科植物杜仲*Eucommia ulmoides* Oliv.的干燥树皮，4—6月剥取，刮去粗皮，堆置"发汗"至内皮呈紫褐色，晒干。

【药材收载标准】《中国药典》（2020年版一部）

DB50/YP028—2023

杜仲炭

Duzhongtan

本品为杜仲的炮制加工品。

【炮制】取净杜仲块或丝，照清炒法（《中国药典》通则0213）用中火炒至黑褐色，内里丝断。

【性状】本品呈不规则方块状。全体挂有炭粉，外表面黑褐色至焦黑色，可见明显的皱纹或纵裂槽纹，内表面黑色。质脆，易断。有焦气，味微苦、微涩。

【鉴别】本品粉末棕黑色或黑色。橡胶丝成条或扭曲成团，表面显颗粒性。石细胞大多成群，类长方形、类圆形、长条形或形状不规则，长约至180 μm，直径20～80 μm，壁厚，有的胞腔内含橡胶团块。木栓细胞表面观多角形，直径15～40 μm，壁不均匀增厚，木化，有细小纹孔；侧面观长方形，壁三面增厚，一面薄，孔沟明显。

【检查】**水分**　不得过13.0%（《中国药典》通则0832第二法）。

总灰分　不得过12.0%（《中国药典》通则2302）。

【性味与归经】甘、温。归肝、肾经。

【功能与主治】补肝肾，强筋骨，止血安胎。用于肝肾不足，腰膝酸痛，筋骨无力，头晕目眩，妊娠漏血，胎动不安。

【用法与用量】6～10 g。

【贮藏】置通风干燥处。

杜仲叶

duzhongye

EUCO MMIAE FOLIUM

本品为杜仲科植物杜仲 *Eucommia ulmoides* Oliv.的干燥叶。夏、秋两季枝叶茂盛时采收，晒干或低温烘干。

【药材收载标准】《中国药典》（2020年版一部）

DB50/YP037—2022

盐杜仲叶

Yanduzhongye

本品为杜仲叶的炮制加工品。

【炮制】取净杜仲叶丝，照盐炙法（《中国药典》通则0213）炒至表面略带黑褐色。

【性状】本品呈丝状或破碎，表面灰褐色至黑褐色，微有光泽。质脆，搓之易碎，折断面有少量银白色橡胶丝相连。气微，味咸、微苦。

【鉴别】取本品粉末1 g，加甲醇25 ml，加热回流1 h，放冷，滤过，滤液作为供试品溶液。另取杜仲叶对照药材1 g，同法制成对照药材溶液。再取绿原酸对照品，加甲醇制成每1 ml含1 mg的溶液，作为对照品溶液。照薄层色谱法（《中国药典》通则0502）试验，吸取上述3种溶液各5～10 μl，分别点于同一硅胶H薄层板上，以乙酸丁酯-甲酸-水（7∶2.5∶2.5）的上层溶液为展开剂，展开，取出，晾干，置紫外光灯（365 nm）下检视。供试品色谱中，在与对照药材色谱和对照品色谱相应的位置上，显相同颜色的荧光斑点。

【检查】水分　不得过13.0%（《中国药典》通则0832 第二法）。

【浸出物】照醇溶性浸出物测定法（《中国药典》通则2201）项下的热浸法测定，用稀乙醇作溶剂，不得少于20.0%。

【性味与归经】微辛，温。归肝、肾经。

【功能与主治】补肝肾，强筋骨。用于肝肾不足，头晕目眩，腰膝酸痛，筋骨痿软。

【用法与用量】10～15 g。

【贮藏】置干燥处。

豆蔻

Doukou

AMOMI FRUCTUS ROTUNDUS

本品为姜科植物白豆蔻*Amomum kravanh* Pierre ex Gagnep.或爪哇白豆蔻*Amomum compactum* Soland ex Maton的干燥成熟果实。按产地不同分为"原豆蔻"和"印尼白蔻"。

【药材收载标准】《中国药典》（2020年版一部）

DB50/YP027—2023

豆蔻仁

Doukouren

本品为豆蔻的炮制加工品。

【炮制】取净豆蔻，剥去外壳（果皮），筛去灰屑。

【性状】本品多集结成团，俗称"蔻球"。蔻球三瓣，有白色隔膜，每瓣有种子10粒左右，习称"蔻米"。种子为不规则的多面体，背面略隆起，直径3～4 mm，表面暗棕色或灰棕色，质坚硬，断面白色粉质，有油性。气芳香，味辛凉略似樟脑。

【鉴别】（1）本品粉末灰棕色至棕色。种皮表皮细胞淡黄色，表面观呈长条形，常与下皮细胞上下层垂直排列，下皮细胞含棕色或红棕色物。色素层细胞多皱缩，内含深红棕色物。油细胞类圆形或长圆形，含黄绿色油滴。内种皮厚壁细胞黄棕色、红棕色或深棕色，表面观多角形，壁厚，胞腔内含硅质块；断面观为1列栅状细胞。外胚乳细胞类长方形或不规则形，充满细小淀粉粒集结成的淀粉团，有的含细小草酸钙方晶。

（2）照薄层色谱法（《中国药典》通则0502）试验，吸取［含量测定］桉油精项下的供试品溶液和对照品溶液各10 µl，分别点于同一硅胶G薄层板上，以环己烷-二氯甲烷-乙酸乙酯（15∶5∶0.5）为展开剂，展开，取出，晾干，喷以5%香草醛硫酸溶液，在105 ℃加热至斑点显色清晰，立即检视。供试品色谱中，在与对照品色谱相应的位置上，显相同颜色的斑点。

【检查】**水分** 不得过12.0%（《中国药典》通则0832第四法）。

【含量测定】**挥发油** 取本品适量，捣碎后称取30～50 g，照挥发油测定法（《中国药典》通则2204）测定。

本品含挥发油不得少于4.0%（ml/g）。

桉油精 照气相色谱法（《中国药典》通则0521）测定。

色谱条件与系统适用性试验 以甲基硅橡胶（SE-54）为固定相。涂布浓度10%；柱温110 ℃。理论板数按桉油精峰计算应不低于1 000。

对照品溶液的制备 取桉油精对照品适量，精密称定，加正己烷制成每1 ml含25 mg的溶液，即得。

供试品溶液的制备 取豆蔻仁粉末（过三号筛）约5 g，精密称定，置圆底烧瓶中，加水200 ml，连接挥发油测定器，自测定器上端加水至刻度3 ml，再加正己烷2～3 ml，连接回流冷凝管，加热至微沸，并保持2 h，放冷，分取正己烷液，通过铺有无水硫酸钠约1 g的漏斗滤过，滤液置5 ml量瓶中，挥发油测定器内壁用正己烷少量洗涤，洗液并入同一量瓶中，用正己烷稀释至刻度，摇匀，滤过，取续滤液，即得。

测定法 分别精密吸取对照品溶液与供试品溶液各1 μl，注入气相色谱仪，测定，即得。

本品按干燥品计算，豆蔻仁含桉油精（$C_{10}H_{18}O$）不得少于3.0%。

【性味与归经】辛，温。归肺、脾、胃经。

【功能与主治】化湿行气，温中止呕，开胃消食。用于湿浊中阻，不思饮食，湿温初起，胸闷不饥，寒湿呕逆，胸腹胀痛，食积不消。

【用法与用量】3～6 g，后下。用时捣碎。

【贮藏】密闭，置阴凉干燥处，防蛀。

两头尖

Liangtoujian

ANEMONES RADDEANAE RHIZOMA

本品为毛茛科植物多被银莲花 *Anemone raddeana* Regel的干燥根茎。夏季采挖，除去须根，洗净，干燥。

【药材收载标准】《中国药典》（2020年版一部）

DB50/YP203—2023

醋两头尖

Culiangtoujian

本品为两头尖的炮制加工品。

【炮制】取净两头尖，照醋炙法（《中国药典》通则0213）用文火炒干。

每100 kg两头尖，用米醋15 kg。

【性状】本品呈类长纺锤形。表面棕黑色，断面棕色或棕红色。略有醋酸气。

【鉴别】（1）本品粉末灰褐色至棕褐色。淀粉粒众多，单粒类圆形或椭圆形，直径 2～11 μm，脐点点状或短缝状，层纹不明显；复粒由2～4分粒组成。表皮细胞红棕色、黄色或亮黄色，外壁木栓化增厚，常呈脊状或瘤状突入细胞内。网纹导管、螺纹导管或梯纹导管多见，直径10～33 μm，少有具缘纹孔导管。

（2）取本品粉末约5 g，置索氏提取器中，加甲醇适量，加热回流提取3 h，取甲醇液回收溶剂至干，残渣加水10 ml溶解，用乙醚振摇提取2次（20 ml、10 ml），弃去乙醚液。水液用水饱和的正丁醇振摇提取5次（20 ml、20 ml、15 ml、15 ml、15 ml），合并正丁醇液，减压回收溶剂至干。残渣加甲醇10 ml使溶解，滤过，取续滤液，作为供试品溶液。取竹节香附素A对照品，加甲醇制成每1 ml含1 mg的溶液，作为对照品溶液。照薄层色谱法（《中国药典》通则0502）试验，吸取供试品溶液和上述对照品溶液各2 μl，分别点于同一硅胶G薄层板上，以三氯甲烷-甲醇-水（7：3：1）的下层溶液为展开剂，展开，取出，晾干，喷以10%硫酸乙醇溶液，在105 ℃加热5 min。供试品色谱中，在与对照品色谱相应的位置上，显相同颜色的斑点。

【检查】**水分** 不得过12.0%（《中国药典》通则0832第二法）。

总灰分 不得过6.0%（《中国药典》通则2302）。

酸不溶性灰分 不得过2.0%（《中国药典》通则2302）。

【浸出物】照醇溶性浸出物测定法（《中国药典》通则2201）项下的热浸法测定，用乙醇作溶剂，不得少于12.0%。

【性味与归经】辛，热；有毒。归脾经。

【功能与主治】祛风湿，消痈肿。用于风寒湿痹，四肢拘挛，骨节疼痛，痈肿溃烂。

【用法与用量】1～3 g。外用适量。

【注意】孕妇禁用。

【贮藏】置阴凉干燥处。

岗梅

Gangmei

ILICIS ASPRELLAE RADIX ET CAULIS

本品为冬青科植物秤星树*Ilex asprella*（Hooker et Amott）Champion ex Bentham的干燥根及茎。全年均可采收，除去嫩枝及叶，洗净，趁鲜时切或劈成片、块或段，晒干。

【药材收载标准】《中国药典》（1977年版）

DB50/YP130—2023

岗梅

Gangmei

本品为岗梅的炮制加工品。

【炮制】除去杂质。

【性状】本品为类圆形或不规则片、块、段。根表面浅棕褐色、灰黄棕色或灰黄白色，稍粗糙，有的有不规则的纵皱纹或龟裂纹。茎表面灰棕色或棕褐色，散有多数灰白色的类圆形点状皮孔，似秤星。外皮稍薄，可剥落，剥去外皮处显灰白色或灰黄色，可见较密的点状或短条状突起。质坚硬，不易折断，断面黄白色或淡黄白色，有的略显淡蓝色，有放射状及不规则纹理。气微，味微苦后甘。

【鉴别】（1）粉末淡灰黄色。纤维近无色，直径8～28 μm，壁厚2～8 μm，有的纹孔明显，呈人字、十字或斜裂缝状。纤维管胞具缘纹孔，均微木化或非木化，胞腔明显，次生内壁有非木化细小的螺旋状三生增厚，有的胞腔内含无色或淡黄色胶体样物。石细胞单个散在或成群，近无色，少数淡黄棕色，呈类多角形、类长方形或类长圆形，有的呈分枝状，壁极厚，孔沟明显，层纹较清晰，有的可见较大的类圆形纹孔。导管主为具缘纹孔和网纹，有的内壁也有三生螺旋状增厚，非木化或微木化。木薄壁细胞壁较厚，孔沟明显，内含淀粉粒。草酸钙方晶类长方形或不规则方形，直径约为25 μm，长至38 μm。淀粉粒单粒较少，类圆形，直径6～15 μm，脐点点状，层纹隐约可见；复粒较多，由2～6分粒组成。

（2）取本品粉末3 g，加三氯甲烷30 ml，超声处理10 min，滤过，滤液蒸干，残渣加三氯甲烷1 ml使溶解，作为供试品溶液。另取岗梅对照药材3 g，同法制成对照药材溶液。照薄层色谱法（《中国药典》通则0502）试验，分别吸取上述2种溶液各5 μl，分别点于同一硅胶G薄层板上，以甲苯-丙酮（9∶1）为展开剂，展开，取出，晾干，置紫外光灯（365 nm）下检视。供试品色谱中，在与对照药材色谱相应的位置上，显相同颜色的荧光斑点；再喷以10%硫酸乙醇溶液，在105 ℃加热至斑点显色清晰，置紫外光灯（365 nm）下检视。供试品色谱中，在与对照药材色谱相应的位置上，显相同颜色的荧光斑点。

【检查】水分　不得过13.0%（《中国药典》通则0832 第二法）。

【性味与归经】苦、微甘，凉。归肺、脾、胃经。

【功能与主治】清热解毒，生津止渴，利咽消肿，散瘀止痛。用于感冒发热，肺热咳嗽，津伤口渴，咽喉肿痛，跌打瘀痛。

【用法与用量】15～30 g。外用适量。

【贮藏】置干燥处。

牡丹皮

Mudanpi

MOUTAN CORTEX

本品为毛茛科植物牡丹*Paeonia suffruticosa* Andr. 的干燥根皮。秋季采挖根部，除去细根和泥沙，剥取根皮，晒干；或刮去粗皮，除去木心，晒干。前者习称"连丹皮"，后者习称"刮丹皮"。

【药材收载标准】《中国药典》（2020年版一部）

DB50/YP064—2023

酒牡丹皮

Jiumudanpi

本品为牡丹皮的炮制加工品。

【炮制】取净牡丹皮片，照酒炙法（《中国药典》通则0213）用文火炒至变色。

【性状】本品为圆形或卷曲形薄片。内外均为灰褐色或灰黄色。体轻，质脆。气略淡，略带酒气，味微苦涩。

【鉴别】取本品粉末1 g，加乙醚10 ml，密塞，振摇10 min，滤过，滤液挥干，残渣加丙酮2 ml使溶解，作为供试品溶液。另取丹皮酚对照品，加丙酮制成每1 ml含2 mg的溶液，作为对照品溶液。照薄层色谱法（《中国药典》通则0502）试验，吸取上述2种溶液各10 μl，分别点于同一硅胶G薄层板上，以环己烷-乙酸乙酯-冰醋酸（4∶1∶0.1）为展开剂，展开，取出，晾干，喷以2%香草醛硫酸乙醇溶液（1→10），在105 ℃加热至斑点显色清晰。供试品色谱中，在与对照品色谱相应的位置上，显相同的颜色斑点。

【检查】**水分** 不得过13.0%（《中国药典》通则0832 第二法）。

总灰分 不得过5.0%（《中国药典》通则2302）。

【浸出物】照醇溶性浸出物测定法（《中国药典》通则2201）项下的热浸法测定，用乙醇作溶剂，不得少于15.0%。

【性味与归经】苦、辛，微寒。归心、肝、肾经。

【功能与主治】清热凉血，活血化瘀。用于热入营血，温毒发斑，吐血衄血，夜热早凉，无汗骨蒸，经闭痛经，跌扑伤痛，痈肿疮毒。酒炙后功效偏于活血化瘀。

【用法与用量】6～12 g。

【注意】血虚有寒，孕妇及月经过多者慎服。

【贮藏】置阴凉干燥处。

DB50/YP065—2023

牡丹皮炭

Mudanpitan

本品为牡丹皮的炮制加工品。

【炮制】取净牡丹皮片，照炒炭法（《中国药典》通则0213）用中火炒至表面黑褐色，内部黄褐色或褐色。

【性状】本品为圆形或卷曲形薄片。表面呈黑褐色，内部黄褐色或褐色。体轻，质脆。有焦香气，味微苦而涩。

【检查】水分　不得过8.0%（《中国药典》通则0832第四法）。

总灰分　不得过5.0%（《中国药典》通则2302）。

【浸出物】照醇溶性浸出物测定法（《中国药典》通则2201）项下的热浸法测定，用乙醇作溶剂，不得少于4.0%。

【性味与归经】苦、辛，微寒。归心、肝、肾经。

【功能与主治】清热凉血，活血化瘀。用于热入营血，温毒发斑，吐血衄血，夜热早凉，无汗骨蒸，经闭痛经，跌扑伤痛，痈肿疮毒。炒炭后清热凉血作用减弱，偏于凉血止血，用于出血病症。

【用法与用量】6～12 g。

【注意】孕妇慎用。

【贮藏】置阴凉干燥处。

羌活

Qianghuo

NOTOPTERYGII RHIZOMA ET RADIX

本品为伞形科植物羌活 *Notopterygium incisum* Ting ex H. T. Chang或宽叶羌活 *Notopterygium franchetii* H. de Boiss. 的干燥根茎和根。春、秋两季采挖，除去须根及泥沙，晒干。

【药材收载标准】《中国药典》（2020年版一部）

DB50/YP154—2023

酒羌活

Jiuqianghuo

本品为羌活的炮制加工品。

【炮制】取净羌活片，照酒炙法（《中国药典》通则0213）用文火炒干。

【性状】本品呈类圆形、不规则形的片。周边棕褐色至黑褐色，切面深黄色至黄棕色，可见明显的菊花纹及多数裂隙，并散在深黄棕色朱砂点。体轻，质脆，略有酒香气。

【鉴别】取本品粉末1 g，加甲醇5 ml，超声处理20 min，静置，取上清液作为供试品溶液。另取紫花前胡苷对照品，加甲醇制成每1 ml含0.5 mg的溶液，作为对照品溶液。照薄层色谱法（《中国药典》通则0502）试验，吸取上述2种溶液各2～4 μl，分别点于同一用3%醋酸钠溶液制备的硅胶G薄层板上，以三氯甲烷-甲醇（8∶2）为展开剂，展开，取出，晾干，置紫外光灯（365 nm）下检视。供试品色谱中，在与对照品色谱相应的位置上，显相同的蓝紫色荧光斑点。

【检查】**水分** 不得过13.0%（《中国药典》通则0832第四法）。

总灰分 不得过8.0%（《中国药典》通则2302）。

酸不溶性灰分 不得过3.0%（《中国药典》通则2302）。

【浸出物】照醇溶性浸出物测定法（《中国药典》通则2201）项下的热浸法测定，用乙醇作溶剂，不得少于15.0%。

【性味与归经】辛、苦，温。归膀胱、肾经。

【功能与主治】解表散寒，祛风除湿，止痛。用于风寒感冒，头痛项强，风湿痹痛，肩背酸痛。

【用法与用量】3～10 g。

【贮藏】置阴凉干燥处，防蛀。

诃子

Hezi

CHEBULAE FRUCTUS

本品为使君子科植物诃子 *Terminalia chebula* Retz. 或绒毛诃子 *Terminalia chebula* Retz. var. *tomentella* Kurt. 的干燥成熟果实。秋、冬两季果实成熟时采收，除去杂质，晒干。

【药材收载标准】《中国药典》（2020年版一部）

DB50/YP049—2022

煨诃子

Weihezi

本品为诃子的炮制加工品。

【炮制】取净诃子，照煨法（《中国药典》通则0213）煨至深褐色。

【性状】本品为长圆形或卵圆形。表面深褐色或焦褐色，外表凹凸不平，偶尔可见裂隙，质坚实。有焦香气，味酸涩后甜。

【鉴别】（1）本品粉末深褐色。纤维淡黄色，成束，纵横交错排列或与石细胞、木化厚壁细胞相连结。石细胞类方形、类多角形或呈纤维状，直径14～40 μm，长至130 μm，壁厚，孔沟细密；胞腔内偶见草酸钙方晶和砂晶。木化厚壁细胞淡黄色或无色，呈长方形、多角形或不规则形，有的一端膨大成靴状；细胞壁上纹孔密集；有的含草酸钙簇晶或砂晶。

（2）取本品（去核）粉末0.5 g，加无水乙醇30 ml，加热回流30 min，滤过，滤液蒸干，残渣用甲醇5 ml溶解，通过中性氧化铝柱（100～200目，5 g，内径为2cm），用稀乙醇50 ml洗脱，收集洗脱液，蒸干，残渣用水5 ml溶解后通过C18（300 mg）固相萃取小柱，用30%甲醇10 ml洗脱，弃去30%甲醇液，再用甲醇10 ml洗脱，收集洗脱液，蒸干，残渣加甲醇1 ml使溶解，作为供试品溶液。另取诃子对照药材（去核）0.5 g，同法制成对照药材溶液。照薄层色谱法（《中国药典》通则0502）试验，吸取上述2种溶液各4 μl，分别点于同一硅胶G薄层板上，以甲苯-冰醋酸-水（12：10：0.4）为展开剂，展开，取出，晾干，喷以10%硫酸乙醇溶液，在105 ℃加热至斑点显色清晰，置紫外光灯（365 nm）下检视。供试品色谱中，在与对照药材色谱相应的位置上，显相同颜色的荧光斑点。

【检查】水分　不得过13.0%（通则0832第二法）

总灰分　不得过5.0%（《中国药典》通则2302）。

【浸出物】照水溶性浸出物测定法（《中国药典》通则2201）项下的冷浸法测定，不得少于24.0%。

【性味与归经】苦、酸、涩，平。归肺、大肠经。

【功能与主治】涩肠止泻，敛肺止咳，降火利咽。用于久泻久痢，便血脱肛，肺虚喘咳，久嗽不止，咽痛音哑。

【用法与用量】3～10 g。

【贮藏】置干燥处。

补骨脂

Buguzhi

PSORALEAE FRUCTUS

本品为豆科植物补骨脂*Psoralea corylifolia* L. 的干燥成熟果实。秋季果实成熟时采收果序，晒干，搓出果实，除去杂质。

【药材收载标准】《中国药典》（2020年版一部）

DB50/YP111—2023

酒补骨脂

Jiubuguzhi

本品为补骨脂的炮制加工品。

【炮制】取净补骨脂，照酒炙法（《中国药典》通则0213）用文火炒干。

【性状】本品呈肾形，略扁，长3~5 mm，宽2~4 mm，厚约1.5 mm。表面黑色、黑褐色，微鼓起，略有酒香气。

【鉴别】（1）本品粉末灰黄色。种皮栅状细胞侧面观有纵沟纹，光辉带1条，位于上侧近边缘处，顶面观多角形，胞腔极小，孔沟细，底面观呈圆多角形，胞腔含红棕色物。支持细胞侧面观哑铃形，表面观类圆形。壁内腺（内生腺体）多破碎，完整者类圆形，由十数个至数十个纵向延长呈放射状排列的细胞构成。草酸钙柱晶细小，成片存在于中果皮细胞中。

（2）取本品粉末0.5 g，加乙酸乙酯20 ml，超声处理15 min，滤过，滤液蒸干，残渣加乙酸乙酯1 ml使溶解，作为供试品溶液。另取补骨脂素对照品、异补骨脂素对照品，加乙酸乙酯制成每1 ml各含2 mg的混合溶液，作为对照品溶液。照薄层色谱法（《中国药典》通则0502）试验，吸取上述2种溶液各2~4 μl，分别点于同一硅胶G薄层板上，以正己烷-乙酸乙酯（4∶1）为展开剂，展开，取出，晾干，喷以10%氢氧化钾甲醇溶液，置紫外光灯（365 nm）下检视。供试品色谱中，在与对照品色谱相应的位置上，显相同的两个荧光斑点。

【检查】杂质　不得过5%（通则2301）。

水分　不得过7.5%（《中国药典》通则0832第二法）。

总灰分　不得过8.0%（《中国药典》通则2302）。

酸不溶性灰分　不得过2.0%（《中国药典》通则2302）。

【含量测定】照高效液相色谱法（《中国药典》通则0512）测定。

色谱条件与系统适用性试验　以十八烷基硅烷键合硅胶为填充剂；以甲醇-水（55∶45）为流动相；检测波长为246 nm。理论板数按补骨脂素峰计算应不低于3 000。

对照品溶液的制备　取补骨脂素对照品、异补骨脂素对照品适量，精密称定，分别加甲醇制成每1 ml各含20 μg的溶液，即得。

供试品溶液的制备　取本品粉末（过三号筛）约0.5 g，精密称定，置索氏提取器中，加甲醇适量，加热回流提取2 h，放冷，转移至100 ml量瓶中，加甲醇至刻度，摇匀，滤过，取续滤液，即得。

测定法　分别精密吸取对照品溶液与供试品溶液各5～10 μl，注入液相色谱仪，测定，即得。

本品按干燥品计算，含补骨脂素（$C_{11}H_6O_3$）和异补骨脂素（$C_{11}H_6O_3$）的总量不得少于0.70%。

【性味与归经】辛、苦，温。归肾、脾经。

【功能与主治】温肾助阳，纳气平喘，温脾止泻；外用消风祛斑。用于肾阳不足，阳痿遗精，遗尿尿频，腰膝冷痛，肾虚作喘，五更泄泻；外用治白癜风，斑秃。

【用法与用量】6～10 g。

【贮藏】置干燥处。

灵芝

Lingzhi

GANODERMA

本品为多孔菌科真菌赤芝Ganoderma lucidum （Leyss. ex Fr.）Karst. 或紫芝Ganoderma sinense Zhao, Xu et Zhang 的干燥子实体。全年采收，除去杂质，剪除附有朽木、泥沙或培养基质的下端菌柄，阴干或在40～50 ℃烘干。

【药材收载标准】《中国药典》（2020年版一部）

DB50/YP066—2022

灵芝

Lingzhi

本品为灵芝的炮制加工品。

【炮制】除去杂质，分开大小，润透，剪下菌柄，切片，干燥。

【性状】本品为不规则的片，菌盖切面由皮壳、菌肉及多数菌管构成，切面类白色或淡棕色。菌盖上方或上下两面均具皮壳，下面皮壳常脱落，皮壳坚硬，红褐色、黄褐色或紫褐色，有光泽，具皱纹，皮壳外常被有大量粉尘样的黄褐色孢子。菌肉淡褐色、淡棕色或绣褐色。菌柄类圆形或不规则形，表面红褐色或紫黑色，光亮，切面淡褐色至锈褐色，有的具环纹。气微香，味苦涩。

【鉴别】取本品粉末2 g，加乙醇30 ml，加热回流30 min，滤过，滤液蒸干，残渣加甲醇2 ml使溶解，作为供试品溶液。另取灵芝对照药材2 g，同法制成对照药材溶液。照薄层色谱法（《中国药典》通则0502）试验，吸取上述2种溶液各4 μl，分别点于同一硅胶G薄层板上，以石油醚（60～90 ℃）-甲酸乙酯-甲酸（15：5：1）的上层溶液为展开剂，展开，取出，晾干，置紫外光灯（365 nm）下检视。供试品色谱中，在与对照药材色谱相应的位置上，显相同颜色的荧光斑点。

【检查】水分　不得过17.0%（《中国药典》通则0832 第二法）。

总灰分　不得过 3.2%（《中国药典》通则2302）。

【浸出物】照水溶性浸出物测定法（《中国药典》通则2201）项下的热浸法测定，不得少于3.0%。

【性味与归经】甘，平。归心、肺、肝、肾经。

【功能与主治】补气安神，止咳平喘。用于心神不宁，失眠心悸，肺虚咳喘，虚劳短气，不思饮食。

【用法与用量】6～12 g。

【贮藏】置干燥处，防霉，防蛀。

灵芝孢子

Lingzhibaozi

GANODERMAE SPORA

本品为多孔菌科真菌赤芝*Ganoderma lucidum*（Leyss. ex Fr.）Karst. 或紫芝*Ganoderma sinense* Zhao. Xu et Zhang.的干燥成熟孢子。在子实体开始弹射孢子时收集，除去杂质。

【药材收载标准】《重庆市中药材标准》（2023年版）

DB50/YP067—2022

灵芝孢子

Lingzhibaozi

本品为灵芝孢子的炮制加工品。

【炮制】除去杂质。

【性状】本品呈粉末状，黄褐色至紫褐色。体轻，手捻有细腻感。气微，味淡。

【鉴别】（1）取本品，置显微镜下观察：孢子卵形或卵圆形，一端平截或微凹入，长6～12 μm，宽4～8 μm，具双层壁，外壁平滑，无色，内壁具疣状突起，褐色。

（2）取本品粉末2 g，加乙醇30 ml，超声处理30 min，滤过，滤液蒸干，残渣加甲醇2 ml使溶解，作为供试品溶液。另取灵芝孢子对照药材2 g，同法制成对照药材溶液。照薄层色谱法（《中国药典》通则0502）试验，吸取上述2种溶液各5 μl，分别点于同一硅胶G薄层板上，以石油醚（60～90 ℃）-甲酸乙酯-甲酸（15：5：1）10 ℃以下放置过夜的上层溶液为展开剂，展开，取出，晾干，置紫外光灯（365 nm）下检视。供试品色谱中，在与对照药材色谱相应的位置上，显相同颜色的荧光主斑点。

【检查】**水分**　不得过13.0%（《中国药典》通则0832第二法）。

总灰分　不得过3.0%（《中国药典》通则2302）。

【浸出物】照水溶性浸出物测定法（《中国药典》通则2201）项下的热浸法测定，不得少于5.0%。

【性味与归经】甘、平。归心、肺、肾经。

【功能与主治】补肾益肺，养心安神，止血化痰。用于病后体虚，肾虚腰软，健忘失眠，心悸怔忡，久咳虚喘，虚劳咳血。

【用法与用量】3～6 g。

【贮藏】置通风干燥处。

灵香草

Lingxiangcao

LYSIMACHIAE FOENIGRAECI HERBA

本品报春花科植物灵香草*Lysimachia foenum-graecum* Hance的干燥地上部分。夏、秋两季采收，除去杂质，洗净，低温干燥。

【药材收载标准】《重庆市中药材标准》（2023年版）

DB50/YP057—2023

灵香草

Lingxiangcao

本品为灵香草的炮制加工品。

【炮制】除去杂质，洗净，切段，干燥。

【性状】本品为不规则的段。全体灰绿色至棕绿色。茎具棱或狭翅，棱边常向内卷，有纵纹；质脆，易折断，断面不齐，黄白色。叶具柄，多破碎，完整者卵形至椭圆形，全缘，先端渐尖，基部楔形具狭翅，羽状叶脉明显。花黄色。蒴果球形，果皮甚薄，淡黄色，具宿存的花萼和花柱。种子细小，具翅，黑褐色。气香浓，味微苦、微辛。

【鉴别】本品粉末绿黄色。草酸钙方晶、簇晶、棱晶或不规则晶体存在于叶肉薄壁细胞中。纤维单个或成束，壁厚，有时可见晶纤维。导管为网纹和螺纹导管。可见非腺毛。

【检查】水分　不得过12.0%（《中国药典》通则0832第二法）。

总灰分　不得过12.0%（《中国药典》通则2302）。

【性味与归经】辛、甘，平。归肝经。

【功能与主治】解表，止痛，行气，驱蛔。用于感冒头痛，喉咙肿痛，牙痛，胸腹胀满，蛔虫病。

【用法与用量】3～9 g。

【贮藏】置阴凉干燥处，防霉。

陈 皮

Chenpi

CITRI RETICULATAE PERICARPIUM

本品为芸香科植物橘*Citrus reticulata* Blanco及其栽培变种的干燥成熟果皮。药材分为"陈皮"和"广陈皮"。采摘成熟果实，剥取果皮，晒干或低温干燥。

【药材收载标准】《中国药典》（2020年版一部）

DB50/YP016—2022

炒陈皮

Chaochenpi

本品为陈皮的炮制加工品。

【炮制】取净陈皮丝，照麸炒法（《中国药典》通则0213）炒至颜色变深。

【性状】本品呈不规则条状或丝状，外表面橙棕色或橙褐色，有细皱纹和凹下的点状油室，质脆易碎。气芳香，味苦。

【鉴别】取本品粉末0.3 g，加甲醇10 ml，加热回流20 min，滤过，取滤液5 ml，浓缩至1 ml，作为供试品溶液。另取橙皮苷对照品，加甲醇制成饱和溶液，作为对照品溶液。照薄层色谱法（《中国药典》通则0502）试验，吸取上述2种溶液各2 μl，分别点于同一用0.5%氢氧化钠溶液制备的硅胶G薄层板上，以乙酸乙酯-甲醇-水（100∶17∶13）为展开剂，展至约3 cm，取出，晾干，再以甲苯-乙酸乙酯-甲酸-水（20∶10∶1∶1）的上层溶液为展开剂，展至约8 cm，取出，晾干，喷以三氯化铝试液，置紫外光灯（365 nm）下检视。供试品色谱中，在与对照品色谱相应的位置上，显相同颜色的荧光斑点。

【检查】**水分**　不得过13.0%（《中国药典》通则0832第二法）。

总灰分　不得过6.0%（《中国药典》通则2302）。

黄曲霉毒素　照黄曲霉毒素测定法（《中国药典》通则2351）测定。

取本品粉末（过二号筛）约5 g，精密称定，加入氯化钠3 g，照黄曲霉毒素测定法项下供试品的制备方法测定，计算，即得。

本品每1 000 g含黄曲霉毒素B_1不得过5 μg，黄曲霉毒素G_2、黄曲霉毒素G_1、黄曲霉毒素B_2和黄曲霉毒素B_1的总量不得过10 μg。

【浸出物】照水溶性浸出物测定法（《中国药典》通则2201）项下的热浸法测定，不得少于45.0%。

【性味与归经】苦、辛，温。归肺、脾经。

【功能与主治】理气健脾，燥湿化痰。用于脘腹胀满，食少，吐泻，咳嗽痰多。

【用法与用量】3～10 g。

【贮藏】置阴凉干燥处，防霉，防蛀。

DB50/YP017—2022

蒸陈皮

Zhengchenpi

本品为陈皮的炮制加工品。

【炮制】取净陈皮，照蒸法（《中国药典》通则0213）蒸透。

【性状】本品呈不规则的条状或丝状。外表面橙红色或红棕色。有细皱纹和凹下的点状油室。内表面浅黄色至黄棕色。质硬，气清香，味辛、苦。

【鉴别】（1）本品粉末黄白色至黄棕色。中果皮薄壁组织众多，细胞形状不规则，壁不均匀增厚，有的成连珠状。果皮表皮细胞表面观多角形、类方形或长方形，垂周壁稍厚，气孔类圆形，直径18～26 μm，副卫细胞不清晰；侧面观外被角质层，靠外方的径向壁增厚。草酸钙方晶成片存在于中果皮薄壁细胞中，呈多面体形、菱形或双锥形，直径3～34 μm，长5～53 μm，有的一个细胞内含有由两个多面体构成的平行双晶或3～5个方晶。橙皮苷结晶大多存在于薄壁细胞中，黄色或无色，呈圆形或无定形团块，有的可见放射状条纹。可见螺纹导管、孔纹导管和网纹导管及较小的管胞。

（2）取本品粉末0.3 g，加甲醇10 ml，超声处理20 min，滤过，取滤液5 ml，浓缩至1 ml，作为供试品溶液。另取橙皮苷对照品，加甲醇制成饱和溶液，作为对照品溶液。照薄层色谱法（《中国药典》通则0502）试验，吸取上述2种溶液各2 μl，分别点于同一用0.5%氢氧化钠溶液制备的硅胶G薄层板上，以乙酸乙酯-甲醇-水（100∶17∶13）为展开剂，展至约3 cm，取出，晾干。再以甲苯-乙酸乙酯-甲酸-水（20∶10∶1∶1）的上层溶液为展开剂，展至约8 cm，取出，晾干。喷以三氯化铝试液，置紫外光灯（365 nm）下检视。供试品色谱中，在与对照品色谱相应的位置上，显相同颜色的荧光斑点。

【检查】**水分** 不得过13.0%（《中国药典》通则0832第四法）。

黄曲霉毒素 照黄曲霉毒素测定法（《中国药典》通则2351）测定。

取本品粉末（过二号筛）约5 g，精密称定，加入氯化钠3 g，照黄曲霉毒素测定法项下供试品的制备方法测定，计算，即得。

本品每1 000 g含黄曲霉毒素B_1不得过5 μg，黄曲霉毒素G_2、黄曲霉毒素G_1、黄曲霉毒素B_2和黄曲霉毒素B_1的总量不得过10 μg。

【含量测定】照高效液相色谱法（《中国药典》通则0512）测定。

色谱条件与系统适用性试验 以十八烷基硅烷键合硅胶为填充剂；以乙腈-水（22∶78）为流动相；检测波长为283 nm。理论板数按橙皮苷峰计算应不低于2 000。

对照品溶液的制备 取橙皮苷对照品适量，精密称定，加甲醇制成1 ml含0.4 mg的溶液，即得。

供试品溶液的制备 取本品粗粉（过二号筛）约0.2 g，精密称定，置具塞锥形瓶中，精密加入甲醇25 ml，密塞，称定重量，超声处理（功率300 W；频率40 kHz）45 min，放冷，再称定重量，用甲醇补足减失的重量，摇匀，滤过，取续滤液，即得。

测定法 分别精密吸取对照品溶液与供试品溶液各5 μl，注入液相色谱仪，测定，即得。本品按干燥品计算，含橙皮苷（$C_{28}H_{34}O_{15}$）不得少于2.0%。

【性味与归经】苦、辛，温。归肺、脾经。

【功能与主治】理气健脾，燥湿化痰。用于脘腹胀满，食少，吐泻，咳嗽痰多。

【用法与用量】3～10 g。

【贮藏】置阴凉干燥处，防霉，防蛀。

鸡矢藤

Jishiteng

PAEDERIAE HERBA

本品为茜草科植物鸡矢藤 *Paederia scandens*（Lour.）Merr. 的干燥地上部分。夏、秋两季采割，阴干。

【药材收载标准】《中国药典》（1977年版一部）

DB50/YP057—2022

鸡矢藤

Jishiteng

本品为鸡矢藤的炮制加工品。

【炮制】除去杂质，洗净，切段，干燥。

【性状】本品为茎、叶混合的段。茎呈扁圆柱形，老茎外皮灰棕色，有纵皱纹，有时可见对生的叶柄断痕，嫩茎红褐色至黑褐色；质韧，切面灰白色或浅绿色，具放射状纹理和多数细孔。叶多已破碎或皱缩，两面被毛或仅下表面被毛。气特异，味甘、涩。

【检查】**水分** 不得过13.0%（《中国药典》通则0832 第二法）。

总灰分 不得过10.0%（《中国药典》通则2302）。

【性味与归经】甘、涩、平。归脾、胃、肝经。

【功能与主治】消食，止痛，除湿，解毒。用于脘腹痞闷，食少纳呆，湿疹，疮疡肿痛。

【用法与用量】30～60 g。外用适量。

【贮藏】置通风干燥处。

青葙子

Qingxiangzi

CELOSIAE SEMEN

本品为苋科植物青葙Celosia argentea L.的干燥成熟种子。秋季果实成熟时采割植株或摘取果穗，晒干，收集种子，除去杂质。

【药材收载标准】《中国药典》（2020版一部）

DB50/YP157—2023

炒青葙子

Chaoqingxiangzi

本品为青葙子的炮制加工品。

【炮制】取净青葙子，照清炒法（《中国药典》通则0213）炒至爆裂，有香气。

【性状】本品呈扁圆形，少数呈圆肾形，直径1~5 mm。表面黑色或红黑色，光亮，中间微隆起，有的呈爆花状，侧边微凹处有种脐。种皮薄而脆。气微，味淡。

【鉴别】本品粉末灰黑色。种皮外表皮细胞暗红棕色，表面观多角形至长多角形，有多角形网格状增厚纹理。种皮内层细胞淡黄色或无色，表面观多角形，密布细直纹理。胚乳细胞充满淀粉粒和糊粉粒，并含脂肪油滴和草酸钙方晶。

【检查】杂质　不得过2.0%（《中国药典》通则2301）。

水分　不得过12.0%（《中国药典》通则0832第二法）。

总灰分　不得过13.0%（《中国药典》通则2302）。

酸不溶性灰分　不得过9.0%（《中国药典》通则2302）。

【性味与归经】苦，微寒。归肝经。

【功能与主治】清肝，明目，退翳。用于肝热目赤，目生翳膜，视物昏花，肝火眩晕。

【用法与用量】9~15 g。

【注意】本品有扩散瞳孔作用，青光眼患者禁用。

【贮藏】置干燥处。

茉莉花

Molihua

JASMINI FLOS

本品为木犀科植物茉莉*Jasminum sambac*（L.）Ait. 的干燥花。夏、秋两季花开放时采收，除去杂质，低温干燥。

【药材收载标准】《湖北省中药材质量标准》（2018年版）

DB50/YP063—2023

茉莉花

Molihua

本品为茉莉花的炮制加工品。

【炮制】除去杂质。

【性状】本品多扁缩，基部连有短花梗，鲜时白色，干后黄棕色至棕褐色，花冠管基部颜色略深。花管萼状，先端具6～10个细长的裂齿，表面皱缩；花冠裂片椭圆形，长约1 cm，先端短尖或钝，基部成长管状，长5～12 mm，上部裂片多数，与管部近等长。气芳香、味涩。

【检查】**水分** 不得过13.0%（《中国药典》通则0832 第二法）。

总灰分 不得过8.0%（《中国药典》通则2302）。

【性味与归经】辛、甘、温。归脾、胃、大肠经。

【功能与主治】理气和中，开郁辟秽。用于下痢腹痛，目赤肿痛，疮疡肿毒。

【用法与用量】3～15 g。外用适量。

【贮藏】置干燥阴凉处，密闭保存。

苦丁茶

Kudingcha

LIGUSTRI FOLIUM

本品为木犀科科植物变紫女贞*Ligustrum Purpurascens* Yang. 或兴山蜡树*Ligustrum henryi* Hemsl. 的干燥叶。夏季采收，除去枝、梗，加热闷透或蒸透，干燥。

【药材收载标准】《重庆市中药材标准》（2023年版）

DB50/YP065—2022

苦丁茶

Kudingcha

本品为苦丁茶的炮制加工品。

【炮制】除去杂质。

【性状】本品多破碎，部分数片黏合，呈绿褐色、茶褐色或棕褐色。完整者展平后呈卵圆形、卵状披针形或类圆形，长3～5 cm，宽1～3 cm，先端渐尖或锐尖，基部楔形或近圆形。表面平滑光亮，上表面绿色，下表面灰绿色，主脉微突起。纸质或薄革质，易脆，半透明或微透明。气清香，味苦回甜。

【鉴别】（1）本品粉末灰绿色至棕褐色。上表皮细胞呈类方形或类多角形，气孔不定式，副卫细胞3～5个；下表皮细胞垂周壁呈波状弯曲。纤维成束，微木化，壁较厚，纹孔不明显。非腺毛壁厚，多碎断。

（2）取本品粉末0.5 g，精密称定，加甲醇-25%盐酸溶液（4∶1）混合液25 ml，加热回流30 min，立即冷却，加甲醇25 ml，摇匀，经0.45 μm微孔滤膜滤过，作为供试品溶液。另取槲皮素对照品，加甲醇制成每1 ml含20 μg的溶液，作为对照品溶液。照液相色谱法（《中国药典》通则0512）试验，以十八烷基硅烷键合硅胶为填充剂，以甲醇-0.4%磷酸溶液（50∶50）为流动相；检测波长为360 nm。分别吸取上述对照品溶液与供试品溶液各10 μl，注入液相色谱仪。供试品色谱中应呈现与对照品色谱峰保留时间相同的色谱峰。

【检查】**水分**　不得过11.0%（《中国药典》通则0832第二法）。

总灰分　不得过9.0%（《中国药典》通则2302）。

酸不溶性灰分　不得过3.0%（《中国药典》通则2302）。

【浸出物】照醇溶性浸出物测定法（《中国药典》通则2201）项下的热浸法测定，用稀乙醇为溶剂，不得少于40.0%。

【性味归经】甘、苦，凉。归肝、胆、胃经。

【功能与主治】清头目，解暑热。用于暑热烦渴，头痛，目赤。

【用法与用量】3～10 g。

【注意】虚寒者忌用。

【贮藏】置干燥处，防霉。

茄根

Qiegen

SOLANI RADIX ET RHIZOMA

本品为茄科植物茄 *Solanum melongena* L. 的干燥根及根茎。秋季挖取根及根茎，除去须根及杂质，或洗净，切片，晒干。

【药材收载标准】《广东省中药材标准》［第三册（2019年版）］

DB50/YP200—2023

茄根

Qiegen

本品为茄根的炮制加工品。

【炮制】除去杂质；或除去杂质，洗净，润透，切片，干燥。

【性状】本品呈不规则类圆形厚片。外表皮灰黄色至棕灰色，光滑。切面黄白色，髓部松软或中空。质硬。气微，味淡。

【鉴别】本品粉末黄白色。含晶细胞众多，充满草酸钙砂晶。韧皮纤维多断碎，直径40～57 μm，壁厚，一边壁可见波状弯曲，胞腔大，有时可见含有草酸钙小方晶。具缘纹孔导管，直径17～90 μm。

【检查】**水分** 不得过13.0%（《中国药典》通则0832第二法）。

总灰分 不得过7.0%（《中国药典》通则2302）。

酸不溶性灰分 不得过2.0%（《中国药典》通则2302）。

【浸出物】照醇溶性浸出物测定法（《中国药典》通则2201）项下的热浸法测定，用稀乙醇作溶剂，不得少于6.0%。

【性味与归经】甘、辛，平。归胃、大肠经。

【功能与主治】清热利湿，祛风止咳，收敛止血。用于水肿，久咳，老年人慢性气管炎，久痢，白带，遗精，尿血，便血，风湿性关节炎。

【用法与用量】9～18 g。外用适量。

【贮藏】置通风干燥处。

松节

Songjie

PINI LIGNUM

本品为松科植物马尾松*Pinus massoniana* Lamb. 及云南松*Pinus yunnanensis* Franch.等同属近种的干燥瘤状节。全年均可采收，锯节后干燥。

【药材收载标准】《贵州省中药材民族药材质量标准》（2019年版）

DB50/YP169—2023

松节

Songjie

本品为松节的炮制加工品。

【炮制】除去杂质，洗净，润透，切片或块，干燥。

【性状】本品呈不规则的薄片或块，大小不一。外表面黄棕色、灰棕色或红棕色。体较重，质坚硬。有松节油香气，味微苦、辛。

【鉴别】本品粉末淡黄棕色。木纤维较多，成束或散在，先端钝尖，多已断碎，直径20～30 μm，可见较多细密的网状纹理。管胞较多，多数个相连，直径22～43 μm，具缘纹孔较大，呈椭圆形或扁圆形，排成单行，或交互排列成行。落皮层组织极多，木栓化或呈石细胞状，深棕色或棕褐色。可见草酸钙柱晶，长18～60 μm；方晶直径6～33 μm。树脂道碎块较少见，均已破碎。射线细胞呈长方形，已破碎。

【含量测定】**挥发油** 照挥发油测定法（《中国药典》通则2204甲法）测定。

本品含挥发油不得少于0.5%（ml/g）。

【性味与归经】辛、苦，温。归肝、肾经。

【功能与主治】祛风燥湿，舒筋活络，活血止痛。用于风寒湿痹，历节疼痛，筋骨挛急，脚痹痿软，跌扑瘀痛。

【用法与用量】9～15 g。外用适量。

【贮藏】置通风干燥处，防霉，防蛀。

刺猬皮

Ciweipi

ERINACEI SEU HEMICHIANI CORIUM

本品为刺猬科动物刺猬*Erinaceus europaeus* L.或短刺猬*Hemiechinus dauricus* Sundevall的干燥带刺毛的皮。全年可捕捉，冬季较易，捕后剥皮，用竹片撑开或钉于木板上，除尽肌肉，内面撒上一层石灰，于通风处阴干。

【药材收载标准】《重庆市中药材标准》（2023年版）

DB50/YP022—2023

刺猬皮

Ciweipi

本品为刺猬皮的炮制加工品。

【炮制】除去杂质及残肉、足爪，剪成小块，干燥。

【性状】本品呈不规则的块片状。外表面密生硬刺，刺长1.5~2 cm，基部直径约1 mm，多数刺呈黄白色或下端黄白色上端呈灰褐色，坚硬如针。头部和腹部的块片上密生灰白色或灰黄色软毛、并杂以黑褐色软毛。内表面灰白色、棕褐色或灰棕色，略呈海绵状或具突起。具脂肪特有的腥臭气。

【检查】**总灰分** 不得过5.0%（《中国药典》通则2302）。

【性味与归经】苦，平。归胃、大肠经。

【功能与主治】化瘀止血，收敛止血，固精缩尿。用于胃脘疼痛，崩漏下血，便血，痔疮出血，遗精，遗尿。

【用法与用量】6~9 g。

【注意】孕妇忌用。

【贮藏】置干燥阴凉处，防泛油，防虫蛀。

郁金

Yujin

CURCUMAE RADIX

本品为姜科植物温郁金*Curcuma wenyujin* Y. H. Chen et C. Ling、姜黄 *Curcuma longa* L.、广西莪术 *Curcuma kwangsiensis* S. G. Lee et C. F. Liang或蓬莪术*Curcuma phaeocaulis* Val. 的干燥块根。前两者分别习称"温郁金"和"黄丝郁金"，其余按性状不同习称"桂郁金"或"绿丝郁金"。冬季茎叶枯萎后采挖，除去泥沙和细根，蒸或煮至透心，干燥。

【药材收载标准】《中国药典》（2020年版一部）

DB50/YP105—2023

醋郁金

Cuyujin

本品为郁金的炮制加工品。

【炮制】取净郁金片，照醋炙法（《中国药典》通则0213）用文火炒至表面色泽加深。

每100 kg郁金片，用醋10 kg。

【性状】本品呈不规则类圆形或椭圆形的薄片，表面黄褐色至黑色，带焦斑。略带醋气。

【鉴别】取本品粉末2 g，加无水乙醇25 ml，超声处理30 min，滤过，滤液蒸干，残渣加乙醇1 ml使溶解，作为供试品溶液。另取郁金对照药材2 g，同法制成对照药材溶液。照薄层色谱法（《中国药典》通则0502）试验，吸取上述2种溶液各5 μl，分别点于同一硅胶G薄层板上，以正己烷-乙酸乙酯（17∶3）为展开剂，预饱和30 min，展开，取出，晾干，喷以10%硫酸乙醇溶液，在105 ℃加热至斑点显色清晰。分别置日光和紫外光灯（365 nm）下检视。供试品色谱中，在与对照药材色谱相应的位置上，显相同颜色的主斑点或荧光斑点。

【检查】水分　不得过15.0%（《中国药典》通则0832 第二法）。

总灰分　不得过9.0%（《中国药典》通则2302）。

【性味与归经】辛、苦，寒。归肝、心、肺经。

【功能与主治】活血止痛，行气解郁，清心凉血，利胆退黄。用于胸胁刺痛，胸痹心痛，经闭痛经，乳房胀痛，热病神昏，癫痫发作，血热吐衄，黄疸尿赤。

【用法与用量】3～10 g。

【注意】不宜与丁香、母丁香同用。

【贮藏】置干燥处，防蛀。

虎耳草

Huercao

SAXIFRAGAE STOLONIFERAE HERBA

本品为虎耳草科植物虎耳草*Saxifraga stolonifera* Curt. 的干燥全草。春、夏两季采收，洗净、干燥。

【药材收载标准】《广东省中药材标准》（第三册）

DB50/YP133—2023

虎耳草

Huercao

本品为虎耳草的炮制加工品。

【炮制】除去杂质，洗净，切段，干燥。

【性状】本品为不规则的段。根茎类圆柱形，灰褐色；匍匐枝线状。叶多破碎，灰绿色、黄棕色、红棕色或棕褐色，被毛，边缘具不规则钝齿。无臭，味微苦。

【鉴别】取本品粉末0.5 g，加甲醇25 ml，超声处理30 min，滤过，滤液蒸干，残渣加甲醇1 ml使溶解，通过中性氧化铝柱（100～200目，0.25 g，内径为1cm），收集流出液，作为供试品溶液。另取岩白菜素对照品，加甲醇制成每1 ml含0.1 mg的溶液，作为对照品溶液。照薄层色谱法（《中国药典》通则0502）试验，吸取上述2种溶液各2 μl，分别点于同一硅胶G薄层板上，以二氯甲烷-乙酸乙酯-甲醇（5：4：2）为展开剂，展开，取出，晾干，喷以1%三氯化铁-1%铁氰化钾（1：1）的混合溶液（临用新配），热风吹干至斑点显色清晰。供试品色谱中，在与对照品色谱相应的位置上，显相同颜色的斑点。

【检查】**水分**　不得过13.0%（《中国药典》通则0832第二法）。

酸不溶性灰分　不得过2.0%（《中国药典》通则2302）。

【浸出物】照醇溶性浸出物测定法（《中国药典》通则2201）项下的热浸法测定，用稀乙醇作溶剂，不得少于23.0%。

【性味与归经】辛、苦，寒；有小毒。归肺、胃经。

【功能与主治】疏风清热，凉血解毒。用于风热咳嗽，急性中耳炎，大泡性鼓膜炎，风疹瘙痒。

【用法与用量】9～15 g。外用适量。

【注意】孕妇慎用。

【贮藏】置阴凉干燥处。

败酱草

Baijiangcao

PATRINIAE HERBA

本品为败酱科植物黄花败酱 *Patrinia scabiosaefolia* Fisch. 或白花败酱*Patrinia villosa* Juss. 的干燥全草。前者习称"黄花败酱"，后者习称"白花败酱"。夏季花开前采收，晒至半干，扎成束，再阴干。

【药材收载标准】《中国药典》（1977年版一部）

DB50/YP012—2022

败酱草

Baijiangcao

【炮制】除去杂质，喷淋，稍润，切段，干燥。

【性状】本品为不规则的段。根茎圆柱形，表面暗棕色至紫棕色。茎圆柱形，有明显的节，表面黄绿色至黄棕色，常有倒生的毛，切面中部有髓或空洞。叶片薄，多卷缩或破碎，两面疏生白毛。气特异，味微苦。

【鉴别】（1）本品粉末棕褐色。表皮细胞多角形。非腺毛多为单细胞，长200～1250 μm，壁厚，表面有细小颗粒状突起。导管螺纹，网纹导管少见。草酸钙簇晶直径约30 μm。薄壁细胞长方形。

（2）取本品粉末2 g，加甲醇20 ml，超声处理30 min，滤过，滤液蒸干，残渣加无水乙醇1 ml使溶解，作为供试品溶液。另取齐墩果酸对照品，加乙醇制成每1 ml含1 mg的溶液，作为对照品溶液。照薄层色谱法（《中国药典》通则0502）试验，吸取上述供试品溶液10 μl，对照品溶液5 μl，分别点于同一硅胶G薄层板上，以环己烷-丙酮-乙酸乙酯（5：2：1）为展开剂，展开，取出，晾干，喷以10%硫酸乙醇溶液，在105 ℃加热至斑点显色清晰。置紫外光灯（365 nm）下检视。供试品色谱中，在与对照品色谱相应位置上，显相同颜色的荧光斑点。

【性味与归经】辛、苦，凉。归脾、大肠经。

【功能与主治】清热解毒，祛瘀排脓。用于肠痈腹痛，肺痈吐脓，痈肿疮毒，产后瘀血腹痛。

【用法与用量】9～15 g。

【贮藏】置阴凉干燥处。

金花茶

Jinhuacha

CAMELLIAE NITIDISSIMAE FOLIUM

本品为山茶科植物金花茶*Camellia nitidissima* Chi或显脉金花茶*Camallia euphlebia* Merr. ex Sealy的干燥叶。全年均可采收，干燥。

【药材收载标准】《湖北省中药材质量标准》（2018年版）

DB50/YP139—2023

金花茶

Jinhuacha

本品为金花茶的加工炮制品。

【炮制】除去杂质，洗净，切丝，干燥。

【性状】本品呈丝条状，稍皱缩卷曲。叶表面无毛，下表面有黑点，边缘有锯齿，齿端有一棕褐色或黑褐色小点。无臭，味微苦。

【鉴别】本品粉末灰绿色。石细胞不规则形、长条形或类方形，直径35～85 μm，壁厚，外侧有瘤状突起或略呈短分枝状，孔沟细密。草酸钙簇晶散在或存在于薄壁细胞中，直径14～50 μm。纤维多成束，细长，直径15～22 μm，壁厚。表皮细胞垂周壁微波状弯曲，气孔环式，副卫细胞3～5个。可见螺纹导管或梯纹导管，直径12～30 μm。

【检查】总灰分　不得过13.0%（《中国药典》通则2302）。

酸不溶性灰分　不得过1.0%（《中国药典》通则2302）。

【浸出物】照水溶性浸出物测定法（《中国药典》通则2201）项下的热浸法测定，不得少于12.0%。

【性味与归经】微苦、涩，平。归肺、肝、膀胱经。

【功能与主治】清热解毒，利尿消肿。用于痈肿疮毒，咽喉肿痛，水肿淋浊，黄疸，小便不利。

【用法与用量】9～15 g。外用适量。

【贮藏】置通风干燥处。

金樱子

Jinyingzi

ROSAE LAEVIGATAE FRUCTUS

本品为蔷薇科植物金樱子*Rosa laevigata* Michx. 的干燥成熟果实。10—11月果实成熟变红时采收，干燥，除去毛刺。

【药材收载标准】《中国药典》（2020年版一部）

DB50/YP063—2022

炒金樱子肉

Chaojinyingzirou

本品为金樱子的炮制加工品。

【炮制】取净金樱子肉，照清炒法（《中国药典》通则0213）炒至表面微带黑色。

【性状】本品呈倒卵形纵剖瓣，表面微带黑色，有突起的棕色小点，偶见焦斑，顶端有花萼残基，下部渐尖。内壁偶见坚硬的小瘦果，残存淡黄色绒毛。质硬。气微，味甘、微涩。

【鉴别】（1）本品粉末淡肉红色。非腺毛单细胞或多细胞，长505～1 836 μm，直径16～31 μm，壁木化或微木化，表面常有螺旋状条纹，胞腔内含黄棕色物。表皮细胞多角形，壁厚，内含黄棕色物。草酸钙方晶多见，长方形或不规则形，直径16～39 μm；簇晶少见，直径27～66 μm。螺纹导管、网纹导管、环纹导管及具缘纹孔导管直径8～20 μm。薄壁细胞多角形，木化，具纹孔，含黄棕色物。纤维梭形或条形，黄色，长至1071 μm，直径16～20 μm，壁木化。树脂块不规则形，黄棕色，半透明。薄壁细胞多角形，木化，具纹孔，含黄棕色物。纤维梭形或条形，黄色，长至1 071 μm，直径16～20 μm，壁木化。树脂块不规则形，黄棕色，半透明。

（2）取本品粉末2 g，加乙醇30 ml，超声处理30 min，滤过，滤液蒸干，残渣加水20 ml使溶解，用乙酸乙酯振摇提取2次，每次30 ml，合并乙酸乙酯液，蒸干，残渣加甲醇2 ml使溶解，作为供试品溶液。另取金樱子对照药材2 g，同法制成对照药材溶液。照薄层色谱法（《中国药典》通则0502）试验，吸取上述2种溶液各2 μl，分别点1～2 mm于同一硅胶G薄层板上，以三氯甲烷-乙酸乙酯-甲醇-甲酸（5：5：1：0.1）为展开剂，展开，取出，晾干，喷以10%硫酸乙醇溶液，在105 ℃加热至斑点显色清晰。供试品色谱中，在与对照药材色谱相应的位置上，显相同颜色的斑点。

【检查】**水分** 不得过18.0%（《中国药典》通则0832第二法）。

总灰分 不得过5.0%（《中国药典》通则2302）。

【性味与归经】酸、甘、涩、平。归肾、膀胱、大肠经。

【功能与主治】固精缩尿，固崩止带，涩肠止泻。用于遗精滑精，遗尿尿频，崩漏带下，久泻久痢。

【用法与用量】6～12 g。

【贮藏】置通风干燥处，防蛀。

DB50/YP064—2022

盐金樱子肉

Yanjinyingzirou

本品为金樱子的炮制加工品。

【炮制】取净金樱子肉，照盐炙法（《中国药典》通则0213）炒干。

【性状】本品呈倒卵形纵剖瓣。表面红黄色或红棕色，略有焦斑，有突起的棕色小点。顶端有花萼残基，下部渐尖。花托壁厚1～2 mm，内面淡黄色至棕黄色。气微，味微咸。

【鉴别】（1）本品粉末淡肉红色。非腺毛单细胞或多细胞，长505～1 836 μm，直径16～31 μm，壁木化或微木化，表面常有螺旋状条纹，胞腔内含黄棕色物。表皮细胞多角形，壁厚，内含黄棕色物。草酸钙方晶多见，长方形或不规则形，直径16～39 μm；簇晶少见，直径27～66 μm。螺纹导管、网纹导管、环纹导管及具缘纹孔导管直径8～20 μm。薄壁细胞多角形，木化，具纹孔，含黄棕色物。纤维梭形或条形，黄色，长至1071 μm，直径16～20 μm，壁木化。树脂块不规则形，黄棕色，半透明。薄壁细胞多角形，木化，具纹孔，含黄棕色物。纤维梭形或条形，黄色，长至1071 μm，直径16～20 μm，壁木化。树脂块不规则形，黄棕色，半透明。

（2）取本品粉末2 g，加乙醇30 ml，超声处理30 min，滤过，滤液蒸干，残渣加水20 ml使溶解，用乙酸乙酯振摇提取2次，每次30 ml，合并乙酸乙酯液，蒸干，残渣加甲醇2 ml使溶解，作为供试品溶液。另取金樱子对照药材2 g，同法制成对照药材溶液。照薄层色谱法（《中国药典》通则0502）试验，吸取上述2种溶液各2 μl，分别点于同一硅胶G薄层板上，以三氯甲烷-乙酸乙酯-甲醇-甲酸（5：5：1：0.1）为展开剂，展开，取出，晾干，喷以10%硫酸乙醇溶液，在105 ℃加热至斑点显色清晰。供试品色谱中，在与对照药材色谱相应的位置上，显相同颜色的斑点。

【检查】**水分** 不得过18.0%（《中国药典》通则0832第二法）

总灰分 不得过7.0%（《中国药典》通则2302）

【性味与归经】酸、涩、平。归肾、膀胱、大肠经

【功能与主治】固精缩尿，涩肠止泻。用于滑精、遗精，遗尿、尿频，久泻、久痢，崩漏带下。

【用法与用量】6～12 g。

【贮藏】置通风干燥处，防蛀。

乳香

Ruxiang

OLIBANUM

本品为橄榄科植物乳香树*Boswellia carteri* Birdw. 及同属植物*Boswellia bhaw-dajiana* Birdw. 树皮渗出的树脂。分为索马里乳香和埃塞俄比亚乳香，每种乳香又分为乳香珠和原乳香。

【药材收载标准】《中国药典》（2020年版一部）

DB50/YP159—2023

乳香

Ruxiang

本品为乳香的炮制加工品。

【炮制】除去杂质。

【性状】本品呈长卵形滴乳状、类圆形颗粒或黏合成大小不等的不规则块状物。大者长达2 cm（乳香珠）或5 cm（原乳香）。表面黄白色，半透明，被有黄白色粉末，久存则颜色加深。质脆，遇热软化。破碎面有玻璃样或蜡样光泽。具特异香气，味微苦。

【鉴别】（1）本品燃烧时显油性，冒黑烟，有香气；加水研磨成白色或黄白色乳状液。

（2）**索马里乳香** 取［含量测定］下挥发油适量，加无水乙醇制成每1 ml含2.5 mg的溶液，作为供试品溶液。另取α-蒎烯对照品，加无水乙醇制成每1 ml含0.8 mg的溶液，作为对照品溶液。照气相色谱法（《中国药典》通则0521）试验，以聚乙二醇（PEG-20M）毛细管柱，程序升温；初始温度50 ℃，保持3 min，以每分钟25 ℃的速率升温至200 ℃，保持1 min；进样口温度为200 ℃，检测器温度为220 ℃，分流比为20：1。理论板数按α-蒎烯峰计算应不低于7 000，分别取对照品溶液与供试品溶液各1 μl，注入气相色谱仪。供试品溶液色谱中应呈现与对照品溶液色谱峰保留时间相一致的色谱峰。

埃塞俄比亚乳香 取乙酸辛酯对照品，加无水乙醇制成每1 ml含0.8 mg的溶液，作为对照品溶液。同索马里乳香鉴别方法试验，供试品溶液色谱中应呈现与对照品溶液色谱峰保留时间相一致的色谱峰。

【含量测定】取本品20 g，精密称定，照挥发油测定法（《中国药典》通则2204甲法）测定。

索马里乳香含挥发油不得少于6.0%（ml/g），埃塞俄比亚乳香含挥发油不得少于2.0%（ml/g）。

【性味与归经】辛、苦，温。归心、肝、脾经。

【功能与主治】活血定痛，消肿生肌。用于胸痹心痛，胃脘疼痛，痛经经闭，产后瘀阻，癥瘕腹痛，风湿痹痛，筋脉拘挛，跌打损伤，痈肿疮疡。

【用法与用量】3～5 g。外用适量。

【注意】孕妇及胃弱者慎用。

【贮藏】置阴凉干燥处。

DB50/YP160—2023

炒乳香

Chaoruxiang

本品为乳香的炮制加工品。

【炮制】取净乳香，捣成小块，照清炒法（《中国药典》通则0213）炒至表明显油亮光泽时，迅速取出。

【性状】本品为长卵形滴乳状、类圆形颗粒或不规则块状。表面油黄色，略透明。质坚脆，破碎面有蜡样光泽，有黏性，嚼之黏牙。气微香，味微苦。

【鉴别】（1）本品燃烧时显油性，冒黑烟，有香气。

（2）取本品20 g，照挥发油测定法（《中国药典》通则甲法）测定，提取挥发油。

索马里乳香 取挥发油适量，加无水乙醇制成每1 ml含2.5 mg的溶液，作为供试品溶液。另取α-蒎烯对照品，加无水乙醇制成每1 ml含0.8 mg的溶液，作为对照品溶液。照气相色谱法（《中国药典》通则0521）试验，以聚乙二醇（PEG-20M）毛细管柱，程序升温；初始温度50 ℃，保持3 min，以每分钟25 ℃的速率升温至200 ℃，保持1 min；进样口温度为200 ℃，检测器温度为220 ℃，分流比为20∶1。理论板数按α-蒎烯峰计算应不低于7 000，分别取对照品溶液与供试品溶液各1 μl，注入气相色谱仪。供试品溶液色谱中应呈现与对照品溶液色谱峰保留时间相一致的色谱峰。

埃塞俄比亚乳香 取乙酸辛酯对照品，加无水乙醇制成每1 ml含0.8 mg的溶液，作为对照品溶液。同索马里乳香鉴别方法试验，供试品溶液色谱中应呈现与对照品溶液色谱峰保留时间相一致的色谱峰。

【性味与归经】辛、苦，温。归心、肝、脾经。

【功能与主治】活血定痛，消肿生肌。用于胸痹心痛，胃脘疼痛，痛经经闭，产后瘀阻，癥瘕腹痛，风湿痹痛，筋脉拘挛，跌打损伤，痈肿疮疡。

【用法与用量】3～5 g。外用适量。

【注意】孕妇及胃弱者慎用。

【贮藏】置阴凉干燥处。

肺筋草

Feijincao

ALETRIS HERBA

本品为百合科植物粉条儿菜*Aletris spicata*（Thunb.）Franch. 的干燥全草。夏秋两季采挖，除去杂质，晒干。

【药材收载标准】《中国药典》（1977年版一部）

DB50/YP033—2023

肺筋草

Feijincao

本品为肺筋草的炮制加工品。

【炮制】除去杂质，洗净，切段，干燥。

【性状】本品为根、根茎、叶及花混合的段。根茎短，须根丛生，须根上着生多数白色细小块根。花茎被毛，上部着生总状花序，有的其上可见蒴果。蒴果倒卵状三棱形，内含多数黄色细小种子。叶于茎基部丛生，狭条形，灰绿色。气微、味淡。

【检查】**水分** 不得过13.0%（《中国药典》通则0832 第二法）。

总灰分 不得过13.0%（《中国药典》通则2302）。

【浸出物】照醇溶性浸出物测定法（《中国药典》通则2201）项下的热浸法测定，以75%乙醇作溶剂，不得少于8.0%。

【性味与归经】甘，平。归肺、肝经。

【功能与主治】清肺，养心安神。用于支气管炎，咳嗽，咳痰不爽，神经衰弱。

【用法与用量】9～30 g。

【贮藏】置通风干燥处。

鱼胆草

Yudancao

SWERTIAE DAVIDIS HERBA

本品为龙胆科植物川东獐芽菜*Swertia davidi* Franch. 的干燥全草。夏、秋两季采收，除去杂质，干燥。

【药材收载标准】《重庆市中药材标准》（2023年版）

DB50/YP104—2023

鱼胆草

Yudancao

本品为鱼胆草的炮制加工品。

【炮制】除去杂质，洗净，切段，干燥。

【性状】本品为茎、叶的混合段。茎纤细，不明显四方形，分枝多对生，直径约为2 mm，黄绿色至黄棕色，表面可见四棱。叶细小，线性或线状披针形，完整者长1~4 cm，黄色或淡黄色，对生，着生于茎上或分枝下部。气微，味极苦。

【鉴别】（1）取本品粉末1 g，加甲醇20 ml，加热回流30 min，滤过。滤液浓缩至约2 ml，作为供试品溶液。另取齐墩果酸对照品，加甲醇制成每1 ml含1 mg的溶液，作为对照品溶液。照薄层色谱法（《中国药典》通则0502）试验，吸取上述2种溶液各4 μl，分别点于同一硅胶G薄层板上，以甲苯-乙酸-乙酯-冰醋酸（12∶4∶0.5）为展开剂，展开，取出，晾干，喷以10%硫酸乙醇溶液，在105 ℃加热至斑点显色清晰。供试品色谱中，在与对照品色谱相应的位置上，显相同颜色的斑点。

（2）取獐牙菜苦苷对照品，加甲醇制成每1 ml含2 mg的溶液，作为对照品溶液。照薄层色谱法（《中国药典》通则0502）试验，吸取［鉴别］（1）项下的供试品溶液及上述对照品溶液各2~4 μl，分别点于同一硅胶GF$_{254}$薄层板上，以乙酸乙酯-甲醇-水（20∶2∶1）为展开剂，展开，取出，晾干，置于紫外光灯（254 nm）下检视。供试品色谱中，在与对照品色谱相应的位置上，显相同颜色的斑点。

【检查】**水分**　不得过13.0%（《中国药典》通则0832第二法）。

总灰分　不得过8.0%（《中国药典》通则2302）。

【浸出物】照醇溶性浸出物测定法（《中国药典》通则2201）项下热浸法测定，用稀乙醇作溶剂，不得少于12.0%。

【含量测定】照高效液相色谱法（《中国药典》通则0512）测定。

色谱条件与系统适用性试验　以十八烷基硅烷键和硅胶为填充剂；以甲醇-水（18∶82）为流动相；检测波长为254 nm；柱温30 ℃。理论板数按獐牙菜苦苷峰计算应不低于5 000。

对照品溶液的制备　精密称取獐牙菜苦苷对照品适量，加甲醇制成每1 ml含100 μg的溶液，即得。

供试品溶液的制备　取本品粉末（过三号筛）1 g，精密称定，置锥形瓶中，精密加入50%甲醇25 ml，称定重量，超声处理（功率500 W，频率40 kHz）10 min，放冷，再称定重量，用50%甲醇补足减失的重量，摇匀，滤过，取续滤液，即得。

测定法　分别精密吸取上述对照品溶液与供试品溶液各10 μl，注入液相色谱仪，测定，即得。

本品按干燥品计算，含獐牙菜苦苷$C_{10}H_{22}O_{10}$）不得少于0.30%。

【性味与归经】苦，凉。归肺、肝、胆经。

【功能与主治】清热，杀虫。用于黄疸，发热，咽喉肿痛，疥癣瘙痒。

【用法与用量】3～6 g。外用适量。

【贮藏】置干燥处，防霉。

狗肾

Goushen

CANISPENIS ET TESTIS

本品为犬科动物犬 *Canis familiaris* L. 的阴茎及睾丸。全年皆产，以冬季较多，将狗杀死、割取阴茎及睾丸，除去附着的毛、皮、肌肉及脂肪，拉直，干燥。

【药材收载标准】《卫生部药品标准》［中药材第一册（狗鞭）］

DB50/YP132—2023

狗肾

Goushen

本品为狗鞭的炮制加工品。

【炮制】除去残皮、脂肪、毛等杂质，洗净，干燥。

【性状】本品为长条形，阴茎呈棒状，先端龟头（又称腺阴茎）色稍深，基部附着两扁圆形睾丸。全体淡棕色或棕褐色，偶见毛发，质坚韧，不易折断，气腥，味微咸。

【浸出物】取本品切制成直径在3 mm以下的颗粒，照醇溶性浸出物测定法（《中国药典》通则2201）项下的冷浸法测定，用稀乙醇作溶剂，不得少于7.5%。

【性味与归经】咸，温。归肾经。

【功能与主治】暖肾壮阳，益精补髓。用于阳萎遗精，腰膝痿弱无力，女子带下。

【用法与用量】5～15 g。

【注意】阴虚阳盛者忌用。

【贮藏】置阴凉干燥处，防走油，防蛀。

狗脊贯众

Goujiguanzhong

WOODWARDIAE RHIZOMA

本品为乌毛蕨科植物单芽狗脊蕨*Woodwardia unigemmata*（Makino）Nakai的干燥根茎。春、秋两季采挖，削去叶柄，除去须根及泥土，干燥；或趁鲜切片，干燥。

【药材收载标准】《重庆市中药材标准》（2023年版）

DB50/YP038—2023

狗脊贯众

Goujiguanzhong

本品为狗脊贯众的炮制加工品。

【炮制】除去杂质；或除去杂质，洗净，润透，切厚片，干燥。

【性状】本品为不规则的厚片，周边红棕色至黑棕色，密被叶柄残基及棕色鳞毛，叶柄残基近半圆形。切面棕黄色至暗棕色，有黑点状或短条状筋脉。质坚硬。气微，味微苦涩。

【鉴别】（1）本品粉末棕红色。淀粉粒众多，脐点点状、短缝状、人字状，层纹明显，复粒较少。中柱鞘纤维黄棕色，成束或单个散在，多碎断。橙红色块状物呈不规则形散在。梯纹管胞多见。薄壁细胞多破碎，壁稍厚，纹孔大小不一。

（2）取本品粉末1 g，加甲醇-稀盐酸（4∶1）溶液30 ml，加热回流1 h，放冷，滤过，滤液蒸干，残渣加水20 ml使溶解，用乙酸乙酯提取3次，每次20 ml，合并乙酸乙酯提取液，蒸干，残渣加甲醇5 ml使溶解，作为供试品溶液。另取山奈素对照品，加甲醇制成每1 ml含0.1 mg的溶液，作为对照品溶液。照薄层色谱法（《中国药典》通则0502）试验，吸取上述两种溶液各2~5 µl，分别点于同一硅胶G薄层板上，以三氯甲烷-乙酸乙酯-甲酸（10∶3∶1）为展开剂，展开，取出，晾干，喷以2%三氯化铝乙醇溶液，置紫外光灯（365 nm）下检视。供试品色谱中，在与对照品色谱相应的位置上，显相同颜色的荧光斑点。

【检查】**水分**　不得过15.0%（《中国药典》通则0832第二法）。

总灰分　不得过9.0%（《中国药典》通则2302）。

【浸出物】照水溶性浸出物测定法（《中国药典》通则2201）项下的热浸法测定，不得少于10.0%。

【性味与归经】苦，微寒；有小毒。归肝、胃经。

【功能与主治】清热解毒，止血。用于疫毒感冒，鼻衄头晕，痢疾，崩漏。

【用法与用量】5~9 g。

【贮藏】置通风干燥处。

DB50/YP131—2023

狗脊贯众炭

Goujiguanzhongtan

本品为狗脊贯众的加工炮制品。

【炮制】取净狗脊贯众片，照炒炭法（《中国药典》通则0213）炒至表面焦黑色，内部褐色。

【性状】本品为不规则的厚片。外表呈焦黑色，有叶柄残基，内部褐色。质酥碎，味微苦、涩。

【鉴别】取本品粉末1 g，加甲醇-稀盐酸（4∶1）溶液30 ml，加热回流1 h，放冷，滤过，滤液蒸干，残渣加水20 ml使溶解，用乙酸乙酯提取3次，每次20 ml，合并乙酸乙酯提取液，蒸干，残渣加甲醇5 ml使溶解，作为供试品溶液。另取山柰酚对照品，加甲醇制成每1 ml含0.1 mg的溶液，作为对照品溶液。照薄层色谱法（《中国药典》通则0502）试验，吸取上述两种溶液各2～5 μl，分别点于同一硅胶G薄层板上，以三氯甲烷-乙酸乙酯-甲酸（10∶3∶1）为展开剂，展开，取出，晾干，喷以2%三氯化铝乙醇溶液，置紫外光灯（365 nm）下检视。供试品色谱中，在与对照品色谱相应的位置上，显相同颜色的荧光斑点。

【检查】水分　不得过13.0%（《中国药典》通则0832第二法）。

总灰分　不得过9.0%（《中国药典》2020年版通则2302）。

【浸出物】照水溶性浸出物测定法（《中国药典》通则2201）项下的热浸法测定，不得少于10.0%。

【性味与归经】苦，微寒；有小毒。归肝、脾经。

【功能与主治】清热解毒，止血。用于鼻衄头晕，痢疾，崩漏。

【用法与用量】4.5～9 g。

【贮藏】置干燥处，防蛀。

夜关门

Yeguanmen

LESPEDEZAE HERBA

本品为豆科植物截叶铁扫帚*Lespedeza cuneata*（Dum. Cours.）G. Don. 的干燥地上部分。9—10月采收，除去泥沙，切段，干燥。

【药材收载标准】《重庆市中药材标准》（2023年版）

DB50/YP101—2023

夜关门

Yeguanmen

本品为夜关门的炮制加工品。

【炮制】除去杂质，切段。

【性状】本品呈段。茎圆柱形，淡棕褐色或棕黄色，直径5~8 mm，有纵棱，偶有分枝。质硬，易折断，折断面浅黄色，中央具黄白色髓。完整叶片先端截形，有短尖头，基部楔形，全缘，暗绿色或灰绿色；上面无毛，斜向平行脉，下面被白色长柔毛。气微，味淡。

【鉴别】本品粉末绿褐色至棕褐色。导管为具缘纹孔导管或网纹导管，直径20~30 μm。叶表皮细胞多角形，垂周壁略弯曲，气孔不定式或平轴式，副卫细胞2~3个。非腺毛较多，以单细胞为主，壁具细小疣状突起或较平滑。晶纤维多，含草酸钙方晶或棱晶。

【检查】**水分**　不得过13.0%（《中国药典》通则0832第二法）。

总灰分　不得过6.0%（《中国药典》通则2302）。

酸不溶性灰分　不得过2.0%（《中国药典》通则2302）。

【浸出物】照醇溶性浸出物测定法（《中国药典》通则2201）项下的热浸法测定，用稀乙醇作溶剂，不得少于9.0%。

【性味与归经】甘、涩、平。归脾、肾经。

【功能与主治】固精缩尿，健脾利湿。用于肾虚遗精、滑精，遗尿，尿频，带下，泄泻。

【用法与用量】15~30 g。

【贮藏】置阴凉干燥处。

夜明砂

Yemingsha

VESPERTILIONIS FAECES

本品为蝙蝠科动物蝙蝠*Vespertilio superans* Thomas或普通伏翼*Pipistrellus abramus* Temminck的干燥粪便。夏季采收，除去泥沙，干燥。

【药材收载标准】《重庆市中药材标准》（2023年版）

DB50/YP191—2023

夜明砂

Yemingsha

本品为夜明砂的炮制加工品。

【炮制】除去杂质。

【性状】本品呈颗粒及碎屑状，完整颗粒呈长椭圆形，两端稍尖，棕褐色或灰棕色，表面粗糙，破碎者呈小颗粒或碎屑薄片状，具小亮点，质软，不刺手，微臭。

【鉴别】取本品15 g，研细，加甲醇100 ml，超声处理30 min，滤过，滤液浓缩至近干，加水10 ml使溶解，用三氯甲烷提取3次，每次10 ml，合并三氯甲烷液，挥至0.5 ml，作为供试品溶液。另取胆固醇对照品，加三氯甲烷制成每1 ml含1 mg的溶液，作为对照品溶液。照薄层色谱法（《中国药典》通则0502）试验，吸取上述溶液各5～10 μl，分别点于同一硅胶G薄层板上，以甲苯-乙酸乙酯-甲醇-甲酸（15∶2∶1∶0.6）为展开剂，展开，取出，晾干，喷以10%硫酸乙醇溶液，在105 ℃加热至斑点显色清晰。供试品色谱中，在与对照品色谱相应的位置上，分别显相同颜色的斑点。

【检查】水分　不得过15.0%（《中国药典》通则0832第二法）。

【浸出物】照水溶性浸出物测定法（《中国药典》通则2201）项下的热浸法测定，不得少于12.0%。

【性味与归经】辛，寒。归肝经。

【功能与主治】清热明目，散瘀消积。用于目赤肿痛，目生障翳，雀目，白睛溢血，小儿疳积，跌打伤痛。

【用法与用量】3～9 g。包煎。

【贮藏】置通风干燥处。

法落海

Faluohai

ANGELICAE APAENSIS RADIX ET RHIZOMA

本品为伞形科植物阿坝当归*Angelica apaensis* Shanet Yuan的干燥根及根茎。秋末、冬初时采挖，除去泥沙，晒干。

【药材收载标准】《四川省中药材标准》（2010年版）

DB50/YP121—2023

法落海

Faluohai

本品为法落海的加工炮制品。

【炮制】除去杂质及残茎，洗净，润透，切厚片，干燥。

【性状】本品为不规则的厚片，周边黑褐色，切面黄白色，有棕褐色环及裂隙，具多数棕色油点。体较轻泡，质脆。气香特异，味苦，辛辣而麻舌。

【鉴别】取本品粉末0.5 g，加乙醚10 ml，密闭放置1 h，并时时振摇，滤过，滤液挥干，残渣加乙酸乙酯1 ml使溶解，作为供试品溶液。另取欧前胡素、异欧前胡素对照品，各加乙酸乙酯分别制成每1 ml含1 mg的溶液，作为对照品溶液。照薄层色谱法（《中国药典》通则0502）试验，吸取上述3种溶液各4 μl，分别点于同一以羧甲基纤维素钠为黏合剂的硅胶G薄层板上，以石油醚（30～60 ℃）-乙醚（3：2）为展开剂，在25 ℃以下展开，取出，晾干，置紫外光灯（365 nm）下检视。供试品色谱中，在与对照品色谱相应的位置上，显相同颜色的荧光斑点。

【检查】水分　不得过13.0%（《中国药典》通则0832第四法）。

总灰分　不得过8.0%（《中国药典》通则2302）。

酸不溶性灰分　不得过2.0%（《中国药典》通则2302）。

【浸出物】照醇溶性浸出物测定法（《中国药典》通则2201）项下的热浸法测定，用稀乙醇作溶剂，不得少于15.0%。

【性味与归经】辛、苦，温。归肺、胃经。

【功能与主治】行气止痛，祛风止咳。用于脘腹胀痛，风寒头痛，咳嗽。

【用法与用量】6～12 g。

【贮藏】置干燥处，防蛀。

泽泻

Zexie

ALISMATIS RHIZOMA

本品为泽泻科植物东方泽泻*Alisma orientale*（Sam.）Juzep.或泽泻*Alisma plantago-aquatica* Linn. 的干燥块茎。冬季茎叶开始枯萎时采挖，洗净，干燥，除去须根和粗皮。

【药材收载标准】《中国药典》（2020年版一部）

DB50/YP107—2023

麸炒泽泻

Fucaozexie

本品为泽泻的炮制加工品。

【炮制】取净泽泻片，照麸炒法（《中国药典》通则0213）炒至表面呈黄色。

每100 kg泽泻片，用麸皮25 kg。

【性状】本品为圆形厚片。表面微黄色至黄色，偶见焦斑，有香气。

【鉴别】本品粉末淡黄棕色。淀粉粒甚多，单粒长卵形、类球形或椭圆形，直径3～14 μm，脐点人字状、短缝状或三叉状；复粒由2～3分粒组成。薄壁细胞类圆形，具多数椭圆形纹孔，集成纹孔群。内皮层细胞垂周壁波状弯曲，较厚，木化，有稀疏细孔沟。油室大多破碎，完整者类圆形，直径 54～110 μm，分泌细胞中有时可见油滴。

【检查】**水分** 不得过14.0%（《中国药典》通则0832第二法）。

总灰分 不得过5.0%（《中国药典》通则2302）。

【浸出物】照醇溶性浸出物测定法（《中国药典》通则2201）项下的热浸法测定，用乙醇作溶剂，不得少于10.0%。

【含量测定】照高效液相色谱法（《中国药典》通则0512）测定。

色谱条件与系统适用性试验 以十八烷基硅烷键合硅胶为填充剂；以乙腈为流动相A，以水为流动相B，按下表中的规定进行梯度洗脱，23-乙酰泽泻醇B检测波长为208 nm，23-乙酰泽泻醇C检测波长为246 nm。理论板数按23-乙酰泽泻醇B峰计算应不低于3 000。

时间/min	流动相A/%	流动相B/%
0～5	45	55
5～30	45→84	55→16
30～40	84	16

对照品溶液的制备　分别取23-乙酰泽泻醇B对照品和23- 乙酰泽泻醇C对照品适量，精密称定，加乙腈制成每1 ml含23-乙酰泽泻醇B 35 μg和23-乙酰泽泻醇C 5 μg的混合溶液，即得。

供试品溶液的制备　取本品粉末（过五号筛）约0.5 g，精密称定，置具塞锥形瓶中，精密加入乙腈25 ml，密塞，称定重量，超声处理（功率250 W，频率50 kHz） 30 min，放冷，再称定重量，用乙腈补足减失的重量，摇匀，滤过，取续滤液，即得。

测定法　分别精密吸取对照品溶液与供试品溶液各20 μl，注入液相色谱仪，测定，即得。

本品按干燥品计算，含23-乙酰泽泻醇B（$C_{32}H_{50}O_5$）和23-乙酰泽泻醇C（$C_{32}H_{48}O_6$）的总量不得少于0.10%。

【性味与归经】甘、淡，寒。归肾、膀胱经。

【功能与主治】利水渗湿，泄热，化浊降脂。用于小便不利，水肿胀满，泄泻尿少，痰饮眩晕，热淋涩痛，高脂血症。

【用法与用量】6～10 g。

【贮藏】置干燥处，防蛀。

泽漆

Zeqi

EUPHORBIAE HERBA

本品为大戟科植物泽漆 *Euphorbia helioscopia* L. 的干燥地上部分。春末、夏初开花时采割地上部分，除去杂质，晒干。

【药材收载标准】《河南省中药材标准》（1993年版）

DB50/YP106—2023

泽漆

Zeqi

本品为泽漆的炮制加工品。

【炮制】除去杂质，洗净，切段，干燥。

【性状】本品为茎、叶、花混合的段。茎圆柱形，浅灰黄色至棕褐色，表面平滑或具不明显的纵纹；叶互生，无柄，暗绿色，皱缩、破碎，完整叶片展开后呈倒卵形或匙形。可见暗绿色小花苞及灰绿色的蒴果。味淡。

【检查】**水分** 不得过13.0%（《中国药典》通则0832 第二法）。

【性味与归经】苦，微寒；有毒。归大肠、小肠、脾经。

【功能与主治】逐水消肿，化痰散结，杀虫。用于大腹水肿，咳逆上气，瘰疬结核，神经性皮炎，灭蛆。

【用法与用量】3～9 g。外用适量。

【注意】孕妇及体虚者禁用。

【贮藏】置干燥处。

官桂

Guangui

CINNAMOMI MAIREI CORTEX

本品为樟科植物银叶桂*Cinnamomum mairei* Lévl. 的干燥树皮。多于秋季剥皮，阴干。

【药材收载标准】《重庆市中药材标准》（2023年版）

DB50/YP039—2023

官桂

Guangui

本品为官桂的炮制加工品。

【炮制】除去杂质，洗净，稍润，切丝或块，干燥。

【性状】本品呈不规则丝状或块状。外表面灰褐色或棕褐色，有斜皮孔，有时具灰白色地衣斑；内表面棕褐色，较平滑，有细纵纹。质硬而脆，易断。气微香，味辛、凉，嚼之起涎。

【鉴别】取本品粉末0.5 g，加乙醇10 ml，冷浸20 min，时时振摇，滤过，滤液作为供试品溶液。另取桂皮醛对照品，加乙醇制成每1 ml含10 μg的溶液，作为对照品溶液。照薄层色谱法（《中国药典》通则0502）试验，吸取供试品溶液5 μl、对照品溶液2 μl，分别点于同一硅胶G薄层板上，以石油醚（60～90 ℃）-乙酸乙酯（17：3）为展开剂，展开，取出，晾干，喷以二硝基苯肼乙醇溶液。供试品色谱中，在与对照品色谱相应的位置上，显相同颜色的斑点。

【检查】水分　不得过13.0%（《中国药典》通则0502第二法）。

总灰分　不得过5.0%（《中国药典》通则2302）。

酸不溶性灰分　不得过3.0%（《中国药典》通则2302）。

【浸出物】醇溶性浸出物测定法（《中国药典》通则2201）项下的热浸法测定，用70%乙醇作溶剂，不得少于12.0%。

【含量测定】挥发油　照挥发油测定法（《中国药典》通则2204，甲法测定），本品含挥发油不得少于0.3%（ml/g）。

【性味与归经】苦、辛，温。归脾、胃、大肠经。

【功能与主治】散寒止痛。用于胸腹冷痛。

【用法与用量】3～9 g。

【贮藏】置阴凉干燥处。

建曲

Jianqu

【处方】蓼子草6.6 g，苍耳草6.6 g，青蒿6.6 g，苦杏仁4 g，赤小豆4 g，麦芽9 g，山楂（炒）9 g，陈皮6 g，藿香6 g，苍术6 g，厚朴3 g，川木香3 g，白芷3 g，枳壳（麸炒）3 g，槟榔3 g，紫苏6 g，薄荷3 g，谷芽9 g，官桂1.5 g，香附6 g，甘草1.5 g，麦麸21.2 g，面粉10.6 g

【药材收载标准】《卫生部药品标准》（中成药成方制剂第十七册）

DB50/YP059—2022

炒建曲

Chaojianqu

本品为建曲的炮制加工品。

【炮制】取净建曲，照清炒法（《中国药典》通则0213）炒至表面深黄色，略具香气。

【性状】本品呈不规则块状，表面深黄色，粗糙，疏松。略具香气。

【鉴别】取本品，置显微镜下观察：种皮表皮细胞为栅状，底面观细胞呈多角形，壁稍厚，胞腔大，内含红棕色至红色物质。内胚乳细胞多破碎，无色，纹孔较多，甚大，类圆形或矩圆形。分泌细胞类圆形，含淡黄棕色至红棕色分泌物。纤维束周围薄壁细胞含草酸钙方晶，形成晶纤维。

【检查】水分　不得过13.0%（《中国药典》通则0832第二法）。

【性味与归经】辛、温，微苦。归脾、胃经。

【功能与主治】解表和中，开胃健脾，芳香化浊。用于寒热头痛，食滞阻中，胀满腹泻，食欲不振。

【用法与用量】10～15 g。可用袋泡茶剂饮用。

【贮藏】置阴凉干燥处保存。

DB50/YP060—2022

焦建曲

Jiaojianqu

本品为建曲的炮制加工品。

【炮制】取净建曲，照清炒法（《中国药典》通则0213）炒至表面焦黄色，带焦斑，有焦香气。

【性状】本品呈不规则块状，表面焦黄色，带焦斑，有焦香气。

【鉴别】取本品，置显微镜下观察：种皮表皮细胞为栅状，底面观细胞呈多角形，壁稍厚，胞腔大，内含红棕色至红色物质。内胚乳细胞多破碎，无色，纹孔较多，甚大，类圆形或矩圆形。分泌细胞类圆形，含淡黄棕色至红棕色分泌物。纤维束周围薄壁细胞含草酸钙方晶，形成晶纤维。

【性味与归经】辛、温，微苦。归脾、胃经。

【功能与主治】解表和中，开胃健脾，芳香化浊。用于寒热头痛，食滞阻中，胀满腹泻，食欲不振。

【用法与用量】10～15 g。可用袋泡茶剂饮用。

【贮藏】置阴凉干燥处保存。

珍珠透骨草

Zhenzhutougucao

SPERANSKIAE HERBA

本品为大戟科植物地构叶 *Speranskia tuberculata*（Bunge）Baill. 的干燥全草。夏、秋季花果期采收，去掉杂草及泥沙，晒干。

【药材收载标准】《山西省中药材中药饮片标准》（第一册）

DB50/YP195—2023

珍珠透骨草

Zhenzhutougucao

本品为珍珠透骨草的炮制加工品。

【炮制】除去杂质，洗净，润透，切段，干燥。

【性状】本品为根、茎、叶、花、果混合的不规则段。根表面黄棕色，有细纵皱纹；切面皮部内缘常呈紫色，易剥离，木部黄白色，木质化。茎圆柱形微具棱，表面淡绿或灰绿色，被灰白色柔毛；断面皮部灰绿色，木部浅黄色，髓部多中空。叶多破碎，完整叶片披针形至椭圆状披针形，两面均被白色柔毛。可见总状花序轴及果实，蒴果三角状扁圆形。气微，味淡而微苦。

【鉴别】本品粉末淡灰绿色或黄绿色。非腺毛为单细胞，长104～370 μm，基部直径16～29 μm，壁较厚，表面有显著疣状突起。草酸钙簇晶多见，棱角多尖锐，直径15～30 μm。橙皮苷结晶较多。纤维多见，壁厚，长棱形。叶肉组织碎片多见。导管主要为梯纹导管和螺纹导管。

【检查】**水分**　不得过11.0%（《中国药典》通则0832 第二法）。

总灰分　不得过15.0%（《中国药典》通则2302）。

酸不溶性灰分　不得过3.0%（《中国药典》通则2302）。

【性味与归经】辛，温。归肝、肾经。

【功能与主治】祛风除湿，解毒止痛。用于风湿关节痛，外用治疮疡肿毒。

【用法与用量】9～15 g。外用适量。

【注意】孕妇忌用；辨证属热痹者慎用。

【贮藏】置阴凉干燥处。

荆芥

Jingjie

SCHIZONEPETAE HERBA

本品为唇形科植物荆芥 *Schizonepeta tenuifolia* Briq. 的干燥地上部分。夏、秋两季花开到顶、穗绿时采割，除去杂质，晒干。

【药材收载标准】《中国药典》（2020年版一部）

DB50/YP052—2023

炒荆芥

Chaojingjie

本品为荆芥的炮制加工品。

【炮制】取净荆芥段，照清炒法（《中国药典》通则0213）用文火炒至微黄色。

【性状】本品呈不规则的小段状，茎、叶、穗混合。茎呈方柱形，表面棕黄色，略有焦斑。叶皱缩卷曲，多破碎，花穗黄棕色或黄绿色，气芳香，微具焦香气。

【鉴别】（1）本品粉末黄棕色。宿萼表皮细胞垂周壁深波状弯曲。腺鳞头部8细胞，直径96～112 μm，柄单细胞，棕黄色。小腺毛头部1～2细胞，柄单细胞。非腺毛1～6细胞，大多具壁疣。外果皮细胞表面观多角形，壁黏液化，胞腔含棕色物；断面观细胞类方形或类长方形，胞腔小。内果皮石细胞淡棕色，表面观垂周壁深波状弯曲，具纹孔。纤维直径14～43 μm，壁平直或微波状。

（2）取本品粉末0.8 g，加石油醚（60～90 ℃）20 ml，密塞，时时振摇，放置过夜，滤过，滤液挥至1 ml，作为供试品溶液。另取荆芥对照药材0.8 g，同法制成对照药材溶液。照薄层色谱法（《中国药典》通则0502）试验，吸取上述2种溶液各10 μl，分别点于同一硅胶H薄层板上，正己烷-乙酸乙酯（17：3）为展开剂，展开，取出，晾干，喷以5%香草醛的5%硫酸乙醇溶液，在105 ℃加热至斑点显色清晰。供试品色谱中，在与对照药材色谱相应的位置上，显相同颜色的斑点。

【检查】水分　不得过12.0%（《中国药典》通则0832第四法）。

总灰分　不得过10.0%（《中国药典》通则2302）。

酸不溶性灰分　不得过3.0%（《中国药典》通则2302）。

【性味与归经】辛，微温。归肺、肝经。

【功能与主治】解表散风，透疹，消疮。用于感冒，头痛，麻疹，风疹，疮疡初起。

【用法与用量】5～10 g。

【贮藏】置阴凉干燥处。

草红藤

Caohongteng

SHUTERIAE HERBA

本品为豆科植物有毛宿苞豆*Shuteria pampaniniana* Hand.-Mazz.的干燥全草。夏、秋两季茎叶茂盛时采收，除去杂质，扎成小把，晒干。

【药材收载标准】《四川省中药材标准》（2010年版）

DB50/YP113—2023

草红藤

Caohongteng

本品为草红藤的炮制加工品。

【炮制】除去杂质，淋润，切段，干燥。

【性状】本品为茎、叶混合的段，偶见细根。茎圆柱形，表面紫褐色或棕红色，具纵纹及灰白色柔毛；质脆，易折断，断面黄色或灰白色。较完整者三出复叶互生，小叶片薄，易碎，完整叶片多数呈宽椭圆形、卵圆形或菱状倒卵形，长0.5～3 cm，宽0.3～2.5 cm，先端钝圆，全缘；上表面黄绿色，下表面浅绿色，主脉浅棕色、棕色或紫红色。气微，味微苦。

【鉴别】本品粉末棕黄色。非腺毛稍弯曲，单细胞，长90～140 μm，直径1～3 μm。草酸钙方晶呈柱状或方形，直径4～30 μm。纤维呈长梭形，直径25～50 μm。可见晶鞘纤维及棕色块状物。多见螺纹导管，直径40～85 μm。

【检查】**水分**　不得过12.0%（《中国药典》通则0832第二法）。

总灰分　不得过8.0%（《中国药典》通则2302）。

酸不溶性灰分　不得过2.0%（《中国药典》通则2302）。

【浸出物】照醇溶性浸出物测定法（《中国药典》通则2201）项下的热浸法测定，用稀乙醇作溶剂，不得少于15.0%。

【性味与归经】苦、寒。归肺经。

【功能与主治】清热解毒，活血散瘀。用于肠痈腹痛，乳痈，痄腮，肺痨咳嗽；跌打损伤，骨折筋伤。

【用法与用量】9～30 g。

【贮藏】置干燥处。

茯神木

Fushenmu

PORIAE CUM RADICE PINI

本品为多孔菌科真菌茯苓*Poria cocos*（Schw.）Wolf. 菌核中间的松根或松干。多于秋季采挖，除去泥沙，趁鲜取出松根，晒干。

【药材收载标准】《四川省中药材标准》（2010年版）

DB50/YP126—2023

茯神木

Fushenmu

本品为茯神木的加工炮制品。

【炮制】除去杂质，切成小块。

【性状】本品为不规则木质小块，表面浅棕黄色至棕红色，附有少量茯苓，质松体轻。

【检查】**总灰分**　不得过5.0%（《中国药典》通则2302）。

酸不溶性灰分　不得过2.0%（《中国药典》通则2302）。

【性味与归经】甘，平。归肝、心经。

【功能与主治】平肝息风，宁心安神。用于中风不语，痉挛抽搐，惊悸健忘。

【用法与用量】6~9 g。

【贮藏】置干燥处。

南大青叶

Nandaqingye

BAPHICACANTHIS CUSIAE FOLIUM

本品为爵床科植物马蓝*Baphicacanthus cusia*（Nees.）Bremek.的干燥叶。夏、秋两季枝叶茂盛时采收，除去茎枝及杂质，阴干或低温干燥。

【药材收载标准】《重庆市中药材标准》（2023年版）

DB50/YP067—2023

南大青叶

Nandaqingye

本品为南大青叶的炮制加工品。

【炮制】除去杂质，抢水洗，切碎，干燥。

【性状】本品为不规则的碎片。墨绿色至深棕黑色，有时可见叶边缘浅锯齿。质脆，易碎断。气微，味涩而味苦。

【鉴别】（1）本品粉末墨绿色。表皮细胞多为不规则多边形，垂周壁近平直或微弯曲，气孔多为直轴式，少数为不等式和不定式。钟乳体椭圆形或类圆形，直径35～55 μm，长70～120 μm，层纹波状。非腺毛长而弯曲，长可达360 μm，由2～10个细胞组成，壁薄，表面疣状突起。腺毛头部具2～8个细胞，腺柄1～3个细胞。叶肉组织含多量蓝色至蓝黑色色素颗粒。

（2）取本品粉末0.5 g，加三氯甲烷20 ml，加热回流1 h，滤过，滤液浓缩至1 ml，作为供试品溶液。另分别取靛蓝对照品、靛玉红对照品，加三氯甲烷制成每1 ml各含1 mg的混合溶液，作为对照品溶液。照薄层色谱法（《中国药典》通则0502）试验，吸取上述2种溶液各5 μl，分别点于同一硅胶G薄层板上，以环己烷-三氯甲烷-丙酮（5：4：2）为展开剂，展开，取出，晾干。供试品色谱中，在与对照品色谱相应的位置上，显相同颜色的斑点。

【检查】水分　不得过15.0%（《中国药典》通则0832第二法）。

总灰分　不得过10.0%（《中国药典》通则2302）。

酸不溶性灰分　不得过2.0%（《中国药典》通则2302）。

【浸出物】照醇溶性浸出物测定法（《中国药典》通则2201）项下的热浸法测定，用乙醇作溶剂，不得少于4.0%。

【含量测定】照高效液相色谱法（《中国药典》通则0512）测定。

色谱条件及系统适应性试验　以十八烷基硅烷键合硅胶为填充剂；以甲醇-水（75：25）为流动相；检测波长为290 nm。理论板数按靛玉红峰计算应不低于4 000。

对照品溶液的制备　取靛玉红对照品适量，精密称定，加甲醇制成每取靛玉红对照品适量，精密称定，加甲醇制成每1 ml含5 μg的溶液，即得。

供试品溶液的制备　取本品细粉1.0 g，精密称定，置索氏提取器中，置索氏提取器中，加乙酸乙酯80 ml，加热回流6 h，回收溶剂至干，残渣加甲醇使溶解并转移至100 ml量瓶中，加甲醇至刻度，摇匀，滤过，取续滤液，即得。

测定法　分别精密吸取对照品溶液与供试品溶液各10 μl注入液相色谱仪，注入液相色谱仪，测定，即得。

本品按干燥品计算，含靛玉红（$C_{16}H_{10}N_2O_2$）不得少于0.020%。

【性味与归经】苦，寒。归心、胃经。

【功能与主治】清热，解毒，凉血。用于温病发斑发疹，痄腮，流行性感冒，乙型脑炎，喉痹，丹毒，痈肿。

【用法与用量】9～15 g。

【贮藏】置通风干燥处，防霉。

南方红豆杉

Nanfanghongdoushan

TAXI MAIREI RAMULUS ET FOLIUM

本品为红豆杉科植物南方红豆杉 *Taxus chinensis*（Pilger）Rehd. var. *mairei*（Lemee et Lévl.）Cheng et L. K. Fu 栽培品的干燥枝叶。夏、秋两季采收，干燥。

【药材收载标准】《广东省中药材标准》（第三册）

DB50/YP068—2023

南方红豆杉

NanfangHongdoushan

本品为南方红豆杉的炮制加工品。

【炮制】除去杂质，洗净，切段，干燥。

【性状】本品茎呈细圆柱形的段，表面灰棕色至浅灰褐色，稍糙，栓皮易成小片状剥离；质坚，不易折断，断面平坦，淡棕红色，中央髓部棕褐色。叶排列成两列，呈弯镰状，易脱落，近无柄，长2～4.5 cm，宽2～5 mm，全缘，上部常渐窄，先端渐尖，上表面深绿色或棕褐色，有光泽，下表面淡黄绿色或棕褐色，中脉在背部隆起，其色泽与相邻的两条气孔带相异，呈淡黄绿色或绿色，叶边缘反曲。质脆，易折断。气特异，味苦、涩。

【鉴别】本品粉末棕绿色。叶上表皮细胞类长方形，附黄色角质附属物。气孔多见，多为不定式，直径30～50 μm，副卫细胞4～6个，外被角质乳头状突起。叶肉细胞椭圆形，多成片，常含草酸钙砂晶。木栓细胞多角形，成片，含棕红色或棕黄色物质。韧皮部薄壁细胞方形或长方形，细胞壁链珠状增厚。石细胞直径30～80 μm，多见，无色或黄棕色，方形、椭圆形或不规则形，几个或单个散在，壁厚，层纹明显。嵌晶纤维直径15～45 μm，多断碎。管胞多数，有网纹、孔纹和螺纹，成片或散在。

【检查】**水分**　不得过13.0%（《中国药典》通则0832 第二法）。

总灰分　不得过6.0%（《中国药典》通则2302）。

【浸出物】照醇溶性浸出物测定法（《中国药典》通则2201）项下的热浸法测定，用稀乙醇作溶剂，不得少于18.0%。

【性味与归经】甘、微苦，平。归肾、心经。

【功能与主治】解毒散积，活络止痛，利水消肿，化食驱虫。用于肿瘤，肾病，食积，咽喉痛。

【用法与用量】3～9 g。

【注意】可能引起恶心、呕吐、皮疹。

【贮藏】置通风、干燥、避光处。

柏子仁

Baiziren

PLATYCLADI SEMEN

本品为柏科植物侧柏 *Platycladus orientalis*（L.）Franco 的干燥成熟种仁。秋、冬两季采收成熟种子，晒干，除去种皮，收集种仁。

【药材收载标准】《中国药典》（2020年版一部）

DB50/YP011—2023

炒柏子仁

Chaobaiziren

本品为柏子仁的炮制加工品。

【炮制】取净柏子仁，照清炒法（《中国药典》通则0213）用文火炒至油黄色，偶有焦斑，有香气逸出。

【性状】本品呈长卵形或长椭圆形，长4~7 mm，直径1.5~3 mm。表面油黄色，偶见焦斑，外包膜质内种皮，顶端略尖，有深褐色的小点，基部钝圆。质软，富油性。具焦香气，味淡。

【鉴别】本品粉末深黄色至棕色。种皮表皮细胞长条形，常与含棕色色素的下皮细胞相连。内胚乳细胞类多角形或类圆形，胞腔内充满较大的糊粉粒和脂肪油滴，糊粉粒溶化后留有网格样痕迹。子叶细胞呈长方形，胞腔内充满较小的糊粉粒和脂肪油滴。

【检查】**酸败度**　照酸败度测定法（《中国药典》通则2303）测定。

酸值　不得过40.0。

羰基值　不得过30.0。

过氧化值　不得过0.26。

黄曲霉毒素　照真菌毒素测定法（《中国药典》通则2351）测定。

本品每1 000 g含黄曲霉毒素B_1不得过5 μg，黄曲霉毒素G_2、黄曲霉毒素G_1、黄曲霉毒素B_2和黄曲霉毒素B_1的总量不得过10 μg。

【性味与归经】甘，平。归心、肾、大肠经。

【功能与主治】养心安神，润肠通便，止汗。用于阴血不足，虚烦失眠，心悸怔忡，肠燥便秘，阴虚盗汗。

【用法与用量】3~10 g。

【贮藏】置阴凉干燥处，防热，防蛀。

栀子

Zhizi

GARDENIAE FRUCTUS

本品为茜草科植物栀子 *Gardenia jasminoides* Ellis的干燥成熟果实。9—11月果实成熟呈红黄色时采收，除去果梗和杂质，蒸至上气或置沸水中略烫，取出，干燥。

【药材收载标准】《中国药典》（2020年版一部）

DB50/YP105—2022

姜栀子

Jiangzhizi

本品为栀子的炮制加工品。

【炮制】取净栀子，照姜炙法（《中国药典》通则0213）炒至表面颜色加深。

【性状】本品呈不规则的碎块或颗粒。果皮表面棕褐色或黄褐色，有的可见翅状纵棱。种子扁卵形，深棕褐色或黄褐色，略显金黄色，有的可见焦斑。气微，略具姜辣味。

【鉴别】取本品粉末1 g，加50%甲醇10 ml，超声处理40 min，滤过，取滤液作为供试品溶液。另取栀子对照药材1 g，同法制成对照药材溶液。再取栀子苷对照品，加乙醇制成每1 ml含4 mg的溶液，作为对照品溶液。照薄层色谱法（《中国药典》通则0502）试验，吸取上述三种溶液各2 μl，分别点于同一硅胶G薄层板上，以乙酸乙酯-丙酮-甲酸-水（5：5：1：1）为展开剂，展开，取出，晾干。供试品色谱中，在与对照药材色谱相应的位置上，显相同颜色的黄色斑点；再喷以10%硫酸乙醇溶液，在110 ℃加热至斑点显色清晰。供试品色谱中，在与对照药材色谱和对照品色谱相应的位置上，显相同颜色的斑点。

【检查】**水分** 不得过10.0%（《中国药典》通则0832 第二法）。

总灰分 不得过6.0%（《中国药典》通则2302）。

【性味与归经】苦，寒。归心、肺、三焦经。

【功能与主治】泻火除烦，清热利湿，凉血解毒。用于热病心烦，湿热黄疸，淋证涩痛，血热吐衄，目赤肿痛，火毒疮疡。

【用法与用量】6～10 g。

【贮藏】置通风干燥处。

枸杞子

Gouqizi

LYCII FRUCTUS

本品为茄科植物宁夏枸杞 *Lycium barbarum* L.的干燥成熟果实。夏、秋两季果实呈红色时采收，热风烘干，除去果梗，或晾至皮皱后，晒干，除去果梗。

【药材收载标准】《中国药典》（2020年版一部）

DB50/YP046—2022

酒枸杞子

Jiugouqizi

本品为枸杞子的炮制加工品。

【炮制】取净枸杞子，加黄酒拌匀吸干，照蒸法（《中国药典》通则0213）及时蒸至表面颜色略加深、稍软成型。

每100 kg枸杞子，用黄酒5 kg。

【性状】本品呈类纺锤形或椭圆形。表面红色或暗红色。果皮柔韧，皱缩；果肉肉质，柔润。种子20～50粒，类肾形，扁而翘，长1.5～1.9 mm，宽1～1.7 mm，表面浅黄色或棕黄色。微具酒气，味甜。

【鉴别】（1）本品粉末黄橙色或红棕色。外果皮表皮细胞表面观呈类多角形或长多角形，垂周壁平直或细波状弯曲，外平周壁表面有平行的角质条纹。中果皮薄壁细胞呈类多角形，壁薄，胞腔内含橙红色或红棕色球形颗粒。种皮石细胞表面观不规则多角形，壁厚，波状弯曲，层纹清晰。

（2）取本品0.5 g，加水35 ml，加热煮沸15 min，放冷，滤过，滤液用乙酸乙酯15 ml振摇提取，分取乙酸乙酯液，浓缩至1 ml，作为供试品溶液。另取枸杞子对照药材0.5 g，同法制成对照药材溶液。照薄层色谱法（《中国药典》通则0502）试验，吸取上述两种溶液各5 μl，分别点于同一硅胶G薄层板上，以乙酸乙酯-三氯甲烷-甲酸（3：2：1）为展开剂，展开，取出，晾干，置紫外灯（365 nm）下检视。供试品色谱中，在与对照药材色谱相应的位置上，显相同颜色的荧光斑点。

【检查】**水分**　不得过13.0%（《中国药典》通则0832第二法，温度为80 ℃）。

总灰分　不得过5.0%（《中国药典》通则2302）。

【浸出物】照水溶性浸出物测定法（《中国药典》通则2201）项下的热浸法测定，不得少于55.0%。

【性味与归经】甘，平。归肝、肾经。

【功能与主治】滋补肝肾，益精明目。用于虚劳精亏，腰膝酸痛，眩晕耳鸣，阳痿遗精，内热消渴，血虚萎黄，目昏不明。

【用法与用量】6～12 g。

【贮藏】置阴凉干燥处，防闷热，防潮，防蛀。

DB50/YP047—2022

盐枸杞子

Yangouqizi

本品为枸杞子的炮制加工品。

【炮制】取盐置热锅中翻动，炒至滑利，投入净枸杞子，炒至表面鼓起时，取出，筛去盐，摊凉。

每100 kg枸杞子，用食盐20 kg。

【性状】本品呈类纺锤形或椭圆形。表面暗红色或暗红黄色，微鼓起。果皮柔韧，皱缩；果肉肉质，柔润。种子20～50粒，类肾形，扁而翘，长1.5～1.9 mm，宽1～1.7 mm。味甜、微咸。

【鉴别】取本品0.5 g，加水35 ml，加热煮沸15 min，放冷，滤过，滤液用乙酸乙酯15 ml振摇提取，分取乙酸乙酯液，浓缩至1 ml，作为供试品溶液。另取枸杞子对照药材0.5 g，同法制成对照药材溶液。照薄层色谱法（《中国药典》通则0502）试验，吸取上述两种溶液各5 μl，分别点于同一硅胶G薄层板上，以乙酸乙酯-三氯甲烷-甲酸（3:2:1）为展开剂，展开，取出，晾干，置紫外光灯（365 nm）下检视。供试品色谱中，在与对照药材色谱相应的位置上，显相同颜色的荧光斑点。

【检查】水分　不得过13.0%（《中国药典》通则0832第二法）。

总灰分　不得过11.0%（《中国药典》通则2302）。

【浸出物】照水溶性浸出物测定法（中国药典》通则2201）项下的热浸法测定，不得少于55.0%。

【性味与归经】甘，平。归肝、肾经。

【功能与主治】滋补肝肾，益精明目。用于虚劳精亏，腰膝酸痛，眩晕耳鸣，阳萎遗精，内热消渴，血虚萎黄，目昏不明。

【用法与用量】6～12 g。

【贮藏】置通风干燥处，防闷热，防潮，防蛀。

树舌

Shushe

GANODERMA APPLANATUM

本品为多孔菌科真菌树舌灵芝*Ganoderma applanatum*（Pers. ex Gray）Pat. 的干燥子实体。夏、秋季子实体成熟时采收，除去杂质，晒干或切片，晒干。

【药材收载标准】《卫生部药品标准》（中药材第一册）

DB50/YP167—2023

树舌

Shushe

本品为树舌的炮制加工品。

【炮制】除去杂质；或除去杂质，润软，切片或块，干燥。

【性状】本品呈不规则的块或片。上表面呈灰褐色、褐色或灰色，无漆样光泽，有棱纹，高低不平或具大小不等的瘤突，皮壳脆，角质。菌肉浅栗色，近皮壳处有时显白色，软木栓质。菌管显著，多层，浅褐色，有的上部菌管呈白色，层间易脱离，有的层间夹栗色薄层菌肉。管口孔面近白色至淡黄色或暗褐色，口径极为微小。质硬而韧，气微，味微苦。

【鉴别】（1）本品粉末暗褐色。菌丝体三体型，生殖菌丝壁薄，无色或浅褐色，直径2~4 μm；骨架菌丝壁厚，深褐色.直径6~8 μm；缠绕菌丝分枝多，常扭曲，褐色或浅褐色，直径1~5 μm。孢子褐色，卵形，顶端平截，外壁光滑，无色，内壁浅褐色，有显著小疣，长6.5~8.5 μm，宽4.5~6 μm。

（2）取本品粉末0.2 g，加石油醚10 ml，冷浸振摇10 min，滤过，滤液挥干，加冰醋酸1滴、醋酐和浓硫酸各1~2滴，即显红色，迅速转为翠绿色。

【检查】水分　不得过13.0%（《中国药典》通则0832第二法）。

　总灰分　不得过3.0%（《中国药典》通则2302）。

【浸出物】照水溶性浸出物测定法（《中国药典》通则2201）项下的冷浸法测定，不得少于4.0%。

【性味与归经】甘，平。归心、肺、肝、肾经。

【功能与主治】补气安神，止咳平喘。用于心神不宁，失眠心悸，肺虚咳喘，虚劳短气，不思饮食。

【用法与用量】10~30 g。

【贮藏】置干燥处。

威灵仙

Weilingxian

CLEMATIDIS RADIX ET RHIZOMA

本品为毛茛科植物威灵仙 *Clematis chinensis* Osbeck、棉团铁线莲 *Clematis hexapetala* Pall. 或东北铁线莲 *Clematis mandshurica* Rupr.的干燥根和根茎。秋季采挖，除去泥沙，晒干。

【药材收载标准】《中国药典》（2020年版一部）

DB50/YP087—2023

酒威灵仙

Jiuweilingxian

本品为威灵仙的炮制加工品。

【炮制】取净威灵仙段，照酒炙法（《中国药典》通则0213）用文火炒干。

【性状】本品呈不规则的段。表面黑褐色、棕褐色或棕黑色，有细纵纹，有的皮部脱落，露出黄白色木部。切面皮部较广，木部淡黄色，略呈方形或近圆形，皮部与木部间常有裂隙。微有酒气，味淡、咸或辛辣。

【鉴别】取本品粉末1 g，加乙醇50 ml，加热回流2 h，滤过，滤液浓缩至20 ml，加盐酸3 ml，加热回流1 h，加水10 ml，放冷，加石油醚（60～90 ℃）25 ml振摇提取，石油醚蒸干，残渣用无水乙醇10 ml使溶解，作为供试品溶液。另取齐墩果酸对照品，加无水乙醇制成每1 ml含0.45 mg的溶液，作为对照品溶液。照薄层色谱法（《中国药典》通则0502）试验，吸取上述2种溶液各3 μl，分别点于同一硅胶G 薄层板上，以甲苯-乙酸乙酯-甲酸（20∶3∶0.2）为展开剂，薄层板置展开缸中预饱和30 min，展开，取出，晾干，喷以10%硫酸乙醇溶液，在105 ℃加热至斑点显色清晰。供试品色谱中，在与对照品色谱相应的位置上，显相同颜色的斑点。

【检查】**水分** 不得过15.0%（《中国药典》通则0832第二法）。

总灰分 不得过10.0%（《中国药典》通则2302）。

酸不溶性灰分 不得过4.0%（《中国药典》通则2302）。

【浸出物】照醇溶性浸出物测定法（《中国药典》通则2201）项下的热浸法测定，用乙醇作溶剂，不得少于15.0%。

【含量测定】照高效液相色谱法（《中国药典》通则0512）测定。

色谱条件与系统适用性试验 以十八烷基硅烷键合硅胶为填充剂；以乙腈-水（90∶10）为流动相；检测波长为205nm。理论板数按齐墩果酸峰计算应不低于3 000。

对照品溶液的制备 取齐墩果酸对照品适量，精密称定，加甲醇制成每1 ml含1 mg的溶液，即得。

供试品溶液的制备　取本品粉末（过四号筛）约4 g，精密称定，置索氏提取器中，加乙酸乙酯适量，加热回流3 h，弃去乙酸乙酯液，药渣挥干溶剂，连同滤纸筒转移至锥形瓶中，精密加入稀乙醇50 ml，称定重量，加热回流1 h，放冷，再称定重量，用稀乙醇补足减失的重量，摇匀，滤过，精密量取续滤液25 ml，置水浴上蒸干，残渣加2 mol/L盐酸溶液30 ml使溶解，加热回流2 h。立即冷却，移入分液漏斗中，用水10 ml分次洗涤容器，洗液并入分液漏斗中。加乙酸乙酯振摇提取3次，每次15 ml，合并乙酸乙酯液，70 ℃以下浓缩至近干，加甲醇溶解，转移至10 ml量瓶中，加甲醇至刻度，摇匀，即得。

测定法　分别精密吸取对照品溶液与供试品溶液各10 μl，注入液相色谱仪，测定，即得。

本品按干燥品计算，含齐墩果酸（$C_{30}H_{48}O_3$）不得少于0.30%。

【性味与归经】辛、咸，温。归膀胱经。

【功能与主治】祛风湿，通经络。用于风湿痹痛，肢体麻木，筋脉拘挛，屈伸不利。

【用法与用量】6～10 g。

【贮藏】置干燥处。

威灵仙藤

Weilingxianteng

CLEMATIDIS CHINENSIS HERBA

本品为毛茛科植物威灵仙 *Clematis chinensis* Osbeck 的干燥地上部分。秋季采收，切段，干燥。

【药材收载标准】《重庆市中药材标准》（2023年版）

DB50/YP177—2023

威灵仙藤

Weilingxianteng

本品威灵仙藤的加工炮制品。

【炮制】除去杂质，淋润，切段，干燥。

【性状】本品为不规则的段，整体黑褐色。茎纤细，圆柱形，具棱，质脆易折断。切面灰白色。叶片多已破碎，完整叶片卵形、卵状披针形或披针形，长1.2~7.5 cm，宽0.5~4 cm，全缘，叶脉具毛。气微，味淡。

【鉴别】（1）本品粉末棕褐色。非腺毛众多，由1~7个细胞构成，基部弯曲，顶部渐尖。叶上下表皮细胞不规则，不定式气孔微凸于表面。螺纹导管众多，偶见网纹导管，直径25~38 μm。草酸钙簇晶较多，散在或纵行排列。木纤维单个散在或成束，长227~420 μm，直径20~43 μm，孔沟明显，壁较厚；韧皮纤维成束，壁较薄。木栓细胞棕红色，不规则多角形。石细胞众多，呈淡黄绿色类方形、椭圆形，直径35~70 μm，或不规则形，长150~300 μm，宽45~88 μm，孔沟明显。

（2）取本品粉末1 g，加乙醇20 ml、盐酸3 ml，加热回流1 h，滤过，滤液加水10 ml，放冷，加石油醚（60~90 ℃）25 ml振摇提取，分取石油醚液，蒸干，残渣加无水乙醇1 ml使溶解，作为供试品溶液。另取齐墩果酸对照品，加无水乙醇制成每1 ml含0.5 mg的溶液，作为对照品溶液。照薄层色谱法（《中国药典》通则0502）试验，吸取上述2种溶液各5~10 μl，分别点于同一硅胶G薄层板上，以甲苯-乙酸乙酯-甲酸（20∶3∶0.5）为展开剂，展开，取出，晾干，喷以10%硫酸乙醇溶液，在105 ℃加热至斑点显色清晰，置紫外光灯（365 nm）下检视。供试品色谱中，在与对照品色谱相应的位置上，显相同颜色的荧光斑点。

【检查】**总灰分** 不得过6.0%（《中国药典》通则2302）。

酸不溶性灰分 不得过1.0%（《中国药典》通则2302）。

【浸出物】照水溶性浸出物测定法（《中国药典》通则2201）项下的热浸法测定，不得少于7.0%。

【性味与归经】辛、咸，温。归膀胱经。

【功能与主治】祛风除湿，通络止痛。用于风湿痹痛，肢体麻木，脚气肿痛。

【用法与用量】6~9 g。

【注意】气血虚弱者慎用。

【贮藏】置通风干燥处。

蚂蚁

Mayi

FORMICA

本品为蚁科昆虫棕褐沙林蚁 *Formica rufibarbis Sinae* Emery的干燥全虫。捕捉后，用水烫死或闷死，除去杂质，晒干。

【药材收载标准】《山西省中药材中药饮片标准》（第一册）

DB50/YP076—2022

蚂蚁

Mayi

本品为蚂蚁的炮制加工品。

【炮制】除去杂质，洗净，干燥。

【性状】本品多为工蚁，工蚁体为棕褐色，头和并腹胸为黄褐色，后腹部为黑褐色，有的品种额三角区和前、中胸背部也为黑褐色，体较光亮，被白色短柔毛；体长4.1~7.6 mm，头较长，后头缘中央平直，唇基前缘圆形，中脊明显，触角细长，膝状，12节，触角柄节超过后头缘；复眼1对，黑色，椭圆形，单眼3只，品字形排列于额顶部；并腹胸各节愈合紧密，背板缝隙清晰，前胸背板发达，中胸背板较小，有少数立毛，并腹胸节气孔长椭圆形；腹柄节为直立鳞片状，上缘圆形，侧缘薄锐，边缘有少许立毛；后腹部较短，近球形，无螯针。味微辛、咸。

【鉴别】（1）本品粉末棕褐色。体壁碎块多见，不规则形，淡褐色或黄色，具柔毛、小立毛及圆孔形凹窝，有的半透明，边缘晶莹剔透，可见网格状和横纹状纹理；少量细长条形、棍棒状碎条，有的两端呈劈缝状，具毛刺或小立毛，皮革样纹理，为足碎片；偶见束管样团块或分散半透明淡黄色肌纤维、筒形棕褐色具细柔毛的触角碎片、边缘齿刻状上颚碎块、结晶样复眼碎片、针状刺及细碎毛。

（2）取本品粉末0.5 g，加50%乙醇5 ml，超声处理30 min，滤过，取滤液1滴滴于滤纸上，再滴加2%茚三酮乙醇溶液3滴，于105 ℃加热2~3 min，显蓝紫色斑点。

（3）取本品粉末0.5 g，加50%乙醇5 ml，超声处理30 min，滤过，取续滤液作为供试品溶液。另取蚂蚁对照药材0.5 g，同法制成对照药材溶液。照薄层色谱法（《中国药典》通则0502）试验，吸取上述2种溶液各5 μl，分别点于同一硅胶G薄层板上，以正丁醇-甲醇-冰醋酸-水（4∶1∶1∶1）为展开剂，展开，取出，晾干，喷以0.5%茚三酮乙醇溶液，在105 ℃加热至斑点显色清晰。供试品色谱中，在与对照药材色谱相应的位置上，显相同颜色的斑点。

【检查】杂质 不得过6.0%（《中国药典》通则2301）。

水分 不得过18.0%（《中国药典》通则0832第二法）。

总灰分　不得过8.0%（《中国药典》通则2302）。

酸不溶性灰分　不得过3.0%（《中国药典》通则2302）。

【浸出物】照醇溶性浸出物测定法（《中国药典》通则2201）项下的热浸法测定，用50%乙醇作溶剂，不得少于26.0%。

【性味与归经】咸，平。归肝、肾经。

【功能与主治】益气补肾，通经活络，解毒消肿。用于风湿痹证，关节肿胀，疼痛，神衰气弱。

【用法与用量】1～3 g。外用适量。

【贮藏】密闭，置阴凉干燥处，防潮、防蛀。

响铃草

Xianglingcao

CROTALARIAE HERBA

本品为豆科植物假地蓝*Crotalaria ferruginea* Grah. ex Benth. 的干燥全草。秋季采收，除去杂质，干燥。

【药材收载标准】《云南省中药材标准》（2005年版第二册）

DB50/YP186—2023

响铃草

Xianglingcao

本品为响铃草的炮制加工品。

【炮制】除去杂质，淋润，切段，干燥。

【性状】本品为根、茎、叶混合的段。根较少，表面黄棕色。茎圆柱形，表面灰绿色、棕绿色，具有黄棕色茸毛。叶片皱缩，完整者呈长椭圆形或矩圆状卵形，黄绿色。荚果多破碎。种子肾形。气微，味淡。

【检查】**水分**　不得过11.0%（《中国药典》通则0832第二法）。

总灰分　不得过10.0%（《中国药典》通则2302）。

酸不溶性灰分　不得过2.0%（《中国药典》通则2302）。

【浸出物】照水溶性浸出物测定法（《中国药典》通则2201）项下的热浸法测定，不得少于23.0%。

【性味与归经】苦，温。归肝、肾经。

【功能与主治】补中气，益肝肾。用于气虚及肝肾不足引起的耳聋，耳鸣。

【用法与用量】15～30 g。

【贮藏】置通风干燥处，防蛀。

香附

Xiangfu

CYPERI RHIZOMA

本品为莎草科植物莎草*Cyperus rotundus* L.的干燥根茎。秋季采挖，燎去毛须，置沸水中略煮或蒸透后晒干，或燎后直接晒干。

【药材收载标准】《中国药典》（2020年版一部）

DB50/YP185—2023

四制香附

Sizhixiangfu

本品为香附的加工炮制品。

【炮制】取香附片（粒），加姜汁、酒、醋、盐的混合液拌匀，稍闷润，待汁被吸尽后，照炙法（中国药典》通则0213）炒至棕黑色。

每100 kg香附，用生姜5 kg（取汁），白酒5 kg，盐1 kg，醋5 kg；或用生姜5 kg（取汁），黄酒10 kg，食盐2 kg，米醋10 kg。

【性状】本品为不规则粗粒或厚片。外表皮深棕褐色至黑褐色，有的可见环节。断面或切面呈黄褐色。具清香气。

【鉴别】（1）本品粉末浅棕色。分泌细胞类圆形，直径35～72 μm，内含淡黄棕色至红棕色分泌物，其周围5～8个细胞作放射状环列。表皮细胞多角形，常带有下皮纤维和厚壁细胞。下皮纤维成束，深棕色或红棕色，直径7～22 μm，壁厚。厚壁细胞类方形、类圆形或形状不规则，壁稍厚，纹孔明显。石细胞少数，类方形、类圆形或类多角形，壁较厚。

（2）取本品粉末1 g，加乙醚5 ml，放置1 h，时时振摇，滤过，滤液挥干，残渣加乙酸乙酯0.5 ml使溶解，作为供试品溶液。另取α-香附酮对照品，加乙酸乙酯制成每1 ml含1 mg的溶液，作为对照品溶液。照薄层色谱法（《中国药典》通则0502）试验，吸取上述2种溶液各2 μl，分别点于同一硅胶GF$_{254}$薄层板上，以二氯甲烷-乙酸乙酯-冰醋酸（80∶1∶1）为展开剂，展开，取出，晾干，置紫外光灯（254 nm）下检视。供试品色谱中，在与对照品色谱相应的位置上，显相同的深蓝色斑点；喷以二硝基苯肼试液，放置片刻，斑点渐变为橙红色。

【检查】**水分** 不得过13.0%（《中国药典》通则0832 第四法）。

总灰分 不得过4.0%（《中国药典》通则2302）。

【浸出物】照醇溶性浸出物测定法（《中国药典》通则2201）项下的热浸法测定，用稀乙醇作溶剂，不得少于13.0%。

【含量测定】**挥发油**　照挥发油测定法（《中国药典》通则2204）测定。

本品含挥发油不得少于0.8%（ml/g）。

【性味与归经】辛、微苦，微甘，平。归肝、脾、三焦经。

【功能与主治】行气解郁，调经散结。用于胁痛，痛经等证。

【用法与用量】6～9 g。

【贮藏】置阴凉干燥处，防蛀。

香墨

Xiangmo

ATRAMENTUM AROMATICUM

本品为松烟、胶汁、冰片和香料等加工制成的墨。

【药材收载标准】《内蒙古蒙药材标准》（1986年版）

DB50/YP095—2023

香墨

Xiangmo

本品为香墨的加工炮制品。

【炮制】除去杂质，或用时碾碎。

【性状】本品呈长四方形块状、圆柱状或碎块。外表面黑色，有角质样光泽。质坚脆，断面黑色。气清香。

【检查】**水分**　不得过13.0%（《中国药典》通则0832第二法）。

总灰分　不得过8.0%（《中国药典》通则2302）。

【性味与归经】辛，平。归心、肝经。

【功能与主治】凉血，止血。用于产后血晕，崩漏下血，吐血，血痢。

【用法与用量】3～9 g。

【贮藏】密封，置阴凉干燥处。

秋石

Qiushi

SAL PRAEPARATUM

本品为食盐的加工品，主含氯化钠（NaCl）。

【药材收载标准】《陕西省药材标准》（2015年版）

DB50/YP077—2023

秋石

Qiushi

本品为秋石的炮制加工品。

【炮制】除去杂质，砸成碎块。

【性状】本品呈不规则的碎块。类白色或微黄色，存光泽，质硬。气微，味咸。

【鉴别】取本品粉末0.5 g，加水10 ml使溶解，溶液显钠盐和氯化物（《中国药典》通则0301）的鉴别反应。

【性味与归经】咸，寒。归肺、肾经。

【功能与主治】滋阴降火。用于骨蒸劳热，咳嗽，咳血，咽喉肿痛，噎食反胃，遗精，白浊，带下。

【用法与用量】5～9 g。外用适量。

【注意】脾胃虚寒者忌服。水肿患者慎服。

【贮藏】置通风干燥处，防潮。

鬼箭羽

Guijianyu

EUONYMI RAMULUS

本品为卫矛科植物卫矛 *Euonymus alatus*（Thunb.）Sieb. 的干燥具翅状物的枝条或翅状物。全年均可采收，割取枝条，除去嫩枝及叶，晒干。

【药材收载标准】《湖北省中药材质量标准》（2018年版）

DB50/YP042—2023

鬼箭羽

Guijianyu

本品为鬼箭羽的炮制加工品。

【炮制】除去杂质，洗净，润透，切段，干燥。

【性状】本品为圆柱形的段。外表面灰绿色或灰褐色，有纵皱纹，四面生有灰褐色片状羽翅，羽翅易脱落，呈扁平片状。切面呈黄白色至淡棕色。质坚硬，气微，味微苦、涩。

【鉴别】（1）本品粉末淡黄棕色。韧皮纤维散在或成束，淡黄色，长梭形，直径30～72 μm，壁极厚，胞腔线形或不明显，孔沟密。木纤维成束或散在，直径13～22 μm，有稀疏纹孔，孔沟不明显。草酸钙簇晶直径10～41 μm，棱角钝。木栓细胞表面观长方形、类方形或不规则形，淡黄色或红棕色，壁稍厚。导管多为螺纹导管，直径17～20 μm。

（2）取本品粉末10 g，加乙醇50 ml，回流提取1 h，滤过，滤液蒸干，残渣加三氯甲烷适量使溶解。取三氯甲烷1 ml，蒸干，残渣加醋酐1 ml溶解，加入浓硫酸1滴，溶液变为绿色。

【检查】水分　不得过13.0%（《中国药典》通则0832 第二法）。

　　总灰分　不得过7.0%（《中国药典》通则2302）。

【性味与归经】苦、辛，寒。归肝经。

【功能与主治】破血通经，解毒消肿，杀虫。用于妇女经闭，产后瘀血腹痛，虫积腹痛，风湿痹痛，跌打损伤等。

【用法与用量】4～9 g。外用适量。

【注意】孕妇、气虚崩漏者禁服。

【贮藏】置通风干燥处。

胎菊

Taiju

CHRYSANTHEMI FLOS

本品为菊科植物菊 *Chrysanthemum morifolium* Ramat.的干燥花蕾。8—10月花开放前或初开时采收花蕾或初开的头状花序，阴干或焙干，或熏、蒸后晒干。

【药材收载标准】《湖北省中药材质量标准》（2018年版）

DB50/YP170—2023

胎菊

Taiju

本品为胎菊的炮制加工品。

【炮制】除去杂质。

【性状】本品呈倒圆锥形、圆筒形或不规则球形，直径1～3 cm。总苞碟状；总苞片3～4层，卵形或椭圆形，草质，黄绿色或褐绿色，外面被柔毛，边缘膜质。花托半球形，无托片或托毛。舌状花数层，位于外围，类白色、白色或黄色，劲直；管状花隐藏或多数，位于中央，黄色，顶端5齿裂。体轻，质柔润，干时松脆。气清香，味甘、微苦。

【鉴别】取本品1 g，剪碎，加石油（30～60 ℃）20 ml，超声处理10 min，弃去石油醚，药渣挥干，加稀盐酸1 ml与乙酸乙酯50 ml，超声处理30 min，滤过，滤液蒸干，残渣加甲醇2 ml使溶解，作为供试品溶液。另取菊花对照药材1 g，同法制成对照药材溶液。再取绿原酸对照品，加乙醇制成每1 ml含0.5 mg的溶液，作为对照品溶液。照薄层色谱法（《中国药典》通则0502）试验，吸取上述3种溶液各0.5～1 μl，分别点于同一聚酰胺薄膜上，以甲苯-乙酸乙酯-甲酸-冰醋酸-水（1：15：1：1：2）的上层溶液为展开剂，展开，取出晾干，置紫外光灯（365 m）下检视。供试品色谱中，在与对照药材色谱和对照品色谱相应的位置上，显相同颜色的荧光斑点。

【检查】水分　不得过15.0%（《中国药典》通则0832第二法）。

【含量测定】照高效液相色谱法（《中国药典》通则0512）测定。

色谱条件与系统适用性试验　以十八烷基硅烷键合硅胶为填充剂；以乙腈为流动相A，以0.1%磷酸溶液为流动相B，按下表中的规定进行梯度洗脱；检测波长为348 nm。理论板数按3，5-O-二咖啡酰基奎宁酸峰计算应不低于8 000。

时间/min	流动相A/%	流动相B/%
0 ~ 11	10→18	90→82
11 ~ 30	18→20	82→80
30 ~ 40	20	80

对照品溶液的制备 取绿原酸对照品、木犀草苷对照品、3，5-O-二咖啡酰基奎宁酸对照品适量，精密称定，置棕色量瓶中，加70%甲醇制成每1 ml含绿原酸35 μg、木犀草苷25 μg、3，5-O-二咖啡酰基奎宁酸80 μg的混合溶液，即得（10 ℃以下保存）。

供试品溶液的制备 取本品粉末（过一号筛）约0.25 g，精密称定，置具塞锥形瓶中，精密加入70%甲醇25 ml，密塞，称定重量，超声处理（功率300 W，频率45 kH）40 min，放冷，再称定重量，用70%甲醇补足减失的重量，摇匀，滤过，取续滤液，即得。

测定法 分别精密吸取对照品溶液与供试品溶液各5 μl，注入液相色谱仪，测定，即得。

本品按干燥品计算，含绿原酸（$C_{16}H_{18}O_9$）不得少于0.35%，含木犀草苷（$C_{21}H_{20}O_{11}$）不得少于0.35%，含3，5-O-二咖啡酰基奎宁酸（$C_{25}H_{24}O_{12}$）不得少于0.85%。

【性味与归经】甘、苦，微寒。归肺、肝经。

【功能与主治】散风清热，平肝明目，清热解毒。用于风热感冒，头痛眩晕，目赤肿痛，眼目昏花，疮痈肿毒。

【用法与用量】5 ~ 10 g。

【贮藏】置阴凉干燥处，密闭保存，防霉，防蛀。

穿破石

Chuanposhi

MACLURAE RADIX

本品为桑科植物柘树*Maclura tricuspidata*（Carr.）Bur. 或构棘*Maclura cochinchinensis*（Lour.）Corner 的干燥根。全年均可采挖，削去支根，洗净，切段或切片，晒干。

【药材收载标准】《贵州省中药材民族药材质量标准》（2019年版第一册）

DB50/YP116—2023

穿破石

Chuanposhi

本品为穿破石的炮制加工品。

【炮制】除去杂质；或除去杂质，洗净，润透，切片，干燥。

【性状】本品呈不规则的段或片。表面橙黄色或橙红色，具纵皱纹，外皮金黄色，纸质，易片状剥落，剥落处显淡黄色或棕红色。断面淡黄色或淡黄棕色，皮部薄，纤维性，易与木部分离，木部导管孔明显，有的可见年轮。质硬。气微，味微苦。

【鉴别】（1）本品粉末为棕黄色。石细胞单个或成群，类方形、不规则形或类圆形，直径 $20\sim80$ μm，壁较厚。草酸钙方晶众多，直径 $5\sim30$ μm。导管主为具缘纹孔导管，偶见网纹导管。木栓细胞多角形。

（2）取本品粉末5 g，置具塞锥形瓶中，加入80%甲醇 50 ml，加热回流1 h，放冷，滤过，滤液蒸干，残渣加水10 ml使溶解，用乙醚振摇提取2次，每次10 ml，弃去乙醚液，水液加稀盐酸10 ml，置水浴中加热回流1 h，取出，迅速冷却，用乙酸乙酯振摇提取2次，每次20 ml，合并乙酸乙酯液，用水30 ml洗涤，分取乙酸乙酯液蒸干，残渣加甲醇1 ml使溶解，作为供试品溶液。另取山柰素对照品，加甲醇制成每1 ml含1 mg的溶液，作为对照品溶液。照薄层色谱法（《中国药典》通则0502）试验，吸取上述两种溶液各$5\sim10$ μl，分别点于同一硅胶G 薄层板上，以甲苯-乙酸乙酯-甲酸（10：4：1）为展开剂，展开，取出，晾干，喷以 5%三氯化铝乙醇溶液，在 105 ℃加热数分钟，置紫外光灯（365 nm）下检视。供试品色谱中，在与对照品色谱相应的位置上，应显相同颜色的荧光斑点。

【检查】**水分**　不得过13.0%（《中国药典》通则0832 第二法）。

总灰分　不得过6.0%（《中国药典》通则2302）。

【浸出物】照醇溶性浸出物测定法项下热浸法（《中国药典》通则2201）测定，用稀乙醇作溶剂，不得少于10.0%。

【性味与归经】微苦，凉。归肝、膀胱经。

【功能与主治】祛风通络，清热除湿，解毒消肿。用于风湿痹痛，跌打损伤，胃痛，黄疸，淋浊，疔疮痈肿。

【用法与用量】15～30 g。

【注意】孕妇忌用。

【贮藏】置干燥处。

扁枝槲寄生

Bianzhihujisheng

VISCI LIQUIDARICOLI HERBA

本品为桑寄生科植物扁枝槲寄生*Viscum articulatum* Burm. f. 或枫香槲寄生*Viscum Liquidambaricolum* Hayata的干燥带叶茎枝。冬季至次春采割，除去粗茎，切段，干燥。

【药材收载标准】《四川省中药材标准》（2010年版）

DB50/YP015—2022

扁枝槲寄生

Bianzhihujisheng

本品为扁枝槲寄生的炮制加工品。

【炮制】除去杂质，洗净，润透，切段，干燥。

【性状】本品为不规则的段。茎外皮绿黄色、黄棕色或棕褐色，切面皮部黄色，木部浅黄色，髓部常呈狭缝状。气微，味微苦。

【鉴别】本品粉末淡黄色。表皮细胞碎片黄绿色，细胞类长方形，可见气孔。纤维成束或散在，直径8～25 μm，壁较厚，胞腔狭小，微木化，有的纤维束旁的薄壁细胞中可见草酸钙方晶，形成晶纤维。石细胞类圆形、类方形或类多角形，直径35～86 μm，壁厚，孔沟及纹孔均明显。导管多为碎片，梯纹或网纹，直径18～45 μm。草酸钙簇晶直径23～58 μm。

【检查】**总灰分**　不得过10.0%（《中国药典》通则2302）。

酸不溶性灰分　不得过3.0%（《中国药典》通则2302）。

【性味与归经】苦，平。归肝、肾经。

【功能与主治】祛风湿，补肝肾，强筋骨，安胎。用于风湿痹痛，腰膝酸软，胎动不安。

【用法与用量】9～15 g。

【贮藏】置干燥处，防蛀。

祖师麻

Zushima

DAPHNES CORTEX

本品为瑞香科植物黄瑞香*Daphne giraldii* Nitsche或唐古特瑞香*Daphne tangutica* Maxim. 的干燥根皮及茎皮。秋季采收，剥去根皮及茎皮，晒干。

【药材收载标准】《甘肃省中药材标准》（2020年版）

DB50/YP109—2023

祖师麻

Zushima

本品为祖师麻的炮制加工品。

【炮制】除去杂质，洗净，切段，干燥。

【性状】本品为不规则的段。外表面褐黄色或浅棕黄色，有时具横长皮孔，栓皮易脱落；内表面灰黄色或浅黄色。质韧，不易折断，断面具毛状纤维。气微，味微苦，具持久的麻舌感。

【鉴别】取本品粉末1 g，加甲醇20 ml，超声处理45 min，滤过，滤液蒸干，残渣加甲醇2 ml使溶解，作为供试品溶液。另取祖师麻对照药材1 g，同法制成对照药材溶液。照薄层色谱法（《中国药典》通则0502）试验，吸取上述两种溶液各10～20 μl，分别点于同一硅胶G薄层板上，以甲苯-甲酸乙酯-甲酸（5:4:1）为展开剂，展开，取出，晾干，置紫外光灯（365 nm）下检视。供试品色谱中，在与对照药材色谱相应的位置上，显相同颜色的荧光斑点。

【检查】**水分**　不得过10.0%（《中国药典》通则0832第二法）。

总灰分　不得过6.0%（《中国药典》通则2302）。

【性味与归经】辛、苦，温，有毒。归肺、肝经。

【功能与主治】祛风除湿，活血止痛。用于风湿痹痛，跌打损伤，四肢麻木，头痛，胃脘疼痛。

【用法与用量】3～6 g。

【注意事项】孕妇忌用。

【贮藏】置干燥处。

绞股蓝

Jiaogulan

GYNOSTEMMAE HERBA

本品为葫芦科植物绞股蓝*Gynostemma pentaphyllum*（Thunb.）Makino的干燥全草。夏、秋两季采收，除去杂质，洗净，晒干。

【药材收载标准】《重庆市中药材标准》（2023年版）

DB50/YP061—2022

绞股蓝

Jiaogulan

本品为绞股蓝的炮制加工品。

【炮制】除去杂质，洗净，切段，干燥。

【性状】本品为茎、叶混合的段。茎纤细，直径1～3 mm，表面黄绿色或褐绿色，具细纵棱线，被短柔毛或近无毛，质柔，不易折断。卷须侧生于叶柄基部。叶片多皱缩或破碎，黄绿色或褐绿色，薄纸质或膜质，完整者湿润展平后呈鸟足状，通常5～7小叶，小叶卵状长圆形或披针形，中间者较长，边缘有锯齿。气微，味苦、微甘。

【鉴别】取本品粉末2 g，加乙酸乙酯20 ml，超声处理30 min，滤过，滤液蒸干，残渣加甲醇1 ml使溶解，作为供试品溶液。另取绞股蓝对照药材2 g，同法制成对照药材溶液。照薄层色谱法（《中国药典》通则0502）试验，吸取上述2种溶液各5 μl，分别点于同一硅胶G薄层板上，以三氯甲烷-甲醇（20∶1）为展开剂，展开，取出，晾干，喷以10%硫酸乙醇溶液，在105 ℃加热至斑点显色清晰，置紫外光灯（365 nm）下检视。供试品色谱中，在与对照药材色谱相应的位置上，显相同颜色的荧光主斑点。

【检查】**水分**　不得过12.0%（《中国药典》通则0832 第二法）。

总灰分　不得过13.0%（《中国药典》通则2302）。

酸不溶性灰分　不得过2.0%（《中国药典》通则2302）。

【浸出物】照醇溶性浸出物测定法（《中国药典》通则2201）项下的热浸法测定，用稀乙醇作溶剂，不得少于12.0%。

【性味与归经】苦、甘，微寒。归脾、肺经。

【功能与主治】益气健脾，化痰止咳，清热解毒，化浊降脂。用于脾胃气虚，倦怠食少，肺虚燥咳，咽喉疼痛等。

【用法与用量】6～10 g。

【贮藏】置干燥处。

DB50/YP062—2022

绞股蓝叶

Jiaogulanye

本品为绞股蓝的炮制加工品。

【炮制】收集绞股蓝碎落的叶，除去杂质，洗净，干燥。

【性状】本品多皱缩卷曲，有的破碎。黄绿色或褐绿色，薄纸质或膜质，皱缩易碎，完整者湿润展平后呈鸟足状，通常5～7小叶，小叶卵状长圆形或披针形，中间者较长，边缘有锯齿。气微，味苦微甘。

【鉴别】取本品粉末2 g，加乙酸乙酯20 ml，超声处理30 min，滤过，滤液蒸干，残渣加甲醇1 ml使溶解，作为供试品溶液。另取绞股蓝对照药材2 g，同法制成对照药材溶液。照薄层色谱法（《中国药典》通则0502）试验，吸取上述2种溶液各5 μl，分别点于同一硅胶G薄层板上，以三氯甲烷-甲醇（20∶1）为展开剂，展开，取出，晾干，喷以10%硫酸乙醇溶液，在105 ℃加热至斑点显色清晰，置紫外光灯（365 nm）下检视。供试品色谱中，在与对照药材色谱相应的位置上，显相同颜色的荧光主斑点。

【检查】**水分**　不得过12.0%（《中国药典》通则0832第二法）。

总灰分　不得过13.0%（《中国药典》通则2302）。

酸不溶性灰分　不得过2.0%（《中国药典》通则2302）。

【浸出物】照醇溶性浸出物测定法（《中国药典》通则2201）项下的热浸法测定，用稀乙醇作溶剂，不得少于12.0%。

【性味与归经】苦、甘，微寒。归脾、肺经。

【功能与主治】益气健脾，化痰止咳，清热解毒，化浊降脂。用于脾胃气虚，倦怠食少，肺虚燥咳，咽喉疼痛等。

【用法与用量】6～10 g。

【贮藏】置干燥处。

秦艽

Qinjiao

GENTIANAE MACROPHYLLAE RADIX

本品为龙胆科植物秦艽*Gentiana macrophylla* Pall.、麻花秦艽*Gentiana straminea* Maxim.、粗茎秦艽*Gentiana crassicaulis* Duthie ex Burk.或小秦艽*Gentiana dahurica* Fisch. 的干燥根。前三种按性状不同习称"秦艽"和"麻花艽"，后一种习称"小秦艽"。春、秋两季采挖，除去泥沙；秦艽和麻花艽晒软，堆置"发汗"至表面呈红黄色或灰黄色时，摊开晒干，或不经"发汗"直接晒干；小秦艽趁鲜时搓去黑皮，晒干。

【药材收载标准】《中国药典》（2020年版一部）

DB50/YP156—2023

炒秦艽

Chaoqinjiao

本品为秦艽的炮制加工品。

【炮制】取净秦艽片，照清炒法（《中国药典》通则0213）炒制表面棕黄色至棕褐色。

【性状】本品呈类圆形的片，表面棕黄色至棕褐色，有的表面略带焦斑。

【鉴别】（1）取本品粉末0.5 g，加甲醇10 ml，超声处理15 min，滤过，取滤液作为供试品溶液。另取龙胆苦苷对照品，加甲醇制成每1 ml含1 mg的溶液，作为对照品溶液。照薄层色谱法（《中国药典》通则0502）试验，吸取供试品溶液5 μl、对照品溶液1 μl，分别点于同一硅胶GF$_{254}$薄层板上，以乙酸乙酯-甲醇-水（10∶2∶1）为展开剂，展开，取出，晾干，置紫外光灯（254 nm）下检视。供试品色谱中，在与对照品色谱相应的位置上，显相同颜色的斑点。

（2）取栎瘿酸对照品，加三氯甲烷制成每1 ml含0.5 mg的溶液，作为对照品溶液。照薄层色谱法（《中国药典》通则0502）试验，吸取〔鉴别〕（1）项下的供试品溶液5 μl和上述对照品溶液1 μl，分别点于同一硅胶G薄层板上，以三氯甲烷-甲醇-甲酸（50∶1∶0.5）为展开剂，展开，取出，晾干，喷以10%硫酸乙醇溶液，在105 ℃加热至斑点显色清晰。供试品色谱中，在与对照品色谱相应的位置上，显相同颜色的斑点。

【检查】水分　不得过9.0%（《中国药典》通则0832第二法）。

总灰分　不得过8.0%（《中国药典》通则2302）。

酸不溶性灰分　不得过3.0%（《中国药典》通则2302）。

【浸出物】照醇溶性浸出物测定法（《中国药典》通则2201）项下的热浸法测定，用乙醇作溶剂，不得少于20.0%。

【性味与归经】苦、辛，平。归胃、肝、胆经。

【功能与主治】祛风湿，清湿热，止痹痛，退虚热。用于风湿痹痛，中风半身不遂，筋脉拘挛，骨节酸痛，湿热黄疸，骨蒸潮热，小儿疳积发热。

【用法与用量】3～10 g。

【贮藏】置通风干燥处。

DB50/YP076—2023

酒秦艽

Jiuqinjiao

本品为秦艽的加工炮制品。

【炮制】取净秦艽片，照酒炙法（《中国药典》通则0213）用文火炒干。

【性状】本品为不规则圆形厚片，扭曲，黄棕色至棕褐色，偶有焦斑，略有酒香气。

【鉴别】（1）取本品粉末0.5 g，加甲醇10 ml，超声处理15 min，滤过，取滤液作为供试品溶液。另取龙胆苦苷对照品，加甲醇制成每1 ml含1 mg的溶液，作为对照品溶液。照薄层色谱法（《中国药典》通则0502）试验，吸取供试品溶液5 μl、对照品溶液1 μl，分别点于同一硅胶GF$_{254}$薄层板上，以乙酸乙酯-甲醇-水（10∶2∶1）为展开剂，展开，取出，晾干，置紫外光灯（254 nm）下检视。供试品色谱中，在与对照品色谱相应的位置上，显相同颜色的斑点。

（2）取栎瘿酸对照品，加三氯甲烷制成每1 ml含0.5 mg的溶液，作为对照品溶液。照薄层色谱法（《中国药典》通则0502）试验，吸取［鉴别］（1）项下的供试品溶液5 μl和上述对照品溶液1 μl，分别点于同一硅胶G薄层板上，以三氯甲烷-甲醇-甲酸（50∶1∶0.5）为展开剂，展开，取出，晾干，喷以10%硫酸乙醇溶液，在105 ℃加热至斑点显色清晰。供试品色谱中，在与对照品色谱相应的位置上，显相同颜色的斑点。

【检查】水分　不得过9.0%（《中国药典》通则0832第二法）。

总灰分　不得过8.0%（《中国药典》通则2302）。

酸不溶性灰分　不得过3.0%（《中国药典》通则2302）。

【浸出物】照醇溶性浸出物测定法（《中国药典》通则2201）项下的热浸法测定，用乙醇作溶剂，不得少于24.0%。

【含量测定】照高效液相色谱法（《中国药典》通则0512）测定。

色谱条件与系统适用性试验　以十八烷基硅烷键合硅胶为填充剂；以乙腈-0.1%醋酸溶液（9∶91）为流动相；检测波长为254 nm。理论板数按龙胆苦苷峰计算应不低于3 000。

对照溶液的制备　取龙胆苦苷对照品、马钱苷酸对照品适量，精密称定，加甲醇分别制成每1 ml含龙胆苦苷0.5 mg、马钱苷酸0.3 mg的溶液，即得。

供试品溶液的制备　取本品粉末（过三号筛）约0.5 g，精密称定，置具塞锥形瓶中，精密加入甲醇20 ml，超声处理（功率500 W，频率40 kHz）30 min，放冷，再称定重量，用甲醇补足减失的重量，摇匀，滤过，取续滤液，即得。

测定法　分别精密吸取两种对照品溶液与供试品溶液各5～10 μl，注入液相色谱仪，测定，即得。

本品按干燥品计算，含龙胆苦苷（C$_{16}$H$_{20}$O$_9$）和马钱苷酸（C$_{16}$H$_{24}$O$_{10}$）的总量不得少于2.5%。

【性味与归经】辛、苦，平。归胃、肝、胆经。

【功能与主治】祛风湿，清湿热，止痹痛，退虚热。用于风湿痹痛，中风半身不遂，筋脉拘挛，骨节酸痛，湿热黄疸，骨蒸潮热，小儿疳积发热。

【用法与用量】3～10 g。

【贮藏】置通风干燥处。

蚕沙

Cansha

BOMBYCIS FAECES

本品为蚕蛾科家蚕属昆虫家蚕*Bombyx mori* L.三眠后的幼虫的干燥粪便。春、秋两季收集，除去杂质，晒干。

【药材收载标准】《卫生部药品标准》（中药材第一册）

DB50/YP112—2023

蚕沙

Cansha

本品为蚕沙的炮制加工品。

【炮制】除去杂质。

【性状】本品呈短圆柱形颗粒状。长约5 mm，直径2～3 mm，表面黑色，粗糙，具六条纵棱及3～5条横向浅纹。两端略平坦，呈六棱形。断面黑色。质轻脆。具青草气，味淡。

【性味与归经】辛、甘，温。归脾、肝经。

【功能与主治】祛风除湿、活血止痛。用于风湿痹痛，风疹瘙痒，头风头痛，关节拘挛。

【用法与用量】9～15 g；包煎。外用适量。

【贮藏】置通风干燥处，防潮。

蚕蛾

Can'e

BOMBYX

本品为蚕蛾科昆虫家蚕*Bombyx mori* L.的干燥成虫。捕捉后，闷死或烫死，干燥。

【药材收载标准】《重庆市中药材标准》（2023年版）

DB50/YP012—2023

蚕蛾

Can'e

本品为蚕蛾的炮制加工品。

【炮制】除去杂质。

【性状】本品略呈椭圆形，体长1.6～2.3 cm，全身均密被白色鳞片，黄棕色至深棕色，头部较小，复眼一对，黑色，半圆形。触角1对，多已脱落。胸部有翅2对，前翅位于中胸部，呈三角形，较大；后翅生于后胸，较小，略呈圆形，有的已脱落。质脆，易碎。气微腥。

雌蛾腹部肥硕，末端钝圆；雄蛾腹部狭窄，末端稍尖。

【鉴别】取本品粉末1 g，加甲醇10 ml，超声处理30 min，滤过，滤液浓缩至约2 ml，作为供试品溶液。另取丙氨酸对照品，加甲醇制成每1 ml含0.5 mg的溶液，作为对照品溶液。照薄层色谱法（《中国药典》通则0502）试验，吸取供试品溶液和对照品溶液各4 μl，分别点于同一硅胶G板上，以正丁醇-冰醋酸-水（3：1：1）为展开剂，展开至约15 cm，取出，晾干，喷以茚三酮试液，在105 ℃加热至斑点显色清晰。供试品色谱中，在与对照品色谱相应的位置上，显相同颜色的斑点。

【检查】**水分** 不得过12.0%（《中国药典》通则0832第二法）。

【浸出物】照醇溶性浸出物测定法（《中国药典》通则2201）项下的热浸法测定，用乙醇做溶剂，不得少于13.0%。

【性味与归经】咸，温。归肝、肾经。

【功能与主治】补肝益肾，壮阳涩精。用于阳痿，遗精，白浊，尿血，创伤，溃疡及烫伤。

【用法与用量】3～9 g。外用适量。

【注意】阴虚有火者忌用。

【贮藏】密闭，置阴凉干燥处，防蛀。

DB50/YP013—2023

雄蚕蛾

Xiongcan'e

本品为蚕蛾的炮制加工品。

【炮制】除去杂质。

【性状】本品略呈长椭圆形，体长1.6~2.3 cm，表面黄棕色至深棕色，头部较小，复眼一对，黑色，半圆形。触角1对，多已脱落。胸部有翅2对，前翅位于中胸部，呈三角形，较大；后翅生于后胸，较小，略呈圆形，有的已脱落，腹部狭窄，末端稍尖。质脆，易碎。气微腥。

【鉴别】取本品粉末1 g，加甲醇10 ml，超声处理30 min，滤过，滤液浓缩至约2 ml，作为供试品溶液。另取丙氨酸对照品，加甲醇制成每1 ml含0.5 mg的溶液，作为对照品溶液。照薄层色谱法（《中国药典》通则0502）试验，吸取供试品溶液和对照品溶液各4 μl，分别点于同一硅胶G板上，以正丁醇-冰醋酸-水（3：1：1）为展开剂，展开至约15 cm，取出，晾干，喷以茚三酮试液，在105 ℃加热至斑点显色清晰。供试品色谱中，在与对照品色谱相应的位置上，显相同颜色的斑点。

【检查】水分　不得过12.0%（《中国药典》通则0832 第二法）。

【浸出物】照醇溶性浸出物测定法（《中国药典》通则2201）项下的热浸法测定，用乙醇做溶剂，不得少于13.0%。

【性味与归经】咸，温。归肝、肾经。

【功能与主治】补肝益肾，壮阳涩精。用于阳痿，遗精，白浊，尿血，创伤，溃疡及烫伤。

【用法与用量】3~9 g。外用适量。

【注意】阴虚有火者忌用。

【贮藏】密闭，置阴凉干燥处，防蛀。

赶黄草

Ganhuangcao

PENTHORT HERBA

本品为虎耳草科植物扯根菜*Penthorum chinense* Pursh的干燥地上部分。夏、秋季采收，除去杂质，干燥。

【药材收载标准】《重庆市中药材标准》（2023年版）

DB50/YP041—2022

赶黄草

Ganhuangcao

本品为赶黄草的炮制加工品。

【炮制】除去杂质，淋润，切段，干燥。

【性状】本品为茎叶混合的段。茎呈圆柱状，表面黄红色或绿色，具纤维性，切面黄白色至黄褐色，中空。叶多破碎，黄绿色、灰绿色或黄红色。花黄绿色，无花瓣。气微，味微苦。

【鉴别】（1）本品茎横切面：表皮细胞一列，含棕黄色块状物。表皮下方由多列厚角细胞组成，气室约3列，被单列厚角细胞隔开。韧皮部较窄，形成层可见。木质部由导管、纤维组成，射线平直由1～2列细胞组成。髓部细胞类圆形。厚角细胞和韧皮薄壁细胞均含草酸钙簇晶，簇晶直径20～50 μm。

本品叶粉末黄绿色。上表皮细胞多角形，垂周壁略呈连珠状增厚，部分细胞含有棕色黄色物质，气孔长圆形或类圆形，突出于叶表面，副卫细胞4～6个，不定式；下表皮细胞呈不规则形，垂周壁波状弯曲，有些细胞含有棕黄色物质，气孔较密集，副卫细胞4～6个，不定式；纤维多成束或单个散在，细长，直径20～40 μm，壁厚5～9 μm，部分纤维外侧细胞含有草酸钙簇晶，含晶细胞类圆形，壁稍厚，散列或3～7个沿纤维方向成列形成晶鞘纤维，草酸钙簇晶晶角短钝，直径20～50 μm；螺纹导管直径25～50 μm，螺纹紧密。

（2）取本品粉末1 g，加乙醚20 ml，加热回流30 min，弃去乙醚液，药渣挥干溶剂，加80%甲醇20 ml，加热回流1 h，取出，放冷，滤过，滤液蒸干，残渣加水10 ml使溶解，加盐酸2 ml，置水浴中加热回流30 min，取出，迅速冷却，用乙醚提取2次，每次10 ml，合并乙醚液，挥干，残渣加乙醇1 ml使溶解，作为供试品溶液。另取槲皮素对照品，加乙醇制成每1 ml含0.5 mg的溶液，作为对照品溶液。照薄层色谱法（《中国药典》通则0502）试验，吸取上述2种溶液各5 μl，分别点于同一硅胶G薄层板上，以甲苯-乙酸乙酯-甲酸（5：4：0.1）为展开剂，展开，取出，晾干，喷以3%三氯化铝乙醇溶液，置紫外光灯（365 nm）下检视。供试品色谱中，在与对照品色谱相应的位置上，显相同颜色的荧光斑点。

【检查】**总灰分**　不得过9.0%（《中国药典》通则2302）。

酸不溶性灰分 不得过1.5%（《中国药典》通则2302）。

【浸出物】照水溶性浸出物测定法（《中国药典》通则2201）项下的热浸法测定，不得少于14.0%。

【含量测定】照高效液相色谱法（《中国药典》通则0512）测定。

色谱条件与系统适用性试验 以十八烷基硅烷键合硅胶为填充剂；以甲醇-0.4%磷酸溶液（50∶50）为流动相；检测波长为360 nm。理论板数按槲皮素峰计算应不低于3 000。

对照品溶液的制备 精密称取槲皮素对照品适量，加80%甲醇制成每1 ml含40 μg的溶液，即得。

供试品溶液的制备 取本品粉末（过3号筛）约1.0 g，精密称定，精密加入80%甲醇溶液20 ml，称定重量，加热回流60 min，放冷，再称定重量，用80%甲醇补足减失的重量，摇匀，滤过，精密量取续滤液10 ml，精密加入15%盐酸溶液4 ml，85 ℃水浴中回流20 min，取出，迅速冷却，转移至25 ml量瓶中，加甲醇至刻度，摇匀，滤过，取续滤液，即得。

测定法 分别精密吸取对照品溶液10 μl、供试品溶液5～20 μl，注入液相色谱仪，测定，即得。

本品按干燥品计算，含槲皮素（$C_{15}H_{10}O_7$）不得少于0.10%。

【性味与归经】甘，微寒。归肝经。

【功能与主治】除湿利水，祛瘀止痛。主治黄疸，经闭，水肿，跌打损伤。

【用法与用量】15～30 g。外用适量，煎水洗或捣敷患处。

【贮藏】置干燥处。

DB50/YP042—2022

赶黄草花

Ganhuangcaohua

本品为赶黄草的炮制加工品。

【炮制】收集赶黄草中掉落的花，除去杂质。

【性状】本品呈蝎尾聚伞花序，分枝疏生短腺毛。苞片小，卵形或钻形；花梗长0.5～2 mm，带有嫩枝。花萼黄绿色，筒宽钟形，长约2 mm，深裂5～7，裂片三角形，先端微尖或微钝，无花瓣；胚珠细小多数。蒴果红紫色。气微，味微苦。

【鉴别】取本品粉末1 g，加乙醚20 ml，加热回流30 min，弃去乙醚液，药渣挥干溶剂，加80%甲醇20 ml，加热回流1 h，取出，放冷，滤过，滤液蒸干，残渣加水10 ml使溶解，加盐酸2 ml，置水浴中加热回流30 min，取出，迅速冷却，用乙醚提取2次，每次10 ml，合并乙醚液，挥干，残渣加乙醇1 ml使溶解，作为供试品溶液。另取槲皮素对照品，加乙醇制成每1 ml含0.5 mg的溶液，作为对照品溶液。照薄层色谱法（《中国药典》通则0502）试验，吸取上述2种溶液各5 μl，分别点于同一硅胶G薄层板上，以甲苯-乙酸乙酯-甲酸（5∶4∶0.1）为展开剂，展开，取出，晾干，喷以3%三氯化铝乙醇溶液，置紫外光灯（365 nm）下检视。供试品色谱中，在与对照品色谱相应的位置上，显相同颜色的荧光斑点。

【检查】**总灰分** 不得过9.0%（《中国药典》通则2302）。

酸不溶性灰分 不得过1.5%（《中国药典》通则2302）。

【浸出物】照水溶性浸出物测定法（《中国药典》通则2201）项下的热浸法测定，不得少于14.0%。

【含量测定】照高效液相色谱法（《中国药典》通则0512）测定。

色谱条件与系统适用性试验 以十八烷基硅烷键合硅胶为填充剂；以甲醇-0.4%磷酸溶液（50∶50）为

流动相；检测波长为360 nm。理论板数按槲皮素峰计算应不低于3 000。

对照品溶液的制备 精密称取槲皮素对照品适量，加80%甲醇制成每1 ml含40 μg的溶液，即得。

供试品溶液的制备 取本品粉末（过3号筛）约1.0 g，精密称定，精密加入80%甲醇溶液20 ml，称定重量，加热回流60 min，放冷，再称定重量，用80%甲醇补足减失的重量，摇匀，滤过，精密量取续滤液10 ml，精密加入15%盐酸溶液4 ml，85 ℃水浴中回流20 min，取出，迅速冷却，转移至25 ml量瓶中，加甲醇至刻度，摇匀，滤过，取续滤液，即得。

测定法 分别精密吸取对照品溶液10 μl、供试品溶液5～20 μl，注入液相色谱仪，测定，即得。

本品按干燥品计算，含槲皮素（$C_{15}H_{10}O_7$）不得少于0.20%。

【性味与归经】甘，平。归肝经。

【功能与主治】除湿利水，祛瘀止痛。主治黄疸，经闭，水肿，跌打损伤。

【用法与用量】15～30 g。外用适量，煎水洗或捣敷患处。

【贮藏】置干燥处。

DB50/YP043—2022

赶黄草叶

Ganhuangcaoye

本品为赶黄草的炮制加工品。

【炮制】除去杂质及花、茎。

【性状】本品多皱缩、破碎。完整叶片展开后呈披针形，两面无毛，上表面黄红色或暗绿色，下表面红黄色或灰绿色。偶尔可见未去尽的花序。气微，味微苦。

【鉴别】（1）本品叶粉末黄绿色。上表皮细胞多角形，垂周壁略呈连珠状增厚，部分细胞含有棕色黄色物质，气孔长圆形或类圆形，突出于叶表面，副卫细胞4～6个，不定式；下表皮细胞呈不规则形，垂周壁波状弯曲，有些细胞含有棕黄色物质，气孔较密集，副卫细胞4～6个，不定式；纤维多成束或单个散在，细长，直径20～40 μm，壁厚5～9 μm，部分纤维外侧细胞含有草酸钙簇晶，含晶细胞类圆形，壁稍厚，散列或3～7个沿纤维方向成列形成晶鞘纤维，草酸钙簇晶晶角短钝，直径20～50 μm；螺纹导管直径25～50 μm，螺纹紧密。

（2）取本品粉末1 g，加乙醚20 ml，加热回流30 min，弃去乙醚液，药渣挥干溶剂，加80%甲醇20 ml，加热回流1 h，取出，放冷，滤过，滤液蒸干，残渣加水10 ml使溶解，加盐酸2 ml，置水浴中加热回流30 min，取出，迅速冷却，用乙醚提取2次，每次10 ml，合并乙醚液，挥干，残渣加乙醇1 ml使溶解，作为供试品溶液。另取槲皮素对照品，加乙醇制成每1 ml含0.5 mg的溶液，作为对照品溶液。照薄层色谱法（《中国药典》通则0502）试验，吸取上述2种溶液各5 μl，分别点于同一硅胶G薄层板上，以甲苯-乙酸乙酯-甲酸（5：4：0.1）为展开剂，展开，取出，晾干，喷以3%三氯化铝乙醇溶液，置紫外光灯（365 nm）下检视。供试品色谱中在与对照品色谱相应的位置上，显相同颜色的荧光斑点。

【检查】**水分** 不得过13.0%（《中国药典》通则0832第二法）。

总灰分 不得过9.0%（《中国药典》通则2302）。

酸不溶性灰分 不得过1.5%（《中国药典》通则2302）。

【浸出物】照水溶性浸出物测定法（《中国药典》通则2201）项下的热浸法测定，不得少于14.0%。

【含量测定】照高效液相色谱法（《中国药典》通则0512）测定。

色谱条件与系统适用性试验 以十八烷基硅烷键合硅胶为填充剂；以甲醇-0.4%磷酸溶液（50∶50）为流动相；检测波长为360 nm。理论板数按槲皮素峰计算应不低于3 000。

对照品溶液的制备 精密称取槲皮素对照品适量，加80%甲醇制成每1 ml含40 μg的溶液，即得。

供试品溶液的制备 取本品粉末（过3号筛）约1.0 g，精密称定，精密加入80%甲醇溶液20 ml，称定重量，加热回流60 min，放冷，再称定重量，用80%甲醇补足减失的重量，摇匀，滤过，精密量取续滤液10 ml，精密加入15%盐酸溶液4 ml，85 ℃水浴中回流20 min，取出，迅速冷却，转移至25 ml量瓶中，加甲醇至刻度，摇匀，滤过，取续滤液，即得。

测定法 分别精密吸取对照品溶液10 μl、供试品溶液5～20 μl，注入液相色谱仪，测定，即得。

本品按干燥品计算，含槲皮素（$C_{15}H_{10}O_7$）不得少于0.20%。

【性味与归经】甘，微寒。归肝经。

【功能与主治】除湿利水，祛瘀止痛。主治黄疸，经闭，水肿，跌打损伤。

【用法与用量】15～30 g。外用适量，煎水洗或捣敷患处。

【贮藏】置干燥处。

莱菔头

Laifutou

RAPHANI RADIX

本品为十字花科植物萝卜*Raphanus sativus* L.的干枯老根。待种子成熟后采挖，除去地上部分，洗净，干燥。

【药材收载标准】《重庆市中药材标准》（2023年版）

DB50/YP056—2023

莱菔头

Laifutou

本品为莱菔头的炮制加工品。

【炮制】除去杂质，洗净，润透，切厚片，干燥。

【性状】本品为不规则的片状，表面黄褐色、土黄色或灰褐色，不平整，具波状纵皱纹，多交叉成网状纹理。质轻泡，不易折断，断面淡白黄色或淡黄色，疏松或中空。气微，味略辛。

【鉴别】本品粉末浅黄棕色。导管多为具缘纹孔导管，较大，纹孔较密。木纤维呈长条状或不规则长梭形，多弯曲，末端较尖，有的一端分枝，单斜纹孔或相交成十字形，稀疏。网纹细胞形状不规则，具网状纹孔，纹孔大，卵圆形或不规则形。

【检查】**水分** 不得过12.0%（《中国药典》通则0832第二法）。

总灰分 不得过20.0%（《中国药典》通则2302）。

酸不溶性灰分 不得过5.0%（《中国药典》通则2302）。

【浸出物】照水溶性浸出物测定法（《中国药典》通则2201）项下的热浸法测定，不得少于10.0%。

【性味与归经】甘、微辛，平。归肺、脾、胃经。

【功能与主治】行气消积，宣肺化痰，利水消肿。用于食积气滞，腹胀痞满，痢疾，咳嗽痰多，脚气，水肿。

【用法与用量】10～30 g。

【贮藏】置干燥处。

莲子

Lianzi

NELUMBINIS SEMEN

本品为睡莲科植物莲 *Nelumbo nucifera* Gaertn.的干燥成熟种子。秋季果实成熟时采割莲房，取出果实，除去果皮，干燥。

【药材收载标准】《中国药典》（2020年版一部）

DB50/YP005—2022

白莲米

Bailianmi

本品为莲子的炮制加工品。

【炮制】取莲子，除去杂质、莲子心及磨去种皮。

【性状】本品略呈椭圆形或类球形。表面黄白色，偶见未去净的残留种皮。一端中心呈乳头状突起，多有裂口，其周边略下陷，下陷处大多残留一圈未去尽的种皮。质硬，中有空隙。气微，味甘、微涩。

【鉴别】（1）本品粉末类白色。主为淀粉粒，单粒长圆形、类圆形、卵圆形或类三角形，有的具小尖突，直径4～25 μm，脐点少数可见，裂缝状或点状；复粒稀少，由2～3分粒组成。子叶细胞呈长圆形，壁稍厚，有的呈连珠状，隐约可见纹孔域。

（2）取本品粉末少许，加水适量，混匀，加碘试液数滴，呈蓝紫色，加热后逐渐褪色，放冷，蓝紫色复现。

（3）取本品粉末0.5 g，加水5 ml，浸泡，滤过，滤液置试管中，加α-萘酚试液数滴，摇匀，沿管壁缓缓滴加硫酸1 ml，两液接界处出现紫色环。

（4）取本品粗粉5 g，加三氯甲烷30 ml，振摇，放置过夜，滤过，滤液蒸干，残渣加乙酸乙酯2 ml使溶解，作为供试品溶液。另取莲子对照药材5 g，同法制成对照药材溶液。照薄层色谱法（《中国药典》通则0502）试验，吸取2种溶液各2 μl，分别点于同一硅胶G薄层板上，以正己烷-丙酮（7∶2）为展开剂，展开，取出，晾干，喷以5%香草醛的10%硫酸乙醇溶液，在105 ℃加热至斑点显色清晰。供试品色谱中，在与对照药材色谱相应的位置上，显相同颜色的斑点。

【检查】**水分**　不得过14.0%（《中国药典》通则0832第二法）。

总灰分　不得过5.0%（《中国药典》通则2302）。

黄曲霉毒素　照黄曲霉毒素测定法（《中国药典》通则2351）测定。

本品每1 000 g含黄曲霉毒素B_1不得过5 μg，黄曲霉毒素G_2、黄曲霉毒素G_1、黄曲霉毒素B_2和黄曲霉毒素B_1总量不得过10 μg。

【性味与归经】甘、涩，平。归脾、肾、心经。

【功能与主治】补脾止泻，止带，益肾涩精，养心安神。用于脾虚泄泻，带下，遗精，心悸失眠。

【用法与用量】6～15 g。

【贮藏】置干燥处，防蛀。

桂枝

Guizhi

CINNAMOMI RAMULUS

本品为樟科植物肉桂 *Cinnamomum cassia* Presl的干燥嫩枝。春、夏两季采收，除去叶，晒干，或切片晒干。

【药材收载标准】《中国药典》（2020年版一部）

DB50/YP043—2023

蜜桂枝

Miguizhi

本品为桂枝的炮制加工品。

【炮制】取净桂枝片，照蜜炙法（《中国药典》通则0213）用文火炒至老黄色，不黏手。

每100 kg桂枝片，用炼蜜15 kg。

【性状】本品为类圆形、椭圆形的厚片。表面老黄色，微有光泽，略带黏性，香气减弱，味甜、微辛。

【鉴别】（1）粉末红棕色。石细胞类方形或类圆形，直径30～64 μm，壁厚，有的一面菲薄。韧皮纤维大多成束或单个散离，无色或棕色，梭状，有的边缘齿状突出，直径12～40 μm，壁甚厚，木化，孔沟不明显。油细胞类圆形或椭圆形，直径41～104 μm。木纤维众多，常成束，具斜纹孔或相交呈十字形。木栓细胞黄棕色，表面观多角形，含红棕色物。导管主为具缘纹孔，直径约至76 μm。

（2）取本品粉末2 g，加乙醚10 ml，浸泡30 min，时时振摇，滤过，滤液挥干，残渣加三氯甲烷1 ml使溶解，作为供试品溶液。另取桂枝对照药材2 g，同法制成对照药材溶液。照薄层色谱法（《中国药典》通则0502）试验，吸取上述2种溶液各15 μl，分别点于同一硅胶G薄层板上，使成条状，以石油醚（60～90 ℃）-乙酸乙酯（17∶3）为展开剂，展开，取出，晾干，喷以香草醛硫酸试液，在105 ℃加热至斑点显色清晰。供试品色谱中，在与对照药材色谱相应的位置上，显相同颜色的斑点。

（3）取本品粉末0.5 g，加乙醇10 ml，密塞，浸泡20 min，时时振摇，滤过，取滤液作为供试品溶液。另取桂皮醛对照品，加乙醇制成每1 ml含1 μl的溶液，作为对照品溶液。照薄层色谱法（《中国药典》通则0502）试验，吸取供试品溶液10～15 μl、对照品溶液2 μl，分别点于同一硅胶G薄层板上，以石油醚（60～90 ℃）-乙酸乙酯（17∶3）为展开剂，展开，取出，晾干，喷以二硝基苯肼乙醇试液。供试品色谱中，在与对照品色谱相应的位置上，显相同的橙红色斑点。

【检查】**水分** 不得过12.0%（《中国药典》通则0832第四法）。

总灰分 不得过3.0%（《中国药典》通则2302）。

【性味与归经】辛、甘，温。归心、肺、膀胱经。

【功能与主治】发汗解肌，温通经脉，助阳化气，平冲降气。用于风寒感冒，脘腹冷痛，血寒经闭，关节痹痛，痰饮，水肿，心悸，奔豚。

【用法与用量】3～10 g。

【注意】孕妇慎用。

【贮藏】密闭，置阴凉干燥处。

桔梗

Jiegeng

PLATYCODONIS RADIX

本品为桔梗科植物桔梗*Platycodon grandiflorum*（Jacq.）A.DC.的干燥根。春、秋两季采挖，洗净，除去须根，趁鲜剥去外皮或不去外皮，干燥。

【药材收载标准】《中国药典》（2020年版一部）

DB50/YP051—2023

蜜桔梗

Mijiegeng

本品为桔梗的炮制加工品。

【炮制】取净桔梗片，照蜜炙法（《中国药典》通则0213）炒至颜色加深，不黏手。

每100 kg桔梗片，用炼蜜20 kg。

【性状】本品呈类圆形、斜椭圆形或不规则厚片，直径0.3～2 cm。表面淡棕黄色至黄褐色，有黏性。切面皮部黄白色，较窄；形成层环纹明显，黄褐色；木部宽，有较多裂隙。具蜜香气，味甜后苦。

【检查】水分　不得过15.0%（《中国药典》通则0832第二法）。

总灰分　不得过5.0%（《中国药典》通则2302）。

【浸出物】照醇溶性浸出物测定法（《中国药典》通则2201）项下的热浸法测定，用乙醇作溶剂，不得少于20.0%。

【性味与归经】苦、辛，平。归肺经。

【功能与主治】宣肺，利咽，祛痰，排脓。用于咳嗽痰多，胸闷不畅，咽痛音哑，肺痈吐脓。

【用法与用量】3～10 g。

【贮藏】置通风干燥处，防蛀。

核桃仁

Hetaoren

JUGLANDIS SEMEN

本品为胡桃科植物胡桃*Juglans regia* L.的干燥成熟种子。秋季果实成熟时采收，除去肉质果皮，晒干，再除去核壳和木质隔膜。

【药材收载标准】《中国药典》（2020年版一部）

DB50/YP050—2022

炒核桃仁

Chaohetaoren

本品为核桃仁的炮制加工品。

【炮制】取净核桃仁，照盐炒法（附录 I 炮制通则）用文火炒至色变深、可见焦斑，有香气逸出。

每100 kg核桃仁，用食盐25 kg。

【性状】本品呈不规则的块状，大小不一，多破碎，有皱曲的沟槽，完整者类圆形，直径2～3 cm。种皮黄色或黄褐色，偶见焦斑，附有少许盐粒。膜质，具深棕色脉纹，种仁类白色或黄白色。质脆，富油性，气香，味咸。

【检查】**水分**　不得过7.0%（《中国药典》通则0832 第二法）。

酸败度　照酸败度测定法（《中国药典》通则2303）测定。

酸值　不得过10.0 。

羰基值　不得过10.0 。

过氧化值　不得过0.10 。

【性味与归经】甘，温。归肾、肺、大肠经。

【功能与主治】补肾，温肺，润肠。用于肾阳不足，腰膝酸软，阳痿遗精，虚寒喘嗽，肠燥便秘。

【用法与用量】6～9 g。

【贮藏】置阴凉干燥处，防蛀。

桉叶

Anye

EUCALYPTI FOLIUM

本品为桃金娘科植物桉 *Eucalyptus robusta* Smith 或蓝桉 *Eucalyptus globulus* Labill. 的干燥叶。全年均可采集，阴干。

【药材收载标准】《重庆市中药材标准》（2023年版）

DB50/YP003—2022

桉叶

Anye

本品为桉叶的炮制加工品。

【炮制】除去杂质，喷淋，略润，切丝，干燥。

【性状】**桉**　本品呈丝条状。上表面灰绿色，有光泽，下表面绿白色。革质，较脆。气芳香，味辛。

蓝桉　本品上表面黄绿色，光滑无毛，有多数红棕色木栓斑点，对光透视，可见无数腺点，革质而厚。揉之微有香气，味稍苦而凉。

【鉴别】本品粉末淡绿色。表皮细胞多角形，壁颇厚，外被极厚的角质层。上下表皮均有气孔，副卫细胞6个以上，深陷于表面之下。油室众多，直径120～260 μm。草酸钙簇晶众多，直径至25 μm，并有方晶，有时形成晶纤维。

【检查】**水分**　不得过13.0%（《中国药典》通则0832第四法）。

总灰分　不得过8.0%（《中国药典》通则2302）。

【浸出物】照醇溶性浸出物测定法项下（《中国药典》通则2201）热浸法测定，用乙醇作溶剂，不得少于20.0%。

【性味与归经】苦、辛，凉。归肺、胃、脾、肝经。

【功能与主治】清热解毒，祛风降火。用于感冒、流感、鼻炎、喉炎、咽喉干痛等。

【用法与用量】9～15 g。

【贮藏】置干燥阴凉处。

夏枯全草

Xiakuquancao

PRUNELLAE VULGARIS HERBA

本品为唇形科植物夏枯草*Prunella vulgaris* L.的干燥全草。夏季采收，除去杂质，晒干。

【药材收载标准】《四川省中药材标准》（2010年版）

DB50/YP184—2023

夏枯全草

Xiakuquancao

【炮制】除去杂质，切段。

【性状】本品呈段状。茎方形，紫红色或绿褐色，全体被稀疏的糙毛。叶皱缩，边缘有不明显的波状齿或几近全缘。轮状花序，花冠多脱落。体轻质脆。气微，味淡。

【鉴别】取本品粉末1 g，加乙醇20 ml，加热回流1 h，滤过，滤液蒸干，残渣加石油醚（30～60 ℃）浸泡2次，每次15 ml（约2 min），倾去石油醚液，残渣加乙醇1 ml使溶解，作为供试品溶液。另取熊果酸对照品，加无水乙醇制成每1 ml含1 mg的溶液，作为对照品溶液。照薄层色谱法（《中国药典》通则0502）试验，吸取上述2种溶液各2 μl，分别点于同一硅胶G薄层板上，以环己烷-三氯甲烷-乙酸乙酯-冰醋酸（20∶5∶8∶0.5）为展开剂，展开，取出，晾干，喷以10%硫酸乙醇溶液，在100 ℃加热至斑点显色清晰。分别置日光下及紫外光灯（365 nm）下检视，供试品色谱中，在与对照品色谱相应的位置上，显相同颜色的斑点。

【检查】**水分**　不得过16.0%（《中国药典》通则0832 第二法）。

总灰分　不得过13.0%（《中国药典》通则2302）。

酸不溶性灰分　不得过4.0%（《中国药典》通则2302）。

【性味与归经】辛、苦，寒。归肝、胆经。

【功能与主治】清肝泻火，明目，散结消肿。用于目赤肿痛，目珠夜痛，头痛眩晕，瘰疬，瘿瘤，乳痛，乳癖，乳房胀痛。

【用法与用量】9～15 g。

【贮藏】置干燥处。

柴胡

Chaihu

BUPLEURI RADIX

本品为伞形科植物柴胡 *Bupleurum chinense* DC.的干燥根。习称"北柴胡"。春、秋两季采挖，除去茎叶和泥沙，干燥。

【药材收载标准】《中国药典》（2020年版一部）

DB50/YP015—2023

鳖血柴胡

Biexuechaihu

本品为柴胡的加工炮制品。

【炮制】取净柴胡片，用鲜鳖血和适量黄酒拌匀，待吸尽后，用文火炒干，取出放凉。

每100 kg柴胡片，用鳖血12.5 kg，黄酒25 kg。

【性状】本品呈不规则厚片。外表皮黑褐色或棕褐色，具纵皱纹和支根痕，切面显纤维性，略具酒气及血腥气。

【鉴别】取本品粉末0.5 g，加甲醇20 ml，超声处理10 min，滤过，滤液浓缩至5 ml，作为供试品溶液。另取北柴胡对照药材0.5 g，同法制成对照药材溶液。再取柴胡皂苷a对照品、柴胡皂苷d对照品，加甲醇制成每1 ml各含0.5 mg的混合溶液，作为对照品溶液。照薄层色谱法（《中国药典》通则0502）试验，吸取上述3种溶液各5 μl，分别点于同一硅胶G薄层板上，以乙酸乙酯-乙醇-水（8：2：1）为展开剂，展开，取出，晾干，喷以2%对二甲氨基苯甲醛的40%硫酸溶液，在60 ℃加热至斑点显色清晰，分别置日光和紫外光灯（365 nm）下检视。供试品色谱中，在与对照药材色谱和对照品色谱相应的位置上，显相同颜色的斑点或荧光斑点。

【检查】水分　不得过10.0%（《中国药典》通则0832第二法）。

总灰分　不得过9.0%（《中国药典》通则2302）。

酸不溶性灰分　不得过3.0%（《中国药典》通则2302）。

【浸出物】照醇溶性浸出物测定法项下的热浸法（《中国药典》通则2201）测定，用乙醇作溶剂，不得少于11.0%。

【性味与归经】辛、苦，微寒。归肝、胆、肺经。

【功能与主治】疏散退热，疏肝解郁，升举阳气。用于感冒发热，寒热往来，胸胁胀痛，月经不调，子宫脱垂，脱肛。鳖血柴胡多用于虚热，肋下痞痛。

【用法与用量】3～9 g。

【贮藏】置通风干燥处，防蛀。

【注】所用鳖血为鳖科动物鳖 *Trionyx sinensis* Wiegmann的新鲜血液。

党参

Dangshen

CODONOPSIS RADIX

本品为桔梗科植物党参*Codonopsis pilosula*（Franch.）Nannf.、素花党参 *Codonopsis pilosula* Nannf.var. *modesta*（Nannf.）L. T. Shen或川党参 *Codonopsis tangshen* Oliv. 的干燥根。秋季采挖，洗净，晒干。

【药材收载标准】《中国药典》（2020年版一部）

DB50/YP034—2022

土炒党参

Tuchaodangshen

本品为党参炮制加工品。

【炮制】取净党参片或段，照土炒法（附录Ⅰ　炮制通则）用灶心土炒至挂土色，有香气逸出。

【性状】本品呈类圆形的厚片或段。外表皮为土黄色，可见细土粉黏附。

【鉴别】取本品粉末1 g，加甲醇25 ml，超声处理30 min，滤过，滤液蒸干，残渣加水15 ml使溶解，通过D101型大孔吸附树脂柱（内径为1.5 cm，柱高为10 cm），用水50 ml洗脱，弃去水液，再用50%乙醇50 ml洗脱，收集洗脱液，蒸干，残渣加甲醇1 ml使溶解，作为供试品溶液。另取党参炔苷对照品，加甲醇制成每1 ml含1 mg的溶液，作为对照品溶液。照薄层色谱法（《中国药典》通则0502）试验，吸取供试品溶液2～4 μl、对照品溶液2 μl，分别点于同一高效硅胶G薄层板上，以正丁醇-冰醋酸-水（7∶1∶0.5）为展开剂，展开，取出，晾干，喷以10%硫酸乙醇溶液，在100 ℃加热至斑点显色清晰，分别置日光和紫外光灯（365 nm）下检视。供试品色谱中，在与对照品色谱相应的位置上，显相同颜色的斑点或荧光斑点。

【检查】**水分**　不得过13.0%（《中国药典》通则0832第二法）。

总灰分　不得过7.0%（《中国药典》通则2302）。

【浸出物】照水溶性浸出物测定法（《中国药典》通则2201）项下的热浸法测定，不得少于55.0%。

【性味与归经】甘，平。归脾、肺经。

【功能与主治】健脾益肺，养血生津。用于脾肺气虚，食少倦怠，咳嗽虚喘，气血不足，面色萎黄，心悸气短，津伤口渴，内热消渴。

【用法与用量】9～30 g。

【注意】不宜与藜芦同用。

【贮藏】置通风干燥处，防潮。

273

党参段

Dangshenduan

本品为党参的炮制加工品。

【炮制】除去杂质，洗净，润透，切段，干燥。

【性状】本品呈圆柱形的段。外表皮灰黄色至黄棕色，有时可见根头部有多疣状突起的茎痕和芽。切面皮部淡黄色至黄棕色，木部淡黄色，有裂隙或放射状纹理。有特殊香气，味微甜。

【鉴别】（1）本品粉末黄白色。石细胞较多，单个散在或数个成群，有的与木栓细胞相嵌，呈多角形、类方形、长方形、不规则形。乳汁管为有节连接乳汁管，管中及周围细胞中充满油滴状物。木栓细胞棕黄色，表面观长方形、斜方形、类多角形，垂周壁微波状弯曲，木化，有纵条纹。导管多为网纹，淀粉粒稀少。

（2）取本品粉末1 g，加甲醇25 ml，超声处理30 min，滤过，滤液蒸干，残渣加水15 ml使溶解，通过D101型大孔吸附树脂柱（内径为1.5 cm，柱高为10 cm），用水50 ml洗脱，弃去水液，再用50%乙醇50 ml洗脱，收集洗脱液，蒸干，残渣加甲醇1 ml使溶解，作为供试品溶液。另取党参炔苷对照品，加甲醇制成每1 ml含1 mg的溶液，作为对照品溶液。照薄层色谱法（《中国药典》通则0502）试验，吸取供试品溶液2~4 μl、对照品溶液2 μl，分别点于同一高效硅胶G薄层板上，以正丁醇-冰醋酸-水（7：1：0.5）为展开剂，展开，取出，晾干，喷以10%硫酸乙醇溶液，在100 ℃加热至斑点显色清晰，分别置日光和紫外光灯（365 nm）下检视。供试品色谱中，在与对照品色谱相应的位置上，显相同颜色的斑点或荧光斑点。

【检查】水分　不得过16.0%（《中国药典》通则0832第二法）。

　　总灰分　不得过5.0%（《中国药典》通则2302）。

【浸出物】照醇溶性浸出物测定法（《中国药典》通则2201）项下的热浸法测定，用45%乙醇作溶剂，不得少于55.0%。

【性味与归经】甘，平。归脾、肺经。

【功能与主治】健脾益肺，养血生津。用于脾肺气虚，食少倦怠，咳嗽虚喘，气血不足，面色萎黄，心悸气短，津伤口渴，内热消渴。

【用法与用量】9~30 g。

【注意】不宜与藜芦同用。

【贮藏】置通风干燥处，防蛀。

鸭内金

Yaneijin

ANATIS GIGERII ENDOTHELIUM CORNEUM

本品为鸭科动物家鸭 *Anas platyrhynchos domestica* L. 的干燥沙囊内壁。杀鸭后，取出鸭肫，立即剥下内壁，洗净，干燥。

【药材收载标准】《重庆市中药材标准》（2023年版）

DB50/YP098—2023

鸭内金

Yaneijin

本品为鸭内金的炮制加工品。

【炮制】除去杂质，洗净，干燥。

【性状】本品呈类圆形的块片状或不规则碎片，厚约1 mm，表面黄绿色或黑绿色，略呈半透明，边缘稍卷曲，具少而稀疏的皱纹。质硬，易碎，断面角质状。气腥，味微苦。

【检查】**水分**　不得过15.0%（《中国药典》通则0832第二法）。

总灰分　不得过2.0%（《中国药典》通则2302）。

【浸出物】照醇溶性浸出物测定法（《中国药典》通则2201）项下的热浸法测定，用稀乙醇作溶剂，不得少于4.0%。

【性味与归经】甘、平。归脾、胃、小肠经。

【功能与主治】健脾胃，消积食。用于食积胀满，呕吐，泻痢，小儿疳积。

【用法与用量】3～9 g。

【贮藏】置干燥处，防蛀。

峨参

Eshen

ANTHRISCI RADIX

本品为伞形科植物峨参*Anthriscus sylvestris*（L.）Hoffm.的干燥根。秋后采挖，刮去粗皮，蒸透，干燥。

【药材收载标准】《重庆市中药材标准》（2023年版）

DB50/YP029—2023

峨参

Eshen

本品为峨参的炮制加工品。

【炮制】除去杂质，洗净，润透，切厚片，干燥。

【性状】本品呈类圆形、不规则形的厚片，外表面黄棕色或黄白色，切面皮部黄棕色，木部白色或黄白色，可见放射状纹理或裂隙，角质样。气微，味微辛、微麻。

【鉴别】本品粉末呈淡灰棕色。导管为网纹、梯纹和环纹导管，直径10～45 μm，壁木化。木栓细胞多角形，壁淡棕色。薄壁细胞中含糊化淀粉粒，有时可见不规则无色团块。纤维少见，多单个散在，或成断节，直径15～20 μm，壁不甚厚，木化。

【检查】水分　不得过16.0%（《中国药典》通则0832第二法）。

总灰分　不得过3.5%（《中国药典》通则2302）。

酸不溶性灰分　不得过1.0%（《中国药典》通则2302）。

二氧化硫残留量　照二氧化硫残留量测定法（《中国药典》通则2331）测定，不得过400 mg/kg。

【浸出物】照醇溶性浸出物测定法（《中国药典》通则2201）项下的热浸法测定，用60%乙醇作溶剂，不得少于10.0%。

【性味与归经】甘、辛，微温。归脾、胃、肺经。

【功能与主治】补中益气，祛瘀生新。用于脾虚腹胀，四肢无力，肺虚咳喘，老人夜尿，水肿，跌打损伤，腰痛。

【用法与用量】10～15 g。外用适量。

【注意】孕妇慎用。

【贮藏】置通风干燥处，防潮、防蛀。

透骨草

Tougucao

IMPATIENTIS CAULIS

本品为凤仙花科植物凤仙花*Impatiens balsamina* L.的干燥茎。夏、秋两季采割，除去杂质，干燥。

【药材收载标准】《中国药典》［1977年版一部（凤仙透骨草）］

DB50/YP176—2023

透骨草

Tougucao

本品为透骨草的炮制加工品。

【炮制】除去根、叶及花果等杂质，洗净，切段，干燥。

【性状】本品为不规则的扁圆柱形段。表面黄棕色或红棕色，干瘪皱缩，具明显的纵沟，节膨大，可见互生的深棕色叶痕。体轻，质脆，易折断，断面中空或有白色膜质髓部。气微，味淡、微酸。

【鉴别】（1）本品粉末淡棕色。纤维淡黄色或无色，长梭形，两端钝圆或斜尖，常成束。草酸钙针晶成束或散在，末端尖锐。导管主要为梯纹导管、网纹导管及螺纹导管。

（2）取本品粉末2 g，加乙醇20 ml，冷浸24 h，时时振摇，滤过，滤液蒸干，浓缩至约2 ml。取浓缩液滴于滤纸上，挥干，置紫外光灯（365 nm）下观察，呈蓝紫色荧光；取浓缩液0.5 ml，滴加5%三氯化铁溶液1滴，显污绿色。

【检查】**水分** 不得过13.0%（《中国药典》通则0832 第二法）。

总灰分 不得过 16.0%（《中国药典》通则2302）。

【浸出物】照醇溶性浸出物测定法（《中国药典》通则2201）项下的冷浸法测定，以稀乙醇作溶剂，不得少于10.0%。

【性味与归经】辛、苦，平。有小毒。归肝、肾经。

【功能与主治】祛风湿，活血，消肿，止痛。用于风湿性关节痛，屈伸不利。

【用法与用量】6~9 g。外用适量。

【注意】孕妇忌用。

【贮藏】置通风干燥处。

脆蛇

Cuishe

OPHISAURUS

本品为蛇蜥科动物脆蛇蜥*Ophisaurus harti*（Boulenger）或细脆蛇蜥*Ophisaurus gracilis*（Gray）的干燥全体。春末、夏初捕捉，用酒醉死或用微火炕死，立即盘成圆盘状，低温干燥。

【药材收载标准】《重庆市中药材标准》（2023年版）

DB50/YP027—2022

脆蛇

Cuishe

本品为脆蛇的炮制加工品。

【炮制】除去杂质。

【性状】**脆蛇蜥**　本品呈盘状，盘径6～10 cm。背面棕黄色或绿褐色，有的杂有黑色斑点或蓝紫色横斑，腹面黄白色或灰褐色，侧面自颈部至尾端具1～2个鳞片宽的黑条纹。全身被鳞片，覆瓦状排列成方格形网纹，具光泽。头部在内，三角形；背面被大型鳞片。多数在放大镜下可见鼻鳞与单片的前额鳞之间有2枚鳞片；全长40～60 cm，体部长15～20 cm，腹两侧各有一条凹沟，两凹沟间背鳞16～18行，中央8～10行具棱，相连成明显的纵棱到尾部。腹鳞10行。尾渐细，长约为体长的2倍或呈粗短的再生尾。尾腹面的鳞具棱。体轻，质脆，气微腥。

细脆蛇蜥　体较细长，长约50 cm。背面黑棕色，腹面黄色，鼻鳞与单生的前额鳞之间有3枚鳞片；两凹沟间背鳞14～16行。

【浸出物】**水溶性浸出物**　照水溶性浸出物测定法（《中国药典》通则2201）项下的热浸法测定，不得低于10.0%。

醇溶性浸出物　照醇溶性浸出物测定法（《中国药典》通则2201）项下的热浸法测定，用稀乙醇作溶剂，不得低于7.0%。

【性味与归经】辛、咸，平；有小毒。归肾、肝、脾经。

【功能与主治】祛风湿，活血止痛。用于风湿痹痛，跌扑损伤，骨折筋伤。

【用法与用量】3～6 g。

【注意】孕妇忌用。

【贮藏】置干燥处，防蛀、防潮。

脆蛇段

Cuisheduan

【炮制】除去杂质，切段。

【性状】本品为圆柱形的段。背部棕黄色、绿褐色或黑棕色，有的杂有黑色斑点或紫色横斑，腹面黄色、黄白色或灰褐色。侧面具黑条纹。被鳞片，覆瓦状排列成方格形网纹，具光泽。头部呈三角形，背面被大型鳞片，有的可见鼻鳞与单片前额鳞之间有2或3枚鳞片。尾腹面的鳞具棱。体轻，质脆，气微腥。

【浸出物】**水溶性浸出物**　照水溶性浸出物测定法（《中国药典》通则2201）项下的热浸法测定，不得低于10.0％。

醇溶性浸出物　照醇溶性浸出物测定法（《中国药典》通则2201）项下的热浸法测定，用稀乙醇作溶剂，不得低于7.0％。

【性味与归经】辛、咸，平；有小毒。归肾、肝、脾经。

【功能与主治】祛风湿，活血止痛。用于风湿痹痛，跌扑损伤，骨折筋伤。

【用法与用量】3～6 g。

【注意】孕妇忌用。

【贮藏】置干燥处，防虫蛀、防潮。

益母草

Yimucao

LEONURI HERBA

本品为唇形科植物益母草 *Leonurus japonicus* Houtt.干燥地上部分。夏季茎叶茂盛、花未开或初开时采割，晒干，或切段晒干。

【药材收载标准】《中国药典》（2020年版一部）

DB50/YP103—2023

益母草炭

Yimucaotan

本品为益母草的炮制加工品。

【炮制】取干益母草段，照炒炭法（《中国药典》通则0213）用中火炒至表面黑褐色，断面焦褐色。

【性状】本品呈不规则段状。表面黑褐色，茎方形，四面凹下成纵沟。断面呈焦褐色，叶对生，多已脱落。花冠多脱落。体轻，质脆。略具焦香气，味微苦。

【鉴别】本品粉末焦黑色。可见大量的黄色或黄棕色团块。非腺毛多碎断，略显黄色或黄棕色，完整者1~4细胞。可见具缘纹孔导管，有的略呈黄色。

【浸出物】照醇溶性浸出物测定法（《中国药典》通则2201）项下的热浸法测定，用70%乙醇作溶剂，不得少于9.0%。

【性味与归经】苦、辛，微寒。归肝经。

【功能与主治】固涩止血。用于月经先期量多色鲜，崩漏、尿血。

【用法与用量】9~30 g。

【注意】孕妇慎用。

【贮藏】置干燥处。

浮小麦

Fuxiaomai

TRITICI LEVIS FRUCTUS

本品为禾本科植物小麦*Triticum aestivun* L. 的干燥轻浮瘪瘦的果实。均系栽培，全国大部分地区多有生产。麦收后选取轻浮瘪瘦的麦粒，簸净杂质即得。

【药材收载标准】《卫生部药品标准》（中药材第一册）

DB50/YP128—2023

浮小麦

Fuxiaomai

本品为浮小麦的加工炮制品。

【炮制】除去杂质。

【性状】本品呈长圆形，两端略长，长2~6 mm，直径1.5~2.5 mm。表面浅黄棕色或黄色，稍皱缩，腹面中央有一深陷的纵沟，顶端具黄白色柔毛。断面白色，粉性，质硬。气微，味淡。

【鉴别】本品粉末类白色或黄色。具棕色果皮碎片。淀粉粒以单粒为主，呈扁平圆形、椭圆形、圆三角形或盔帽形，直径30~40 μm，侧面观椭圆形，两端稍尖，直径12~20 μm，脐点长裂缝状，层纹少数隐约可见；小粒类球形，直径3~10 μm；复粒少，由2~4或者更多分粒组成。果皮表皮细胞呈类长方形或长多角形，垂周壁连珠状增厚。果皮中层细胞长条形或不规则形，垂周壁连珠状增厚。管细胞呈长管状，各细胞以侧面短分枝相连结，有较大间隙，成熟时细胞彼此分离。非腺毛单细胞，长43~950 μm，直径11~29 μm，壁厚5~11 μm。

【检查】总灰分　不得过 2.5%（《中国药典》通则2302）。

【浸出物】照水溶性浸出物测定法（《中国药典》通则2201）项下的冷浸法测定，不得少于13.0%。

【性味与归经】甘、凉。归心经。

【功能与主治】益气，除热，止汗。用于骨蒸劳热，自汗盗汗。

【用法与用量】15~30 g。

【贮藏】置通风干燥处，防蛀。

DB50/YP036—2023

炒浮小麦

Chaofuxiaomai

本品为浮小麦的炮制加工品。

【炮制】取净浮小麦，照清炒法（《中国药典》通则0213）用文火炒至深黄色，取出，放凉。

【性状】本品呈长圆形，长2～6 mm，直径1.5～2.5 mm。表面深黄色，有的可见焦斑，稍皱缩，腹面中央有一深陷的纵沟，顶端钝，具黄白色柔毛，另一端略尖。质硬脆。断面白色，有空隙，粉性。微有焦香气，味淡。

【检查】**水分**　不得过10.0%（《中国药典》通则0832第二法）。

总灰分　不得过4.0%（《中国药典》通则2302）。

酸不溶性灰分　不得过2.0%（《中国药典》通则2302）。

【浸出物】照醇溶性浸出物测定法（《中国药典》通则2201）项下的热浸法测定，用乙醇作溶剂，不得少于3.0%。

【性味与归经】甘，凉。归心经。

【功能与主治】益气，除热，止汗。用于骨蒸劳热，自汗盗汗。

【用法与用量】15～30 g。

【贮藏】置通风干燥处，防蛀。

浮石

Fushi

PUMEX

本品为火山喷出的岩浆凝固形成的多孔状石块。收集后，洗净，晒干。

【药材收载标准】《卫生部药品标准》（中药材第一册）

DB50/YP127—2023

浮石

Fushi

本品为浮石炮制加工品。

【炮制】除去杂质，洗净，晒干，打碎。

【性状】本品为海绵状的不规则块状，大小不等。表面灰白色或灰黄色，具多数细孔。体轻，质硬而脆，断面疏松，常具玻璃样或绢丝样光泽。气微，味微咸。

【性味与归经】咸、寒。归肺、肾经。

【功能与主治】清肺化痰，软坚散结。用于肺热咳嗽痰稠，瘰疬。

【用法与用量】9～15 g。

【贮藏】置干燥处。

绣球小通草

Xiuqiuxiaotongcao

HYDRANGEAE DAVIDIIS MEDULLA

本品为虎耳草科植物云南绣球 *Hydrangea davidii* Franch.的干燥茎髓。秋季割取茎，截成段，趁鲜取出髓部，理直，干燥。

【药材收载标准】《重庆市中药材标准》（2023年版）

DB50/YP100—2022

绣球小通草

Xiuqiuxiaotongcao

本品为绣球小通草的炮制加工品。

【炮制】除去杂质，切段，干燥。

【性状】本品呈段状，表面淡黄白色，无纹理。体轻，质柔韧，捏之能变形。切面实心，平坦，呈银白色光泽。水浸后无黏滑感。气微，无味。

【鉴别】本品横切面：由薄壁细胞组成。边缘细胞类圆形或长圆形，长径100～560 μm，短径51～220 μm；中央细胞类圆形或多角形；纹孔稀少，椭圆形，直径 1～4.5 μm。草酸钙针晶束易见，长71～205 μm。

【检查】**水分**　不得过11.0%（《中国药典》通则0832 第二法）。

　　总灰分　不得过7.0%（《中国药典》通则2302）。

　　酸不溶性灰分　不得过0.5%（《中国药典》通则2302）。

【浸出物】取本品粉末约1 g，精密称定，精密加水100 ml，密塞，照水溶性浸出物测定法（《中国药典》通则2201）项下热浸法测定，不得少于2.5%。

【性味与归经】甘、淡、寒。归肺、胃经。

【功能与主治】清热，利尿，下乳。用于小便不利，尿路感染，乳汁不下。

【用法与用量】3～6 g。

【贮藏】置干燥处。

排草

Paicao

ANISOCHILI RHIZOMA ET RADIX

本品为唇形科植物排草香*Anisochilus carnosus* （L.） Wall. 带部分茎梗的干燥根及根茎。初秋采挖，除去茎叶及泥沙，干燥。

【药材收载标准】《重庆市中药材标准》（2023年版）

DB50/YP073—2023

排草

Paicao

本品为排草的炮制加工品。

【炮制】除去杂质，切段。

【性状】本品呈段状，茎梗类方柱形，有的具交互对生的残存分枝；外表灰棕色至棕褐色，被少量灰白色柔毛，有点状突起皮孔和顺向纵纹；断面中空，有髓。有的根茎可见须根或须根痕，根纤细，灰褐色。气微，味淡。

【检查】水分　不得过11.0%（《中国药典》通则0832 第二法）。

总灰分　不得过9.0%（《中国药典》通则2302）。

酸不溶性灰分　不得过2.0%（《中国药典》通则2302）。

【浸出物】照水溶性浸出物测定法（《中国药典》通则2201）项下热浸法测定，不得少于10.0%。

【性味与归经】辛，温。归肺经。

【功能与主治】化湿辟秽，利水消肿。用于暑湿吐泻，胸腹胀闷，口臭，水肿，小便不利。

【用法与用量】9～15 g。外用适量。

【贮藏】置阴凉干燥处。

黄瓜子

Huangguazi

CUCUMIS SATIVI SEMEN

本品为葫芦科植物黄瓜*Cucumis sativus* L.的干燥成熟种子。夏、秋季果实成熟时，摘下果实，剖取种子，洗净，干燥。

【药材收载标准】《重庆市中药材标准》（2023年版）

DB50/YP047—2023

炒黄瓜子

Chaohuangguazi

本品为黄瓜子的炮制加工品。

【炮制】取净黄瓜子，照清炒法（《中国药典》通则0213）用文火炒至色变深，有爆裂声，并有香气逸出。

【性状】本品呈扁椭圆形，长6～11 mm，宽2～5 mm。一端略尖，边缘稍有棱；一端钝圆或有缺刻。表面深黄白色，微具焦斑，有的破裂。种皮稍厚，子叶2枚，黄白色，富油性。气微香，味淡。

【鉴别】本品粉末类白色。种皮石细胞成群，大多延长呈类长方形、长条形或长圆形，壁甚厚，壁深波状弯曲，层纹明显。星状细胞，成群或单个散在，形状不规则，具多个短分枝突起，壁稍厚，木化。种皮下皮细胞表面观长方形、类圆形，扁平，波状弯曲，或呈短小突起。子叶细胞含糊粉粒及油滴。胚乳细胞中也含糊粉粒和油滴。导管多为螺纹。

【检查】**水分**　不得过12.0%（《中国药典》通则0832第二法）。

总灰分　不得过6.0%（《中国药典》通则2302）。

黄曲霉毒素　照真菌毒素测定法（《中国药典》通则2351）测定。

本品每1 000 g含黄曲霉毒素B_1不得过5 μg，黄曲霉毒素G_2、黄曲霉毒素G_1、黄曲霉毒素B_2和黄曲霉毒素B_1的总量不得过10 μg。

【性味与归经】甘，平。归肝、肺经。

【功能与主治】清肺润肠，舒筋活络，接骨止痛。用于劳伤咳嗽，骨折，跌打损伤。

【用法与用量】15～25 g。

【贮藏】密封，置通风干燥处。

黄芩

Huangqin

SCUTELLARIAE RADIX

本品为唇形科植物黄芩*Scutellaria baicalensis* Georgi的干燥根。春、秋两季采挖，除去须根和泥沙，晒后撞去粗皮，晒干。

【药材收载标准】《中国药典》（2020年版一部）

DB50/YP048—2023

黄芩炭

Huangqintan

本品为黄芩的炮制加工品。

【炮制】取净黄芩片，照炒炭法（《中国药典》通则0213）用中火炒至表面焦黑色、内部焦黄色。

【性状】本品呈类圆形或不规则片，表面焦黑色，内部焦黄色。气微，味微苦。

【鉴别】（1）本品粉末棕黑色。本品粉末棕黑色。韧皮纤维单个散在或数个成束，梭形，长60～250 μm，直径9～33 μm，壁厚，孔沟细。石细胞类圆形、类方形或长方形，壁较厚或甚厚。木栓细胞棕黄色，多角形。网纹导管多见，直径24～72 μm。木纤维多碎断，直径约12 μm，有稀疏斜纹孔。

（2）取本品粉末1 g，加乙酸乙酯-甲醇（3：1）的混合溶液30 ml，加热回流30 min，放冷，滤过，滤液蒸干，残渣加甲醇5 ml使溶解，取上清液作为供试品溶液。另取黄芩对照药材1 g，同法制成对照药材溶液。再取黄芩素对照品、汉黄芩素对照品，加甲醇分别制成每1 ml含0.5 mg、0.5 mg的溶液，作为对照品溶液。照薄层色谱法（《中国药典》通则0502）试验，吸取上述供试品溶液、对照药材溶液各2 μl及上述2种对照品溶液各1 μl，分别点于同一聚酰胺薄膜上，以甲苯-乙酸乙酯-甲醇-甲酸（10：3：1：2）为展开剂，预饱和30 min，展开，取出，晾干，置紫外光灯（365 nm）下检视。供试品色谱中，在与对照药材色谱相应的位置上，显相同颜色的斑点；在与对照品色谱相应的位置上，显两个相同的暗色斑点。

【检查】**水分**　不得过10.0%（《中国药典》通则0832第二法）。

总灰分　不得过10.0%（《中国药典》通则2302）。

酸不溶性灰分　不得过1.5%（《中国药典》通则2302）。

【浸出物】照醇溶性浸出物测定法（《中国药典》通则2201）项下的热浸法测定，用稀乙醇作溶剂，不得少于20.0%。

【性味与归经】苦，寒。归肺、胆、脾、大肠、小肠经。

【功能与主治】清热止血。用于血热吐衄，肺热咳血，泻痢出血。

【用法与用量】3～10 g。

【贮藏】置通风干燥处，防潮。

黄荆子

Huangjingzi

VITICIS NEGUNDINIS FRUCTUS

本品为马鞭草科植物黄荆 *Vitex negundo* L. 或牡荆 *Vitex negundo* L. var. *cannabifolia*（Sieb. et Zucc.）Hand.-Mazz. 的干燥成熟果实。9—10月采收，干燥。

【药材收载标准】《重庆市中药材标准》（2023年版）

DB50/YP135—2023

黄荆子

Huangjingzi

本品为黄荆子的炮制加工品。

【炮制】除去果柄等杂质。

【性状】本品呈倒卵状类圆形或近梨形，长2～5.5 mm，直径1.5～3 mm。表面棕褐色，较光滑，微显细纵纹。质坚硬，不易破碎，断面黄棕色，4室，每室有黄白色或黄棕色种子1颗或无。气香，味微苦、涩。

【鉴别】（1）本品粉末棕褐色。内果皮石细胞众多，单个散在或成群，呈类方形、类圆形、多角形或纺锤形，有的略呈分支状，有的胞腔内含草酸钙方晶。中果皮细胞呈长方形或多角形，具纹孔。种皮网纹细胞呈多角形，壁呈梯纹或螺纹状增厚。非腺毛由1～3个细胞组成，多弯曲，壁厚，具疣状突起。

（2）取本品粉末1 g，加甲醇20 ml，超声处理20 min，滤过，滤液浓缩至1 ml，作为供试品溶液。另取黄荆子对照药材1 g，同法制成对照药材溶液。照薄层色谱法（《中国药典》通则0502）试验，吸取上述2种溶液各5 μl，分别点于同一硅胶G薄层板上，以甲苯-乙酸乙酯-甲酸（5：2：0.2）为展开剂，展开，取出，晾干，置紫外光灯（365 nm）下检视。供试品色谱中，在与对照药材色谱相应的位置上，显相同颜色的荧光斑点。

【检查】**水分**　不得过13.0%（《中国药典》通则0832第二法）。

　总灰分　不得过5.0%（《中国药典》通则2302）。

【浸出物】照醇溶性浸出物测定法（《中国药典》通则2201）项下的热浸法测定，用乙醇作溶剂，不得少于6.0%。

【性味与归经】辛、苦，温。归肝、脾、肝经。

【功能与主治】祛风解表，散寒止痛。用于风寒感冒，咳喘，胃寒呃逆，食积腹痛，寒疝疼痛等。

【用法与用量】5～9 g。

【贮藏】置干燥处。

黄药子

Huangyaozi

DIOSCOREAE BULBIFERAE RHIZOMA

本品为薯蓣科植物黄独*Dioscorea bulbifera* L.的干燥块茎。夏末至初冬采挖，洗净，趁鲜切片，干燥。

【药材收载标准】《卫生部药品标准》（中药材第一册）

DB50/YP137—2023

黄药子

Huangyaozi

本品为黄药子的炮制加工品。

【炮制】除去杂质；或除去杂质，洗净，润透，切片、块或丝，干燥。

【性状】本品为类圆形的片或不规则的片、块或丝。边缘卷曲，不规则，棕黑色或灰褐色，具皱折并密布短小的须根及圆形微凸起须根痕。切面淡黄色或棕黄色，密布许多橙黄色的麻点。质脆。味苦。

【鉴别】本品粉末棕黄色至灰黄色。淀粉粒甚多，多为单粒，呈长圆形、类三角形、卵圆形，直径3～60 μm，脐点多不明显，大粒者隐约可见层纹。石细胞黄棕色或淡黄棕色，呈梭形、类卵形、短条状或纤维状，多单个散在，有的隐约可见层纹，孔沟及纹孔明显。导管，多为网纹、具缘纹孔及螺纹。草酸钙针晶成束，多存在于薄壁细胞中。

【检查】水分　不得过15.0%（《中国药典》通则0832第二法）。

总灰分　不得过6.0%（《中国药典》通则2302）。

酸不溶性灰分　不得过3.0%（通则2302）。

【浸出物】照醇溶性浸出物测定法（《中国药典》通则2201）项下的热浸法测定，用乙醇作溶剂，不得少于5.0%。

【性味与归经】苦，平。有小毒。归肝、心经。

【功能与主治】化痰散结消瘿，清热解毒，凉血止血。用于瘿瘤，疮痈肿毒，喉痹，吐血，衄血，咯血。

【用法与用量】5～9 g。外用适量。

【注意】脾胃虚弱及肝功能损害者慎用。

【贮藏】置通风干燥处，防蛀。

黄柏

Huangbo

PHELLODENDRI CHINENSIS CORTEX

本品为芸香科植物黄皮树*Phellodendron chinense* Schneid.的干燥树皮。习称"川黄柏"。剥取树皮后，除去粗皮，晒干。

【药材收载标准】《中国药典》（2020年版一部）

DB50/YP054—2022

酒黄柏

Jiuhuangbo

本品为黄柏的炮制加工品。

【炮制】取黄柏丝，照酒炙法（《中国药典》通则0213）炒干，表面颜色加深。

每100 kg黄柏丝，用白酒10 kg。

【性状】本品呈丝条状。外表面黄褐色，内表面深黄色至棕色，有少量焦斑，略有酒气。

【鉴别】取本品粉末0.2 g，加1%醋酸甲醇溶液40 ml，于60 ℃超声处理20 min，滤过，滤液浓缩至2 ml，作为供试品溶液。另取黄柏对照药材0.1 g，加1%醋酸甲醇20 ml，同法制成对照药材溶液。再取盐酸黄柏碱对照品，加甲醇制成每1 ml含0.5 mg的溶液，作为对照品溶液。照薄层色谱法（《中国药典》通则0502）试验，吸取上述3种溶液各3～5 μl，分别点于同一硅胶G薄层板上，以三氯甲烷-甲醇-水（30∶15∶4）的下层溶液为展开剂，置氨蒸气饱和的展开缸内，展开，取出，晾干，喷以稀碘化铋钾试液。供试品色谱中，在与对照药材色谱和对照品色谱相应的位置上，显相同颜色的斑点。

【检查】**水分** 不得过12.0%（《中国药典》通则0832第二法）。

总灰分 不得过8.0%（《中国药典》通则2302）。

【浸出物】照水溶性浸出物测定法（《中国药典》通则2201）项下的热浸法测定，不得少于14.0%。

【性味与归经】苦，寒。归肾、膀胱经。

【功能与主治】清热燥湿，泻火除蒸，解毒疗疮。用于湿热泻痢，黄疸尿赤，带下阴痒，热淋涩痛，脚气痿躄，骨蒸劳热，盗汗，遗精，疮疡肿毒，湿疹湿疮。

【用法与用量】3～12 g。外用适量。

【贮藏】置通风干燥处，防潮。

黄精

Huangjing

POLYGONATI RHIZOMA

本品为百合科植物滇黄精*Polygonatum kingianum* Coll. et Hemsl.、黄精*Polygonatum sibiricum* Red. 或多花黄精*Polygonatum cyrtonema* Hua的干燥根茎。按形状不同，习称"大黄精""鸡头黄精""姜形黄精"。春、秋两季采挖，除去须根，洗净，置沸水中略烫或蒸至透心，干燥。

【药材收载标准】《中国药典》（2020年版一部）

DB50/YP136—2023

制黄精

Zhihuangjing

本品为黄精的加工炮制品。

【炮制】取黑豆，熬汁，与净黄精片共煮（黑豆汁平过药面），沸后文火煮至水尽，取出，微晾，再置容器内蒸5～8 h；或黑豆汁拌浸黄精，润透，蒸至内外呈滋润，黑色，取出，切厚片，干燥。

每100 kg黄精，用黑豆15～20 kg。

【性状】本品为不规则厚片，外表棕色至棕黑色，具环节有皱纹，体质柔软。气微，味甜，嚼之有黏性。

【鉴别】取本品粉末1 g，加70%乙醇20 ml，加热回流1 h，抽滤，滤液蒸干，残渣加水10 ml使溶解，加正丁醇振摇提取2次，每次20 ml，合并正丁醇液，蒸干，残渣加甲醇1 ml使溶解，作为供试品溶液。另取黄精对照药材1 g，同法制成对照药材溶液。照薄层色谱法（《中国药典》通则0502）试验，吸取上述2种溶液各10 µl，分别点于同一硅胶G薄层板上，以石油醚（60～90 ℃）-乙酸乙酯-甲酸（5：2：0.1）为展开剂，展开，取出，晾干，喷以5%香草醛硫酸溶液，在105 ℃加热至斑点显色清晰。供试品色谱中，在与对照药材色谱相应的位置上，显相同颜色的斑点。

【检查】**水分** 不得过18.0%（《中国药典》通则0832 第四法）。

总灰分 取本品，80 ℃干燥6 h，粉碎后测定，不得过4.0%（《中国药典》通则2302）。

【浸出物】照醇溶性浸出物测定法（《中国药典》通则2201）项下的热浸法测定，用稀乙醇作溶剂，不得少于45.0%。

【含量测定】**对照品溶液的制备** 取经105 ℃干燥至恒重的无水葡萄糖对照品33 mg，精密称定，置100 ml量瓶中，加水溶解并稀释至刻度，摇匀，即得（每1 ml中含无水葡萄糖0.33 mg）。

标准曲线的制备 精密量取对照品溶液0.1 ml、0.2 ml、0.3 ml、0.4 ml、0.5 ml、0.6 ml，分别置10 ml具塞刻度试管中，各加水至2.0 ml，摇匀，在冰水浴中缓缓滴加0.2%蒽酮-硫酸溶液至刻度，混匀，放冷后

291

置水浴中保温10 min，取出，立即置冰水浴中冷却10 min，取出，以相应试剂为空白。照紫外-可见分光光度法（通则0401），在582 nm波长处测定吸光度。以吸光度为纵坐标，浓度为横坐标，绘制标准曲线。

　　测定法　取60 ℃干燥至恒重的本品细粉约0.25 g，精密称定，置圆底烧瓶中，加80%乙醇150 ml，置水浴中加热回流1 h，趁热滤过，残渣用80%热乙醇洗涤3次，每次10 ml，将残渣及滤纸置烧瓶中，加水150 ml，置沸水浴中加热回流1 h，趁热滤过，残渣及烧瓶用热水洗涤4次，每次10 ml，合并滤液与洗液，放冷，转移至250 ml量瓶中，加水至刻度，摇匀，精密量取1 ml，置10 ml具塞干燥试管中，照标准曲线的制备项下的方法，自"加水至2.0 ml"起，依法测定吸光度，从标准曲线上读出供试品溶液中含无水葡萄糖的重量（mg），计算，即得。

　　本品按干燥品计算，含黄精多糖以无水葡萄糖（$C_6H_{12}O_6$）计，不得少于7.0%。

　　【性味与归经】甘，平。归脾、肺、肾经。

　　【功能与主治】补气养阴，健脾，润肺，益肾。用于脾胃气虚，体倦乏力，胃阴不足，口干食少，肺虚燥咳，劳嗽咳血，精血不足，腰膝酸软，须发早白，内热消渴。

　　【用法与用量】9～15 g。

　　【贮藏】置通风干燥处，防霉，防蛀。

菊花

Juhua

CHRYSANTHEMI FLOS

本品为菊科植物菊*Chrysanthemum morifolium* Ramat.的干燥头状花序。9—11月花盛开时分批采收，阴干或焙干，或熏、蒸后晒干。药材按产地或加工方法不同，分为"亳菊""滁菊""贡菊""杭菊""怀菊"。

【药材收载标准】《中国药典》（2020年版一部）

DB50/YP054—2023

菊花炭

Jiuhuatan

本品为菊花的炮制加工品。

【炮制】取净菊花，照炒炭法（《中国药典》通则0213）中火炒至表面焦褐色。

【性状】本品呈倒圆锥形、蝶形、扁球形或不规则球形，直径15～40 mm。有的花朵散离，表面显焦褐色，花心显棕褐色。体轻，手捻易碎。具焦香气，味甘、微苦。

【鉴别】（1）本品粉末黄白色。花粉粒类球形，直径32～37 μm，表面有网孔纹及短刺，具3孔沟。T形毛少见，多破碎，顶端细胞长大，柄2～4细胞。草酸钙簇晶较多，细小。

（2）取本品1 g，剪碎，加石油醚（30～60 ℃）20 ml，超声处理10 min，弃去石油醚，药渣挥干，加稀盐酸1 ml与乙酸乙酯50 ml，超声处理30 min，滤过，滤液蒸干，残渣加甲醇2 ml使溶解，作为供试品溶液。另取菊花对照药材1 g，同法制成对照药材溶液。再取绿原酸对照品，加乙醇制成每1 ml含0.5 mg的溶液，作为对照品溶液。照薄层色谱法（《中国药典》通则0502）试验，吸取上述3种溶液各0.5～1 μl，分别点于同一聚酰胺薄膜上，以甲苯-乙酸乙酯-甲酸-冰醋酸-水（1：15：1：1：2）的上层溶液为展开剂，展开，取出，晾干，置紫外光灯（365 nm）下检视。供试品色谱中，在与对照药材色谱和对照品色谱相应位置上，显相同颜色的荧光斑点。

【检查】水分　不得过15.0%（《中国药典》通则0832第二法）。

【性味与归经】甘、苦，微寒。归肺、肝经。

【功能与主治】凉血、制寒止血。用于血热所致月经过多，头痛眩晕。

【用法与用量】5～10 g。

【贮藏】置阴凉干燥处，密闭保存，防霉，防蛀。

菊参

Jushen

TRAGOPOGONIS RADIX

本品为菊科植物蒜叶婆罗门参*Tragopogon porrifolius* L. 的干燥根。早春及晚秋采挖未抽花茎植株的根，除去须根及泥沙，干燥。

【药材收载标准】《重庆市中药材标准》（2023年版）

DB50/YP053—2023

菊参

Jushen

本品为菊参的炮制加工品。

【炮制】除去杂质，洗净，润透，切厚片，干燥。

【性状】本品呈不规则的片。表面褐色或灰褐色。切面皮部类白色，木部淡黄色，可见放射状纹理或裂隙。有豆腥气，味苦而微涩。

【鉴别】（1）本品粉末灰白色。乳管碎片多见，为有节乳管，有分枝，直径20～25 μm，胞腔内有黄棕色颗粒状内含物。梯纹或网纹导管多见，直径60～90 μm，菊糖存在于韧皮薄壁细胞中，呈扇形、半圆形或圆形，表面有辐射状纹理。木栓细胞少见，呈多角形。

（2）取本品细粉5 g，加70%乙醇溶液50 ml，置60～70 ℃水浴中浸渍1 h，滤过。

①取滤液10 ml，置沸水浴上挥干，放冷，用3 ml稀盐酸溶解，滤过，滤液等分装入3支试管中，分别加入碘化汞钾、碘化钾碘和硅钨酸试液各2～3滴，放置5 min，分别可见黄色、棕色和白色沉淀。

②取滤液10 ml，置沸水浴上挥干，放冷，用2 ml醋酐溶解，过滤于试管中，沿管壁缓缓加入浓硫酸5～10滴，在两液层间可见棕色环，且上层液由黄绿色变成橙黄色。

【检查】水分　不得过13.0%（《中国药典》通则0832 第二法）。

总灰分　不得过8.0%（《中国药典》通则2302）。

酸不溶性灰分　不得过2.0%（《中国药典》通则2302）。

【浸出物】照醇溶性浸出物测定法（《中国药典》通则2201）项下热浸法测定，用稀乙醇做溶剂，不得少于45.0%。

【性味与归经】甘、微苦，温。归肺、心、脾经。

【功能与主治】补气安神，生津止渴，祛痰止咳。用于气虚乏力，失眠多梦，津伤口渴，喘促咳嗽等。

【用法与用量】20～30 g。

【贮藏】置通风干燥处，防蛀，防霉。

野百合

Yebaihe

CROTALARIAE SESSILIFLORAE HERBA

本品为豆科植物野百合 *Crotalaria sessiliflora* L. 的干燥地上部分。秋季果实成熟时采割，除去杂质，晒干。

【药材收载标准】《中国药典》（1977年版一部）

DB50/YP099—2023

野百合

Yebaihe

本品为野百合的炮制加工品。

【炮制】除去杂质，洗净，切段，干燥。

【性状】本品为茎、叶、花、果混合的段。茎圆柱形，表面灰绿色，密被灰白色茸毛，断面黄白色；叶片多破碎、皱缩，完整者展平后呈宽披针形或条形，暗绿色，全缘，下表面有丝状长毛；宿存花萼5裂，外面密生棕黄色长毛；荚果矩形，包于宿存花萼内，果壳灰褐色，种子肾状圆形，深棕色，有光泽。气微，味淡。

【检查】**水分**　不得过13.0%（《中国药典》通则0832第二法）。

总灰分　不得过 12.0%（《中国药典》通则2302）。

【性味与归经】淡，平。归肾经。

【功能与主治】滋阴益肾。用于耳鸣耳聋，头目眩晕。现代用于皮肤癌。

【用法与用量】15～30 g。外用适量。

【贮藏】置干燥处。

蛇莓

Shemei

DUCHESNEAE INDICAE HERBA

本品为蔷薇科植物蛇莓*Duchesnea indica*（Andrews）Focke的干燥全草。夏、秋两季采收，洗净，干燥。

【药材收载标准】《重庆市中药材标准》（2023年版）

DB50/YP163—2023

蛇莓

Shemei

本品为蛇莓的炮制加工品。

【炮制】除去杂质，喷淋，切段，干燥。

【性状】本品呈不规则的段。有多数纤细的匍匐茎，表面灰绿色或紫红色，有白色柔毛，节上常生不定根。叶多破碎，完整者呈卵形，边缘具钝齿。果序球形或长椭圆形，紫红色，附着于萎缩花托上。气微，味微酸。

【鉴别】（1）本品粉末灰绿色。石细胞散在或成群，类圆形或类方形，壁厚，纹孔明显。腺毛黄色，头部1~2细胞，直径25~32 μm，腺柄2~6细胞，类长圆形。非腺毛较多，单细胞，顶端较尖，长160~900 μm，基部直径18~38 μm，壁6~12 μm，稍厚。草酸钙簇晶众多，直径36~98 μm，棱角多短钝。纤维多成束，壁增厚，纹孔明显。叶上表皮细胞类方形或类多角形，垂周壁平直，气孔少见。

（2）取本品粉末2 g，加50%乙醇20 ml，密塞，超声处理30 min，取出，放冷，滤过，滤液蒸干，残渣加甲醇2 ml使溶解，作为供试品溶液。另取鞣花酸对照品适量，加甲醇制成每1 ml含1 mg的溶液，作为对照品溶液。照薄层色谱法（《中国药典》通则0502）试验，吸取供试液10 μl，对照溶液5 μl，分别点于同一硅胶G薄层板上，以甲苯-乙酸乙酯-无水甲酸（3∶2∶1）为展开剂，饱和10 min，展开，取出，晾干，喷以铁氰化钾和三氯化铁（1∶1）的混合溶液，在日光下检视。供试品色谱中，在与对照品色谱相应的位置上，显相同颜色的斑点。

【检查】水分　不得过12.0%（《中国药典》通则0832第二法）。

总灰分　不得过20.0%（《中国药典》通则2302）。

酸不溶性灰分　不得过8.0%（《中国药典》通则2302）。

【浸出物】照水溶性浸出物测定法（《中国药典》通则2201）项下的热浸法测定，不得少于10.0%。

【性味与归经】苦、甘，寒，有小毒。归肝、肺、大肠经。

【功能与主治】清热解毒，凉血止血，散结消肿。用于热病，惊痫，咳嗽，吐血，咽喉肿痛，痢疾，痈肿，疔疮。

【用法与用量】10～15 g。外用适量。

【注意】孕妇及儿童慎服。

【贮藏】置干燥处。

银耳

Yin'er

TREMELLAE HYMENOPHORUM

本品为银耳科真菌银耳*Tremella fuciformis* Berk.的干燥子实体。全年采收，除去杂质，干燥。

【药材收载标准】《重庆市中药材标准》（2023年版）

DB50/YP101—2022

银耳

Yin'er

本品为银耳的炮制加工品。

【炮制】除去杂质、基部残留枯朽树皮及杂色者。

【性状】本品呈半圆形或不规则皱缩块片状，由众多波状卷曲或屈曲的瓣片组成，外表黄白色或浅棕黄色，微具光泽。质硬脆。遇水变软，易膨胀，透明，具黏性。有清香气，味淡。

【鉴别】本品粉末黄白色或浅棕黄色。菌丝散在或黏结成团，无色或浅棕色，长而稍弯曲，多无分枝。

【检查】**水分** 不得过16.0%（《中国药典》通则0832第二法）。

总灰分 不得过6.0%（《中国药典》通则2302）。

【含量测定】**对照品溶液的制备** 精密称取105 ℃干燥至恒重的葡萄糖对照品适量，加水制成每1 ml中含无水葡萄糖0.15 mg的溶液，即得。

标准曲线的制备 精密量取对照品溶液0.2 ml、0.4 ml、0.6 ml、0.8 ml、1.0 ml，分别置具塞试管中，加水至1.0 ml，分别加5%苯酚溶液0.5 ml，摇匀，迅速精密加入浓硫酸5.0 ml，摇匀，置60 ℃水浴中加热10 min后，立即置冰浴中冷却5 min，以相应试剂为空白。照紫外-可见分光光度法（通则0401），在485 nm的波长处测定吸光度，以吸光度为纵坐标，浓度为横坐标，绘制标准曲线。

测定法 取本品粗粉约0.1 g，精密称定，置锥形瓶中，精密加水100 ml，称定重量，浸置过夜，加热回流3 h，放冷，再称定重量，用水补足减失的重量，摇匀，滤过，精密量取续滤液0.2 ml，置具塞试管，加水至1.0 ml，摇匀，照标准曲线的制备项下的方法，自"分别加5%苯酚溶液0.5 ml"起，依法测定吸光度，从标准曲线上读出供试品溶液中银耳多糖的重量（μg），计算，即得。

本品按干燥品计算，含银耳多糖以无水葡萄糖（$C_6H_{12}O_6$）计，不得少于37.0%。

【性味与归经】甘，平。归肺、胃、肾经。

【功能与主治】滋阴润肺，养胃生津。用于肺虚咳嗽，阴虚低热，津少口渴。

【用法与用量】3～10 g。

【贮藏】置阴凉干燥处。

甜叶菊

Tianyeju

FOLIUM STEVIAE

本品为菊科植物甜叶菊*Stevia rebaudiana*（Bertoni）Hemsl. 的干燥叶。夏、秋两季均可采收，除去茎枝，干燥。

【药材收载标准】《浙江省中药材标准》（第一册）

DB50/YP085—2023

甜叶菊

Tianyeju

本品为甜叶菊的炮制加工品。

【炮制】除去杂质。

【性状】本品多破碎或皱缩，草绿色，完整叶片展平后呈倒卵形至宽披针形；先端钝，基部楔形；中上部边缘有粗锯齿，下部全缘；三出脉，中央主脉明显，两面均有柔毛；具短叶柄，叶片常下延至叶柄基部；叶革质，质脆易碎。气微，味极甜。

【鉴别】（1）本品粉末呈暗绿色或黄绿色。表皮细胞较大，形状不规则；气孔多为不定式。单列式的多细胞线状非腺毛由5~12个细胞组成，35~100 μm，稍弯曲。导管多为螺纹导管，直径为15~45 μm，长30~125 μm，也可见网纹导管。

（2）取本品粉末0.5 g，加甲醇25 ml，超声处理30 min，放冷，摇匀，过滤，作为供试品溶液。取甜叶菊对照药材0.5 g，加甲醇25 ml，超声处理30 min，放冷，摇匀，过滤，作为对照药材溶液。另取甜菊苷对照品，加甲醇制成每1 ml含1 mg的溶液，作为对照品溶液。照薄层色谱法（《中国药典》通则0502）试验，吸取上述3种溶液各5 μl，分别于同一硅胶G薄层板上，以三氯甲烷-甲醇-水（7∶4∶1）的下层溶液为展开剂，展开，取出，晾干，喷以10%硫酸乙醇溶液，在110 ℃加热至斑点显色清晰。供试品色谱中，在与对照药材色谱和对照品色谱相应的位置上，显相同颜色的斑点。

【检查】水分　不得过12.0%（《中国药典》通则0832第二法）。

总灰分　不得过8.0 %（《中国药典》通则2302）。

酸不溶灰分　不得过4.0%（《中国药典》通则2302）。

【浸出物】照醇溶性浸出物测定法（《中国药典》通则2201）项下的热浸法测定，用70%乙醇作溶剂，不得少于40.0%。

【性味与归经】甘，平。归肺、胃经。

【功能与主治】清热利湿，生津止渴。用于消渴，肝阳上亢所引起的眩晕。

【用法与用量】3~10 g。

【贮藏】置通风干燥处，防霉，防蛀。

甜地丁

Tiandiding

GUELDENSTAEDTIAE HERBA

本品为豆科植物米口袋*Gueldenstaedtia verna*（Georgi）A. Bor. 的干燥全草。春、夏两季采挖，除去杂质，晒干。

【药材收载标准】《中国药典》（1977年版一部）

DB50/YP175—2023

甜地丁

Tiandiding

本品为甜地丁的炮制加工品。

【炮制】除去杂质，淋润，切段，干燥。

【性状】本品为不规则小段。根呈长圆锥形或圆柱形，表面红棕色或淡黄棕色，断面有放射状纹理，边缘乳白色，绵毛状，中央浅黄色，颗粒状。叶多皱缩，破碎，灰绿色，被白色柔毛。花紫色或黄棕色，花冠蝶形。荚果圆筒状，被白色柔毛，花萼多宿存。种子细小，多皱缩，黑绿色。气微，味淡而后微甜。

【检查】**水分** 不得过13.0%（《中国药典》通则0832 第二法）。

【性味与归经】甘，苦，寒。归心、肝经。

【功能与主治】清解热毒，凉血消肿。用于痈肿疔疮，外耳道疖肿，阑尾炎。

【用法与用量】9～15 g。

【贮藏】置通风干燥处。

猪肾

Zhushen

SUIS REN

本品为猪科动物猪*Sus scrofa domestica* Brisson的新鲜肾脏。猪宰杀后，剖腹，取出肾脏，洗净，鲜用或冷藏。

【药材收载标准】《广东省中药材标准》（2011年版）

DB50/YP206—2023

猪肾

Zhushen

本品为猪肾的炮制加工品。

【炮制】取猪肾，剖开，除去白色筋膜和膜腺，洗净。

【性状】本品表面具膜质层，光滑，细密，呈黄棕色、红棕色至棕褐色，鲜品可见血迹斑痕。内凹一侧的中间部位可见肾门。剖面偶有白色筋膜和膜腺。气微，略有尿臊气味。

【性味与归经】咸，平。归肾经。

【功能与主治】补肾益阴，利水。用于肾虚腰痛，遗精盗汗，耳鸣耳聋，产后虚羸，身面浮肿。

【用法与用量】15～150 g。

【贮藏】冷藏。

猪胆汁

Zhudanzhi

FEL SUILLUS

本品为猪科动物猪 *Sus scrofadomestica* Brisson的胆汁。

【药材收载标准】《吉林省中药材标准》（2019年版第一册）

DB50/YP108—2023

猪胆汁

Zhudanzhi

本品为猪胆汁的炮制加工品。

【炮制】取猪胆囊，剪开取汁，滤过，即得。

【性状】本品为棕黄色至黄绿色的黏稠液体；气略腥，味极苦。

【鉴别】取本品1 g，加10%氢氧化钠溶液5 ml，120 ℃加热4 h，放冷，滴加盐酸调节pH值至2～3，摇匀，用乙酸乙酯振摇提取3次，每次15 ml，合并提取液，蒸干，残渣加乙醇10 ml使溶解，作为供试品溶液。另取猪胆粉对照药材0.1 g，同法制成对照药材溶液。再取猪去氧胆酸对照品，加乙醇制成每1 ml含1 mg的溶液，作为对照品溶液。照薄层色谱法（《中国药典》通则0502）试验，吸取上述3种溶液各2 μl，分别点于同一硅胶G薄层板上，以新配制的异辛烷-乙醚-冰醋酸-正丁醇-水（10：5：5：3：1）的上层溶液为展开剂，展开，取出，晾干，喷以10%硫酸乙醇溶液，在105 ℃加热至斑点显色清晰，分别置日光和紫外光灯（365 nm）下检视。供试品色谱中，在与对照药材色谱和对照品色谱相应的位置上，显相同颜色的斑点或荧光斑点。

【检查】**相对密度** 应不低于1.02（《中国药典》通则0601）。

脂肪油 取本品1 g，加水10 ml，摇匀，观察液面，不得有脂肪油滴漂浮。

【性味与归经】苦，寒。归肝、胆、肺、大肠经。

【功能与主治】清热解毒，止咳平喘。用于咳喘，热病烦渴，目赤肿痛，湿热黄疸，湿热泻痢，热结便秘，喉痹，痈疮肿毒。

【用法与用量】3～6 g。外用适量。

【贮藏】密封，避光，冷藏。

麻黄

Mahuang

EPHEDRAE HERBA

本品为麻黄科植物草麻黄*Ephedra sinica* Stapf、中麻黄 *Ephedra intermedia* Schrenk et C. A. Mey. 或木贼麻黄 *Ephedra equisetina* Bge.的干燥草质茎。秋季采割绿色的草质茎，晒干。

【药材收载标准】《中国药典》（2020年版一部）

DB50/YP077—2022

麻黄绒

Mahuangrong

本品为麻黄的炮制加工品。

【炮制】取麻黄，除去木质茎、杂质及残根，切段，碾成绒，筛去粉末。

【性状】本品呈松散轻泡的纤维绒状，淡绿色至黄绿色。气微香，味微苦、涩。

【鉴别】（1）本品粉末黄绿色至淡绿色。表皮组织碎片甚多，细胞呈长方形，含颗粒状晶体；气孔特异，内陷，保卫细胞侧面观呈哑铃形或电话听筒形，角质层极厚，呈脊状突起，常破碎呈不规则条块状。纤维多而壁厚，木化或非木化，狭长，胞腔狭小，不明显，附有细小众多的砂晶和方晶。皮层薄壁细胞呈类圆形，壁薄，非木化，含多数细小颗粒状结晶。棕色块散在，棕色或红棕色，形状不规则。

（2）取本品粉末0.2 g，加水5 ml与稀盐酸1～2滴，煮沸2～3 min，滤过。滤液置分液漏斗中，加氨试液数滴使呈碱性，再加三氯甲烷5 ml，振摇提取，分取三氯甲烷液，置2支试管中，一管加氨制氯化铜试液与二硫化碳各5滴，振摇，静置，三氯甲烷层显深黄色；另一管为空白，以三氯甲烷5滴代替二硫化碳5滴，振摇后三氯甲烷层无色或显微黄色。

（3）取本品粉末1 g，加氨试液数滴，再加三氯甲烷10 ml，加热回流1 h，滤过，滤液蒸干，残渣加甲醇2 ml充分振摇，滤过，滤液作为供试品溶液，另取盐酸麻黄碱对照品，加甲醇制成每1 ml含1 mg的溶液，作为对照品溶液。照薄层色谱法（《中国药典》通则0502）试验，吸取上述2种溶液各5 μl，分别点于同一硅胶G薄层板上，以三氯甲烷-甲醇-浓氨试液（20∶5∶0.5）为展开剂，展开，取出，晾干，喷以茚三酮试液，在105 ℃加热至斑点显色清晰。供试品色谱中，在与对照品色谱相应的位置上，显相同的红色斑点。

【检查】**水分**　不得过10.0%（《中国药典》通则0832 第二法）。

总灰分　不得过10.0%（《中国药典》通则2302）。

酸不溶性灰分　不得过1.0%（《中国药典》通则2302）。

【性味与归经】辛、微苦，温。归肺、膀胱经。

【功能与主治】发汗散寒，宣肺平喘，利水消肿。用于风寒感冒，胸闷喘咳，风水浮肿。

【用法与用量】2～10 g。

【贮藏】置干燥处，防潮。

DB50/YP078—2022

蜜麻黄绒

Mimahuangrong

本品为麻黄的炮制品。

【炮制】取净麻黄绒，照蜜炙法（《中国药典》通则0213），用文火炒至深黄色不黏手。

【性状】本品呈松散黏结纤维绒状，深黄色，有蜜香气，味微甜。

【鉴别】（1）粉末深黄色。表皮组织碎片甚多，细胞呈长方形，含颗粒状晶体；气孔特异，内陷，保卫细胞侧面观呈哑铃形或电话听筒形，角质层极厚，呈脊状突起，常破碎呈不规则条块状。纤维多而壁厚，木化或非木化，狭长，胞腔狭小，不明显，附有细小众多的砂晶和方晶。皮层薄壁细胞呈类圆形，壁薄，非木化，含多数细小颗粒状结晶。棕色块散在，棕色或红棕色，形状不规则。

（2）取本品粉末0.2 g，加水5 ml与稀盐酸1～2滴，煮沸2～3 min，滤过。滤液置分液漏斗中，加氨试液数滴使呈碱性，再加三氯甲烷5 ml，振摇提取，分取三氯甲烷液，置两支试管中，一管加氨制氯化铜试液与二硫化碳各5滴，振摇，静置，三氯甲烷层显深黄色；另一管为空白，以三氯甲烷5滴代替二硫化碳5滴，振摇后三氯甲烷层无色或显微黄色。

（3）取本品粉末1 g，加氨试液数滴，再加三氯甲烷10 ml，加热回流1 h，滤过，滤液蒸干，残渣加甲醇2 ml充分振摇，滤过，滤液作为供试品溶液，另取盐酸麻黄碱对照品，加甲醇制成每1 ml含1 mg的溶液，作为对照品溶液。照薄层色谱法（《中国药典》通则0502）试验，吸取上述2种溶液各5 μl，分别点于同一硅胶G薄层板上，以三氯甲烷-甲醇-浓氨试液（20：5：0.5）为展开剂，展开，取出，晾干，喷以茚三酮试液，在105 ℃加热至斑点显色清晰。供试品色谱中，在与对照品色谱相应的位置上，显相同的红色斑点。

【检查】**水分** 不得过14.0%（《中国药典》通则0832 第二法）。

总灰分 不得过9.0%（《中国药典》通则2302）。

酸不溶性灰分 不得过1.0%（《中国药典》通则2302）。

【性味与归经】辛、微苦，温。归肺、膀胱经。

【功能与主治】润肺止咳。用于表证已解，气喘咳嗽。

【用法与用量】2～10 g。

【贮藏】置阴凉干燥处，防潮。

鹿尾

Luwei

CAUDA CERVI

本品为鹿科动物马鹿*Cervus elaphus* L. 或梅花鹿*Cervus nippon* Temminck的干燥尾。杀鹿后，割取鹿尾，置沸水中微烫，拔去长毛，除净绒毛及残肉，用线将尾皮缝合，挂通风处阴干或低温烘干。

【药材收载标准】《卫生部药品标准》（中药材第一册）

DB50/YP059—2023

鹿尾

Luwei

本品为鹿尾的炮制加工品。

【炮制】燎去茸毛，刷净，切成块或片。

【性状】本品呈不规则的碎块或片。大小不一，无毛。表面紫红色至紫黑色，或青黑色，平滑有光泽。质坚硬，断面不整齐。气微腥。

【检查】**水分** 不得过14.0%（《中国药典》通则0832第二法）。

总灰分 不得过8.0%（《中国药典》通则2302）。

【浸出物】照醇溶性浸出物测定法（《中国药典》通则2201）项下热浸法测定，用乙醇作溶剂，不得少于10.0%。

【性味与归经】甘、咸、温。归肾经。

【功能与主治】暖腰膝，壮阳生精。用于肾虚，腰膝冷痛，遗精阳痿，头昏耳鸣。

【用法与用量】10~15 g。

【贮藏】置阴凉干燥处，防蛀。

绿豆

Lüdou

PHASEOLI SEMEN

本品为豆科植物绿豆*Phaseolus radiatus* L.干燥成熟的种子。秋季种子成熟时采收，除去杂质，晒干。

【药材收载标准】《山东省中药材标准》（2012年版）

DB50/YP075—2022

绿豆

Lüdou

本品为绿豆的炮制加工品。

【炮制】除去杂质。

【性状】本品呈短矩圆形，长4～6 mm。表面黄绿色或暗绿色，有光泽，种脐位于一侧上端，长约为种子的1/3，呈白色纵向线性。种皮薄而韧，种仁黄绿色或黄白色，子叶2枚，肥厚。气微，嚼之有豆腥味。

【检查】水分　不得过12.0%（《中国药典》通则0832 第二法）。

总灰分　不得过5.0%（《中国药典》通则2302）。

【浸出物】照醇溶性浸出物测定法（《中国药典》通则2201）项下的热浸法测定，用稀乙醇做溶剂，不得少于10.0%。

【性味与归经】甘，凉。归心、胃经。

【功能与主治】清热解毒，消暑，利水。用于暑热烦渴，水肿，泻痢，丹毒，痈肿。

【用法与用量】15～30 g。

【贮藏】置阴凉干燥处，防蛀，防霉。

琥珀

Hupo

SUCCINUM

本品为古代松科植物的树脂埋藏地下经年久转化而成。从地下挖出的称为"琥珀"或从煤中选出的称为"煤珀"。全年均可采收，除去泥沙或煤屑等杂质。

【药材收载标准】《重庆市中药材标准》（2023年版）

DB50/YP046—2023

琥珀

Hupo

本品为琥珀的炮制加工品。

【炮制】除去杂质，碎成颗粒。

【性状】**琥珀**　本品呈颗粒状。表面黄棕色、血红色及黑褐色，有的具光泽。手捻不粘手，稍涩；嚼之沙沙有声，但无沙砾感，有松脂芳香味，味淡。燃之易熔，稍冒黑烟，刚熄灭时冒白烟，微有松香气。

煤珀　本品表面淡黄色、黄棕色、红褐色及黑褐色，有的具光泽。质硬，不易碎。断面有玻璃样光泽。燃之冒黑烟，刚熄灭时冒白烟，有似煤油的臭气。

【鉴别】取本品粉末3 g，加水50 ml煮沸，搅拌数分钟，冷却，离心，取上清液1 ml，加水1 ml摇匀，加碘试液1滴，即显黄色；另取上清液5 ml，加乙醇5 ml，摇匀，应无沉淀产生。

【检查】**松香**　取本品粉末1 g，加石油醚（60～90 ℃）10 ml，振摇，过滤，取滤液5 ml，加醋酸铜试液10 ml，振摇，石油醚层不得显蓝绿色。

总灰分　**煤珀**　不得过6.0%（《中国药典》通则2302）。

【性味与归经】甘，平。归心、肝经。

【功能与主治】安神镇惊，活血利尿。用于心悸失眠，惊风抽搐，癫痫，小便不利，尿血，尿痛。

【用法与用量】1～2 g。用时研末。

【贮藏】置干燥处。

葛藤花

Getenghua

PUERARIAE OMEOENSIS FLOS

本品为豆科植物葛麻姆*Pueraria lobata*（Willd.）Ohwi. var. *montana*（Lour.）或苦葛*Pueraria peduncularis* Grah.的干燥花。秋季采收，除去杂质，晒干或低温烘干。

【药材收载标准】《重庆市中药材标准》（2023年版）

DB50/YP037—2023

葛藤花

Getenghua

本品为葛藤花的炮制加工品。

【炮制】除去花柄、杂质。

【性状】本品呈灰褐色或黄绿色。不规则扁长形或扁肾形，长0.5～1.5 cm，宽0.2～1.6 cm。花萼筒状，5齿，其中2齿合生，表面密被黄色短硬毛；花瓣5片，其中旗瓣较宽，近圆形或椭圆形，紫色或黄色，中央有细长花丝10枚，其中9枚合成筒状；雌蕊花柱细长，微弯曲，伸在雄蕊之上。气微香，味淡。

【检查】水分　不得过14.0%（《中国药典》通则0832第二法）。

总灰分　不得过10.0%（《中国药典》通则2302）。

酸不溶性灰分　不得过1.0%（《中国药典》通则2302）。

【浸出物】照醇溶性浸出物测定法（《中国药典》通则2201）项下热浸法测定，用65%乙醇作溶剂，不得少于20.0%。

【性味归经】甘，平。归胃、肝经。

【功能与主治】解酒保肝。用于酒毒烦渴，肠风下血。

【用法用量】5～9 g。

【贮藏】置通风干燥处。

楮实子

Chushizi

BROUSSONETIAE FRUCTUS

本品为桑科植物构树*Broussonetia papyrifera*（L.）Vent.的干燥成熟果实。秋季果实成熟时采收，洗净，晒干，除去灰白色膜状宿萼和杂质。

【药材收载标准】《中国药典》（2020年版一部）

DB50/YP018—2022

炒楮实子

Chaochushizi

本品为楮实子的炮制加工品。

【炮制】取净楮实子，照清炒法（《中国药典》通则0213）炒至有爆声，香气逸出。

【性状】本品略呈球形或圆卵形，稍扁。直径约1.5 mm。表面暗红棕色，一侧有棱，一侧有凹沟，质硬而脆。易压碎。胚乳类白色，富油性。气微香，味淡。

【鉴别】（1）本品粉末红棕色。果皮栅状细胞壁黏液化，残存具细齿状的条纹增厚部分，形似细芒。含晶厚壁细胞成片，棕黄色，表面观类多角形，内含草酸钙簇晶。断面观类长方形，内壁极厚，胞腔偏靠外侧，簇晶矩圆形。内果皮厚壁细胞甚扁平，常多层重叠，界限不清。种皮表皮细胞表面观多角形，壁略呈连珠状增厚，非木化，胞腔内含黄棕色物。

（2）取本品粉末2 g，置具塞锥形瓶中，加入石油醚（60～90 ℃）50 ml，密塞，超声处理30 min，滤过，弃去滤液，重复操作3次，残渣挥干，加入甲醇50 ml，超声处理30 min，滤过，滤液蒸干，残渣加甲醇1 ml使溶解，作为供试品溶液。另取楮实子对照药材2 g，同法制成对照药材溶液。照薄层色谱法（《中国药典》通则0502）试验，吸取上述2种溶液各8 μl，分别点于同一以羧甲基纤维素钠为黏合剂的硅胶H薄层板上，以甲苯-乙酸乙酯-甲酸（10∶8∶1.3）为展开剂，展开，取出，晾干，喷以10%硫酸乙醇溶液，在105 ℃加热至斑点显色清晰，在紫外光灯（365 nm）下检视。供试品色谱中，在与对照药材色谱相应的位置上，显相同颜色的荧光斑点。

【检查】水分　不得过9.0%（《中国药典》通则0832第二法）。

总灰分　不得过8.0%（《中国药典》通则2302）。

【浸出物】照醇溶性浸出物测定法（《中国药典》通则2201）项下的热浸法测定，用乙醇作溶剂，不得少于14.0%。

【性味与归经】甘、寒。归肝、肾经。

【功能与主治】补肾清肝，明目，利尿。用于肝肾不足，腰膝酸软，虚劳骨蒸，头晕目昏，目生翳膜，水肿胀满。

【用法与用量】6 ~ 12 g。

【贮藏】置干燥处，防蛀。

椒目

Jiaomu

ZANTHOXYLI SEMEN

本品为芸香科植物花椒*Zanthoxylum bungeanum* Maxim.的干燥成熟种子。立秋前后果熟时采收，除去果壳及杂质，干燥。

【药材收载标准】《重庆市中药材标准》（2023年版）

DB50/YP016—2023

炒椒目

Chaojiaomu

本品为椒目的炮制加工品。

【炮制】除去杂质，照清炒法（通则0213）炒至表面显油性，有香气。

【性状】本品为类圆球形、半球形或卵形，种脐斜平。表面黑色具光泽。有的表皮脱落露出黑色网状纹理。质坚硬，剖开可见淡黄白色或略深的胚乳及两枚子叶，显油性，气香，味微麻、辣。

【鉴别】（1）本品粉末棕褐色。外种皮细胞呈碎块状，红棕色，细胞表面观多角形，直径20～70 μm，壁厚。内种皮细胞壁增厚，呈不规则网状。条纹散乱，淡黄色。油滴随处可见。色素块呈不规则块状，大小不等，棕褐色。

（2）取本品粉末5 g，加80%甲醇50 ml，加热回流1 h，放冷，滤过，滤液蒸干，残渣加水30 ml使溶解，滤过，滤液用乙醚振摇提取2次，每次30 ml，弃去乙醚液，水液加盐酸5 ml，加热回流1 h，取出，立即冷却，用乙醚振摇提取2次，每次30 ml，合并乙醚液，用水20 ml洗涤，弃去水液，乙醚液挥干，残渣加乙醇1 ml使溶解，作为供试品溶液。另取槲皮素对照品，加乙醇制成每1 ml含0.5 mg的溶液，作为对照品溶液。照薄层色谱法（《中国药典》通则0502）试验，吸取上述供试品溶液10 μl，对照品溶液5 μl，分别点于同一硅胶G薄层板上，以甲苯-乙酸乙酯-甲酸（5:4:1）为展开剂，展开，取出，晾干，喷以5%三氯化铝乙醇溶液，置紫外光灯（365 nm）下检视。供试品色谱中，在与对照品色谱相应的位置上，显相同颜色的斑点。

【检查】水分　不得过13.0%（《中国药典》通则0832第二法）。

总灰分　不得过9.0%（《中国药典》通则2302）。

酸不溶性灰分　不得过1.0%（《中国药典》通则2302）。

【浸出物】照水溶性浸出物测定法（《中国药典》通则2201）项下的热浸法测定，不得少于7.0%。

【性味与归经】苦、辛，平；有小毒。归肺、膀胱经。

【功能与主治】利水，平喘。用于水肿胀满，痰饮喘息。

【用法与用量】3～9 g。

【注意】阴虚火旺者忌服。

【贮藏】置阴凉干燥处。

紫草皮

Zicaopi

ONOSMAE RADICIS SUBER

本品为紫草科植物露蕊滇紫草*Onosma exsertum* Hemsl.、滇紫草*Onosma paniculatum* Bur. et Franch.或密花滇紫草*Onosma confertum* W. W. Smith. 的干燥根部栓皮。秋季挖出根部，剥取外部紫色薄皮，干燥。

【药材收载标准】《重庆市中药材标准》（2023年版）

DB50/YP045—2023

紫草皮

Zicaopi

本品为紫草皮的加工炮制品。

【炮制】除去杂质。

【性状】本品呈紫褐色碎薄片，大小不等，常数层重叠。外表面略粗糙，有皱纹。内表面较平滑，有时附有棕黄色网络状物。体轻质脆，易碎。气微，味微酸、涩。

【鉴别】（1）本品横切面：可见数至10数列切向延长的木栓细胞，壁厚而略呈波状，深紫红色，加碱液变蓝紫色。

（2）取本品1小片，置于冷水中，水溶液无色；置于50%～60%乙醇中，溶液显紫红色。

（3）取本品碎片，置蒸发皿中，盖上盖玻片，微火缓缓加热，玻片上有红色结晶生成。

【检查】水分　不得过14.0%（《中国药典》0832 第二法）。

【性味与归经】甘、咸，寒。归心、肝经。

【功能与主治】清热凉血，解毒化斑。用于发斑发疹、痈肿疔疮，湿疹，烧烫伤。

【用法与用量】3～9 g。外用适量。

【贮藏】置通风干燥处。

蛤蚧

Gejie

GECKO

本品为壁虎科动物蛤蚧*Gekko gecko* L. 的干燥体。全年均可捕捉，除去内脏，拭净，用竹片撑开，使全体扁平顺直，低温干燥。

【药材收载标准】《中国药典》（2020年版一部）

DB50/YP044—2022

蛤蚧

Gejie

本品为蛤蚧的炮制加工品。

【炮制】除去杂质。

【性状】本品呈扁片状，腹部及四肢用竹片或竹条撑开。头颈部及躯干部长9～18 cm，头颈部约占1/3，腹背部宽6～11 cm，尾长6～12 cm。头略呈扁三角状，两眼多凹陷成窟窿，口内有细齿，生于颚的边缘，无异型大齿。吻部半圆形，吻鳞不切鼻孔，与鼻鳞相连，上鼻鳞左右各1片，上唇鳞12～14对，下唇鳞（包括颏鳞）21片。腹背部呈椭圆形，腹薄。背部呈灰黑色或银灰色，有黄白色、灰绿色或橙红色斑点散在或密集成不显著的斑纹，脊椎骨和两侧肋骨突起。四足均具5趾；趾间仅具蹼迹，足趾底有吸盘。尾细而坚实，微现骨节，与背部颜色相同，有6～7个明显的银灰色环带，有的再生尾较原生尾短，且银灰色环带不明显。全身密被圆形或多角形微有光泽的细鳞。气腥，味微咸。

【鉴别】（1）本品粉末淡黄色或淡灰黄色。横纹肌纤维侧面观有波峰状或稍平直的细密横纹；横断面观三角形、类圆形或类方形。鳞片近无色，表面可见半圆形或类圆形的隆起，略作覆瓦状排列，布有极细小的粒状物，有的可见圆形孔洞。皮肤碎片表面可见棕色或棕黑色色素颗粒。骨碎片不规则碎块状，表面有细小裂缝状或针状空隙；可见裂缝状骨陷窝。

（2）取本品粉末0.4 g，加70%乙醇5 ml，超声处理30 min，滤过，滤液作为供试品溶液。另取蛤蚧对照药材0.4 g，同法制成对照药材溶液。照薄层色谱法（《中国药典》通则0502）试验，吸取上述2种溶液各5～8 μl，分别点于同一硅胶G薄层板上，以正丁醇-冰醋酸-水（3：1：1）为展开剂，展开15 cm，取出，晾干，喷以茚三酮试液，在105 ℃加热至斑点显色清晰。供试品色谱中，在与对照药材色谱相应的位置上，显相同颜色的斑点。

【浸出物】照醇溶性浸出物测定法（《中国药典》通则2201）项下的冷浸法测定，用稀乙醇作溶剂，不得少于8.0%。

【性味与归经】咸、平。归肺、肾经。

【功能与主治】补肺益肾，纳气定喘，助阳益精。用于肺肾不足，虚喘气促，劳嗽咯血，阳痿，遗精。

【用法与用量】3～6 g，用时除去鳞片及头足。

【贮藏】用木箱严密封装，常用花椒伴存，置阴凉干燥处，防蛀。

锁阳

Suoyang

CYNOMORII HERBA

本品为锁阳科植物锁阳*Cynomorium songaricum* Rupr. 的干燥肉质茎。春季采挖，除去花序，切段，晒干。

【药材收载标准】《中国药典》（2020年版一部）

DB50/YP093—2022

酒锁阳

Jiusuoyang

本品为锁阳的炮制加工品。

【炮制】取净锁阳片，加黄酒拌匀，照蒸法（《中国药典》通则0213）或炖法（《中国药典》通则0213）蒸或炖至透心。

每100 kg锁阳，用黄酒20 kg。

【性状】本品为不规则的片，棕色或棕褐色至棕黑色，略显油润。切面浅棕色或棕褐色，散在黄色三角状维管束。具酒香气，味甘而涩。

【鉴别】（1）本品粉末棕褐色。淀粉粒极多，常存在于含棕色物的薄壁细胞中，或包埋于棕色块中；单粒类球形或椭圆形，直径4～32 μm，脐点十字状、裂缝状或点状，大粒层纹隐约可见。栓内层细胞淡棕色，表面观呈类方形或类长方形，壁多细波状弯曲，有的表面有纹理。导管黄棕色或近无色，主为网状导管，也有螺纹导管，有的导管含淡棕色物。棕色块性状不一，略透明，常可见圆孔状腔隙。

（2）取本品粉末1 g，加水10 ml，浸渍30 min，滤过，取滤液作为供试品溶液。另取脯氨酸对照品，加水制成每1 ml含2 mg的溶液，作为对照品溶液。照薄层色谱法（《中国药典》通则0502）试验，吸取2种溶液各5 μl，分别点于同一硅胶H薄层板上，以正丙醇-冰醋酸-乙醇-水（4∶1∶1∶2）为展开剂，展开，取出，晾干，喷以吲哚醌试液，晾干，在100 ℃加热至斑点显色清晰。供试品色谱中，在与对照品色谱相应的位置上，显相同颜色的斑点。

（3）取本品粉末1 g，加乙酸乙酯20 ml，超声处理30 min，滤过，滤液浓缩至1 ml，作为供试品溶液。另取熊果酸对照品，加甲醇制成每1 ml含0.5 mg的溶液，作为对照品溶液。照薄层色谱法（《中国药典》通则0502）试验，吸取供试品溶液10 μl、对照品溶液4 μl，分别点于同一硅胶G薄层板上，以甲苯-乙酸乙酯-甲酸（20∶4∶0.5）为展开剂，展开，取出，晾干，喷以10%硫酸乙醇溶液，加热至斑点显色清晰。供试品色谱中，在与对照品色谱相应的位置上，显相同的紫红色斑点。

【检查】水分　不得过12.0%（《中国药典》通则0832第二法）。

总灰分 不得过9.0%（《中国药典》通则2302）。

【浸出物】照醇溶性浸出物测定法（《中国药典》通则2201）项下的热浸法测定，用乙醇作溶剂，不得少于12.0%。

【性味与归经】甘，温。归肝、肾、大肠经。

【功能与主治】补肾阳，益精血，润肠通便。用于肾阳不足，精血亏虚，腰膝痿软，阳痿滑精，肠燥便秘。

【用法与用量】5～10 g。

【贮藏】置通风干燥处。

鹅管石

Eguanshi

BALANOPHYLLIAE OS

本品为枇杷珊瑚科动物丛生盔形珊瑚*Galaxea fascicularis*（L.）的石灰质骨骼的炮制加工品，主含碳酸钙（$CaCO_3$）。

【药材收载标准】《重庆市中药材标准》（2023年版）

DB50/YP038—2022

鹅管石

Eguanshi

本品为鹅管石的炮制加工品。

【炮制】除去杂质，洗净，干燥，砸成碎块。

【性状】本品为不规则的碎块。碎块表面乳白色或灰白色，有突起的节状横环纹及纵直棱线，质硬脆。碎断面有多数中隔，自中心呈放射状排列。粉末乳白色或灰白色。无臭，味微咸。

【鉴别】取供试品1 g，加水20 ml，超声20 min，滤过，滤液加甲基红指示液2滴，用氨试液中和，再滴加盐酸至恰呈酸性，加草酸铵试液，即生成白色沉淀；分离，沉淀不溶于醋酸，但可溶于稀盐酸。

【含量测定】取本品细粉约0.1 g，精密称定。置锥形瓶中，加稀盐酸5 ml，加热使溶解。加水100 ml与甲基红指示液1滴，滴加氢氧化钾试液至显黄色。继续多加10 ml，再加钙黄绿素指示剂约20 mg，用乙二胺四乙酸二钠滴定液（0.05 mol/L）滴定至溶液由黄绿荧光色消失而显橙色。每1 ml乙二胺四乙酸二钠滴定液（0.05 mol/L）相当于5.004 mg的碳酸钙（$CaCO_3$）。

本品含碳酸钙（$CaCO_3$）不得少于85%。

【性味与归经】甘、温。归肺、肾经。

【功能与主治】补肾壮阳，通乳。用于肺痨咳嗽气喘，吐血，阳痿，腰膝无力，乳汁不通。

【用法与用量】9 ~ 15 g。

【贮藏】置干燥处。

DB50/YP039—2022

煅鹅管石

Duan'eguanshi

本品为鹅管石的炮制加工品。

【炮制】将净鹅管石碎块装入耐火容器内，置无烟炉火中，以武火煅烧至红透时，取出，放凉，碾成粗颗粒。

【性状】本品为灰白色颗粒，质酥松。无臭，味微咸。

【鉴别】取供试品1 g，加水20 ml，超声20 min，滤过，滤液加甲基红指示液2滴，用氨试液中和，再滴加盐酸至恰呈酸性，加草酸铵试液，即生成白色沉淀；分离，沉淀不溶于醋酸，但可溶于稀盐酸。

【含量测定】取本品细粉约0.1 g，精密称定。置锥形瓶中，加稀盐酸5 ml，加热使溶解。加水100 ml与甲基红指示液1滴，滴加氢氧化钾试液至显黄色。继续多加10 ml，再加钙黄绿素指示剂约20 mg，用乙二胺四乙酸二钠滴定液（0.05 mol/L）滴定至溶液由黄绿荧光色消失而显橙色。每1 ml乙二胺四乙酸二钠滴定液（0.05 mol/L）相当于5.004 mg的碳酸钙（$CaCO_3$）。

本品含碳酸钙（$CaCO_3$）不得少于85%。

【性味与归经】甘、温。归肺、肾经。

【功能与主治】温肾壮阳。用于肾虚气喘，阳痿不举等。

【用法与用量】9～15 g。

【贮藏】置干燥处。

舒筋草

Shujincao

LYCOPDIASTRI HERBA

本品为石松科植物藤石松*Lycopodiastrum casuarinoides*（Spring.）Holub.的干燥地上部分。夏、秋两季采挖，除去杂质，干燥。

【药材收载标准】《重庆市中药材标准》（2023年版）

DB50/YP166—2023

舒筋草

Shujincao

本品为舒筋草的炮制加工品。

【炮制】除去杂质，洗净，切段，干燥。

【性状】本品为段。茎淡棕红色，呈圆柱形且弯曲，直径2～5 mm。叶黄绿色，手摸有刺手感。有的可见孢子囊穗。气微，味淡。

【鉴别】（1）粉末棕色至棕褐色。表皮细胞呈类长方形或类方形，壁微波状弯曲。气孔保卫细胞较大，不定式。韧皮外侧纤维壁薄、胞腔较大，直径20～50 μm。韧皮内侧纤维壁厚、胞腔较小，直径25～35 μm。孢子极面观为类圆形三角形，赤道面观为近椭圆形。孢子直径35～50 μm，萌发孔三裂缝，长达孢子赤道线，常扭曲。外壁厚约1.8 μm，表面具颗粒状纹饰。薄壁细胞呈不规则形，壁念珠状增厚。梯纹导管易见。

（2）取本品粉末2 g，加石油醚（30～60 ℃）50 ml，超声处理30 min，滤过。滤液蒸干，残渣加石油醚（30～60 ℃）1 ml使溶解，作为供试品溶液。另取舒筋草对照药材2 g，同法制成对照药材溶液。照薄层色谱法（《中国药典》通则0502）试验，吸取上述2种溶液各3 μl，分别点于同一硅胶G薄层板上，以石油醚（60～90 ℃）-甲酸乙酯-甲酸（15：5：1）的上层溶液为展开剂，展开，取出，晾干，置紫外灯（365 nm）下检视。供试品色谱中，在与对照药材色谱相应的位置上，显相同颜色的荧光斑点。

【检查】水分 不得过12.0%（《中国药典》通则0832第二法）。

总灰分 不得过5.0%（《中国药典》通则2302）。

酸不溶性灰分 不得过1.0%（《中国药典》通则2302）。

【浸出物】照醇溶性浸出物测定法（《中国药典》通则2201）项下的热浸法测定，用稀乙醇作溶剂，不得少于12.0%。

【性味与归经】微甘，温。归肝、脾、肾经。

【功能与主治】祛风除湿，舒筋活血。用于风湿麻木，跌打扭伤，筋骨疼痛，经期腰酸胀痛。

【用法与用量】15～30 g。

隔山撬

Geshanqiao

CYNANCHI AURICULATI RADIX

本品为萝藦科植物牛皮消 *Cynanchum auriculatum* Royle. ex Wight. 的干燥块根。秋末、初春采挖，直接干燥或趁鲜切片，干燥。

【药材收载标准】《重庆市中药材标准》（2023年版）

DB50/YP045—2022

隔山撬

Geshanqiao

本品为隔山撬的炮制加工品。

【炮制】除去杂质；或除去杂质，洗净，润透，切片，干燥。

【性状】本品为类圆形、椭圆形的圆片、直片或斜片，平直或微翘，边缘内卷。表面黄白色或灰白色，残留栓皮棕色或棕褐色，有的可见细纵皱纹或横长皮孔。切面类白色，粉性，可见略突起的筋脉点或筋脉纹。质脆。气微，味甘、微苦。

【鉴别】取本品粉末 2 g，加三氯甲烷-甲醇（2∶1）混合溶液振摇提取2次，每次5 ml，滤过，合并滤液，蒸干，残渣加少量三氯甲烷使溶解，加石油醚（30~60 ℃）3 ml，使沉淀析出，弃去石油醚液，沉淀物加三氯甲烷溶解，再加石油醚（30~60 ℃）3 ml使沉淀，分离沉淀：

①取沉淀少许，滴加三氯化锑的三氯甲烷饱和溶液，即呈紫红色。

②取沉淀少许，加冰醋酸1 ml使溶解，加醋酐1 ml摇匀，再加浓硫酸2滴，先呈红紫色，后渐变成墨绿色。

【检查】**总灰分** 不得过 5.0%（《中国药典》通则2302）。

【浸出物】照醇溶性浸出物测定法（《中国药典》通则2201）项下热浸法测定，用60%乙醇作溶剂，不得少于12.0%。

【性味与归经】甘、微苦，平。归脾、胃、肝经。

【功能与主治】消食健胃，理气止痛。用于宿食不消，脘腹胀满疼痛，呕吐。

【用法与用量】12~30 g。

【贮藏】置阴凉干燥处，防蛀。

蒺藜

Jili

TRIBULI FRUCTUS

本品为蒺藜科植物蒺藜 *Tribulus terrestris* L. 的干燥成熟果实。秋季果实成熟时采割植株，晒干，打下果实，除去杂质。

【药材收载标准】《中国药典》（2020年版一部）

DB50/YP058—2022

盐蒺藜

Yanjili

本品为蒺藜的炮制加工品。

【炮制】取净蒺藜，照盐炙法（《中国药典》通则0213）炒至表面颜色加深。

【性状】本品多为单一的分果瓣，呈斧状，长3～6 mm；背部棕黄色至棕褐色，隆起，有纵棱和瘤状突起，并有对称的长刺和短刺各1对，两侧面粗糙，有网纹，偶有焦斑。质坚硬。气微香，味咸、微苦、辛。

【鉴别】取本品粉末3 g，加三氯甲烷50 ml，超声处理30 min，滤过，弃去三氯甲烷液，药渣挥干，加水1 ml，搅匀，加水饱和的正丁醇50 ml，超声处理30 min，分取上清液，加2倍量的氨试液洗涤，弃去洗液，取正丁醇液，蒸干，残渣加甲醇1 ml使溶解，作为供试品溶液。另取蒺藜对照药材3 g，同法制成对照药材溶液。照薄层色谱法（《中国药典》通则0502）试验，吸取上述2种溶液各5 μl，分别点于同一硅胶G薄层板上，以三氯甲烷-甲醇-水（13：7：2）10 ℃以下放置的下层溶液为展开剂，展开，取出，晾干，喷以改良对二甲氨基苯甲醛溶液（取对二甲氨基苯甲醛1 g，加盐酸34 ml，甲醇100 ml，摇匀，即得），在105 ℃加热至斑点显色清晰。供试品色谱中，在与对照药材色谱相应的位置上，显相同颜色的斑点。

【检查】**水分**　不得过10.0%（《中国药典》通则0832第二法）。

总灰分　不得过15.0%（《中国药典》通则2302）。

【性味与归经】辛、苦，微温；有小毒。归肝经。

【功能与主治】平肝解郁，活血祛风，明目，止痒。用于头痛眩晕，胸胁胀痛，乳闭乳痈，目赤翳障，风疹瘙痒。

【用法与用量】6～10 g。

【贮藏】置干燥处，防霉。

蒲黄

Puhuang

TYPHAE POLLEN

本品为香蒲科植物水烛香蒲 *Typha angustifolia* L.、东方香蒲 *Typha orientalis* Presl或同属植物的干燥花粉。夏季采收蒲棒上部的黄色雄花序，晒干后碾轧，筛取花粉。

【药材收载标准】《中国药典》（2020年版一部）

DB50/YP083—2022

炒蒲黄

Chaopuhuang

本品为蒲黄的炮制加工品。

【炮制】取本品除去杂质，照清炒法（《中国药典》通则0213）炒至黄褐色。

【性状】本品为黄褐色粉末。体轻，放水中则飘浮水面。手捻有滑腻感，易附着手指上。气微，味淡。

【鉴别】（1）本品粉末黄褐色。花粉粒类圆形或椭圆形，直径17～29 μm，表面有网状雕纹，周边轮廓线光滑，呈凸波状或齿轮状，具单孔，不甚明显。

（2）取本品粉末2 g，加80%乙醇50 ml，冷浸24 h，滤过，滤液蒸干，残渣加水5 ml使溶解，滤过，滤液加水饱和的正丁醇提取2次，每次5 ml，合并提取液，蒸干，残渣加乙醇 2 ml使溶解，作为供试品溶液。另取异鼠李素-3-O-新橙皮苷对照品、香蒲新苷对照品，加乙醇分别制成每1 ml各含1 mg的溶液，作为对照品溶液。照薄层色谱法（《中国药典》通则0502）试验，吸取供试品溶液5～10 μl，对照品溶液5 μl，分别点于同一硅胶GF$_{254}$薄层板上，以乙酸乙酯-丁酮-甲酸-水（5∶3∶1∶1）为展开剂，展开，取出，晾干，置紫外光灯（254 nm）下检视。供试品色谱中，在与对照品色谱相应的位置上，显相同颜色的斑点。

【检查】**杂质** 取本品10 g，称定重量，置七号筛中，保持水平状态过筛，左右往返，边筛边轻叩2 min。取不能通过七号筛的杂质，称定重量，计算，不得过10.0%。

水分 不得过13.0%（《中国药典》通则0832第二法）。

总灰分 不得过10.0%（《中国药典》通则2302）。

酸不溶性灰分 不得过4.0%（《中国药典》通则2302）。

【浸出物】照醇溶性浸出物测定法（《中国药典》通则2201）项下的热浸法测定，用乙醇作溶剂，不得少于12.0%。

【性味与归经】甘，平。归肝、心包经。

【功能与主治】止血，化瘀，通淋。用于吐血，衄血，咯血，崩漏，外伤出血，经闭痛经，脘腹刺痛，跌扑肿痛，血淋涩痛。

【用法与用量】5～10 g，包煎。外用适量。

【注意】孕妇慎用。

【贮藏】置通风干燥处，防潮，防蛀。

DB50/YP084—2022

醋蒲黄

Cupuhuang

本品为蒲黄的炮制加工品。

【炮制】取本品除去杂质，照醋炙法（《中国药典》通则0213）炒至表面黄褐色至棕褐色。

【性状】本品为黄褐色至棕褐色粉末。体轻，放水中则飘浮水面。手捻有滑腻感，易附着手指上。气微，有醋味。

【鉴别】（1）本品粉末黄色。花粉粒类圆形或椭圆形，直径17～29 μm，表面有网状雕纹，周边轮廓线光滑，呈凸波状或齿轮状，具单孔，不甚明显。

（2）取本品2 g，加80%乙醇30 ml，加热回流1 h，滤过，滤液蒸干，残渣加乙酸乙酯10 ml，加热使溶解，滤过，滤液浓缩至约2 ml，作为供试品溶液。另取异鼠李素对照品，加乙酸乙酯制成每1 ml含1 mg的溶液，作为对照品溶液。照薄层色谱法（《中国药典》通则0502）试验，吸取供试品溶液10～15 μl、对照品溶液5 μl，分别点于同一硅胶GF$_{254}$薄层板上，以甲苯-乙酸乙酯-甲酸（5：2：1）为展开剂，展开，取出，晾干，置紫外光灯（254 nm）下检视。供试品色谱中，在与对照品色谱相应的位置上，显相同颜色的荧光斑点。

【检查】**杂质**　取本品10 g，称定重量，置七号筛中，保持水平状态过筛，左右往返，边筛边轻叩2 min。取不能通过七号筛的杂质，称定重量，计算，不得过10.0%。

水分　不得过13.0%（《中国药典》通则0832第二法）。

总灰分　不得过10.0%（《中国药典》通则2302）。

酸不溶性灰分　不得过4.0%（《中国药典》通则2302）。

【浸出物】照醇溶性浸出物测定法（《中国药典》通则2201）项下的热浸法测定，用乙醇作溶剂，不得少于12.0%。

【性味与归经】甘，平。归肝、心包经。

【功能与主治】收敛止血，化瘀，通淋。用于吐血，衄血，咯血，崩漏，外伤出血，经闭痛经，胸腹刺痛，跌扑肿痛，血淋涩痛。

【用法与用量】5～10 g，包煎。外用适量。

【注意】孕妇慎用。

【贮藏】置通风干燥处，防潮，防蛀。

蒲葵子

Pukuizi

LIVISTONAE SEMEN

本品为棕榈科植物蒲葵 *Livistona chinensis*（Jacq.）R. Br. ex Mart. 的种子。春季采收，除去杂质，晒干。

【药材收载标准】《上海中药材标准》（1994年版）

DB50/YP074—2023

蒲葵子

Pukuizi

本品为蒲葵子的炮制加工品。

【炮制】除去杂质，洗净，干燥。

【性状】本品呈橄榄形，长1.5～2.5 cm，宽1～1.5 cm。表面红褐色至黑褐色，具不规则细纵皱纹，可见1～3条纵向细棱，一端具果柄痕。质坚硬。敲开外壳，内面为黄白色硬质种皮，可与外皮剥离。种子1枚，坚硬；切面乳白色，略角质化。气微，味涩。

【鉴别】取本品粉末1 g，加水3 ml，微热数分钟，取上清液2滴，加1%三氯化铁溶液2滴，显污绿色。

【检查】**水分**　不得过13.0%（《中国药典》通则0832第二法）。

总灰分　不得过10.0%（《中国药典》通则2302）。

【性味与归经】甘、苦，平。归肝经。

【功能与主治】止血，抗癌。用于血崩，外伤出血，癌症。

【用法与用量】止血6～9 g。抗癌50 g。用时捣碎。

【贮藏】置阴凉干燥处。

槐角

Huaijiao

SOPHORAE FRUCTUS

本品为豆科植物槐*Sophora japonica* L.的干燥成熟果实。冬季采收，除去杂质，干燥。

【药材收载标准】《中国药典》（2020年版一部）

DB50/YP134—2023

炒槐角

Chaohuaijiao

本品为槐角的炮制加工品。

【炮制】取净槐角，照清炒法（《中国药典》通则0213）炒至膨大发泡至色深。

【性状】本品呈连珠状。表面焦黄色，可见焦斑，皱缩而粗糙，背缝线一侧呈深黄色。质硬略脆，干燥皱缩，易折断，断面深黄色至棕褐色，有黏性。种子1~6粒，肾形，长约8 mm，表面光滑，棕黑色，一侧有灰色圆形种挤；质坚硬，子叶2，黄绿色。气焦香，味苦，种子嚼之有豆腥气。

【鉴别】（1）本品粉末深灰棕色。果皮表皮细胞表面观呈多角形，可见环式气孔。种皮栅状细胞侧面观呈柱状，壁较厚，光辉带位于顶端边缘处；顶面观多角形，壁呈紧密连珠状增厚；底面观类圆形，内含灰棕色物。种皮支持细胞侧面观，哑铃状，有的胞腔内含灰棕色物。草酸钙方晶菱形或棱柱形。石细胞类长方形、类圆形、类三角形或贝壳形，孔沟明显。

（2）取本品，照［含量测定］项下的方法试验，供试品色谱中应呈现与对照品色谱峰保留时间相一致的色谱峰。

【检查】水分　不得过13.0%（《中国药典》通则0832第二法）。

【含量测定】照高效液相色谱法（《中国药典》通则0512）测定。

色谱条件与系统适用性　试验以十八烷基硅烷键合硅胶为填充剂；以甲醇-乙腈-0.07%磷酸溶液（12：20：68）为流动相；检测波长为260 nm。理论板数按槐角苷峰计算应不低于3 000。

对照品溶液的制备　取槐角苷对照品适量，精密称定，加甲醇制成每1 ml含40 μg的溶液，即得。

供试品溶液的制备　取本品粉末（过三号筛）约2 g，精密称定，置具塞锥形瓶中，精密加入70%乙醇50 ml，称定重量，超声处理（功率300 W，频率25 kHz）45 min，放冷，再称定重量，用70%乙醇补足减失的重量，摇匀，滤过。精密量取续滤液0.5 ml，置20 ml量瓶中，加甲醇至刻度，摇匀，即得。

测定法　分别精密吸取对照品溶液与供试品溶液各10 μl，注入液相色谱仪，测定，即得。

本品按干燥品计算，含槐角苷（$C_{21}H_{20}O_{10}$）不得少于3.0%。

【性味与归经】苦，寒。归肝、大肠经。

【功能与主治】清热泻火，凉血止血。用于肠热便血，痔疮出血，肝热头痛，眩晕目赤。

【用法与用量】6～9 g。

【贮藏】置通风干燥处，防蛀。

雷公藤

Leigongteng

TRIPTERYGII WILFORDII LIGNUM

本品为卫矛科植物雷公藤*Tripterygium wilfordii* Hook. f. 干燥根的木部。秋、冬季采挖，除去泥土、须根及外皮，晒干或切成段块状后晒干。

【药材收载标准】《上海市中药材标准》（1994年版）

DB50/YP142—2023

雷公藤

Leigongteng

为雷公藤的炮制加工品。

【炮制】除去残留的根皮，浸泡，洗净，润透，切厚片，干燥，筛去碎屑。

【性状】本品为类圆形或不规则的厚片。外周黄色或棕褐色。切面木质部淡褐黄色，密布针眼状孔洞。质硬。气微，味微苦。

【鉴别】本品粉末黄棕色。木纤维散在或成束，长梭形，长300~780 μm，直径11~28 μm。具缘纹孔及网纹导管，直径23~116 μm。草酸钙方晶众多，呈棱形或四面体、六面体或多面体形，直径可至70 μm。

【检查】水分　不得过12.0%（《中国药典》通则0832 第二法）。

总灰分　不得过3.0%（《中国药典》通则2302）。

【浸出物】照醇溶性浸出物测定法（《中国药典》通则2201）项下的热浸法测定，以70%乙醇作溶剂，不得少于2.0%。

【性味与归经】苦、涩，温。有毒。归心、肝经。

【功能与主治】杀虫，消炎，解毒。用于治疗类风湿关节炎，白塞综合征，麻风反应，急性炎性及反应性皮肤病及自身免疫性疾病。

【用法与用量】4.5~9 g。

【注意】本品有毒，内服宜慎。心、肝、肾、胃有疾病者及严重贫血、孕妇、乳期妇女等不宜服用。

【贮藏】置干燥处。

路边青

Lubianqing

CLERODENDRI CYRTOPHYLLI HERBA

本品为马鞭草科植物大青*Clerodendrum cyrtophyllum* Turcz.的干燥地上部分。夏、秋两季采收，晒干。

【药材收载标准】《广东省中药材标准》（第三册）

DB50/YP058—2023

路边青

Lubianqing

本品为路边青的炮制加工品。

【炮制】除去杂质，洗净，切片或段，干燥。

【性状】本品呈片状或段。老茎表面灰绿色至灰褐色，嫩枝表面黄绿色，有突起的点状皮孔。质硬而脆，断面纤维性，中央为白色的髓。单叶对生，多皱缩，上表面黄绿色至棕黄色，下表面色稍浅，顶端渐尖或急尖，基部圆形或楔形，全缘，叶脉上表面平坦，下表面网状脉明显隆起。气微，味微苦涩。

【鉴别】取本品粉末2.5 g，加水80 ml，煮沸，微沸30 min，滤过，滤液用三氯甲烷提取2次，每次10 ml，弃去三氯甲烷液，水溶液用乙酸乙酯提取2次，每次20 ml，合并乙酸乙酯液，蒸干，残渣加甲醇1 ml使溶解，作为供试品溶液。另取路边青对照药材2.5 g，同法制成对照药材溶液。照薄层色谱法（《中国药典》通则0502）试验，吸取上述2种溶液5 μl，分别点于同一硅胶G薄层板上，以三氯甲烷-甲醇-乙酸乙酯-甲酸（8：1：1：0.1）为展开剂，展开，取出，晾干，喷以5%香草醛硫酸溶液，在105 ℃加热至斑点显色清晰。供试品色谱中，在与对照药材色谱相应的位置上，显相同颜色的斑点。

【检查】**水分**　不得过13.0%（《中国药典》通则0832第二法）。

　总灰分　不得过4.0%（《中国药典》通则2302）。

【浸出物】照醇溶性浸出物测定法（《中国药典》通则2201）项下的热浸法测定，用稀乙醇作溶剂，不得少于14.0%。

【性味与归经】苦，寒。归胃、心经。

【功能与主治】清热利湿，凉血解毒。用于流行性脑脊髓膜炎，感冒高热，头痛，热痢，疖腮，喉痹，丹毒，黄疸。

【用法与用量】15～30 g。外用适量。

【注意】脾胃虚寒者慎服。

【贮藏】置干燥处。

蜈蚣

Wugong

SCOLOPENDRA

本品为蜈蚣科动物少棘巨蜈蚣*Scolopendra subspinipes mutilans* L. Koch 的干燥体。春、夏两季捕捉，用竹片插入头尾，绷直，干燥。

【药材收载标准】《中国药典》（2020年版一部）

DB50/YP178—2023

蜈蚣

Wugong

本品为蜈蚣的炮制加工品。

【炮制】除去杂质，用时弃去竹片。

【性状】本品呈扁平长条形，长 9～15 cm，宽 0.5～1 cm。由头部和躯干部组成，全体共22个环节。头部暗红色或红褐色，略有光泽，有头板覆盖，头板近圆形，前端稍突出，两侧贴有颚肢一对，前端两侧有触角1对。躯干部第一背板与头板同色，其余 20 个背板为棕绿色或墨绿色，具光泽，自第四背板至第二十背板上常有两条纵沟线；腹部淡黄色或棕黄色，皱缩；自第二节起，每节两侧有步足1对；步足黄色或红褐色，偶有黄白色，呈弯钩形，最末一对步足尾状，故又称尾足，易脱落。质脆。断面有裂隙。气微腥，有特殊刺鼻的臭气，味辛、微咸。

【检查】**水分** 不得过15.0%（《中国药典》通则0832 第二法）。

总灰分 不得过5.0%（《中国药典》通则2302）。

黄曲霉毒素 照真菌毒素测定法（《中国药典》通则2351）测定。

取本品粉末（过二号筛）约5 g，精密称定，加入氯化钠3 g，照黄曲霉毒素测定法项下供试品溶液的制备方法，制成供试品溶液，测定，计算，即得。

本品每 1 000 g含黄曲霉毒素B_1不得超过5 μg，黄曲霉毒素G_2、黄曲霉毒素G_1、黄曲霉毒素B_2和黄曲霉毒素B_1总量不得超过10 μg。

【浸出物】照醇溶性浸出物测定法（《中国药典》通则2201）项下的热浸法测定，用稀乙醇作溶剂，不得少于20.0%。

【性味与归经】辛，温。有毒。归肝经。

【功能与主治】息风镇痉，通络止痛，攻毒散结。用于肝风内动，痉挛抽搐，小儿惊风，中风口喎，半身不遂，破伤风，风湿顽痹，偏正头痛，疮疡，瘰疬，蛇虫咬伤。

【用法与用量】3～5 g，或遵医嘱。

【注意】孕妇禁用。

【贮藏】置干燥处，防霉，防蛀。

蜂房

Fengfang

VESPAE NIDUS

本品为胡蜂科昆虫果马蜂*Polistes olivaceus* （DeGeer）、日本长脚胡蜂*Polistes japonicus* Saussure或异腹胡蜂*Parapolybia varia* Fabricius的巢。秋、冬两季采收，晒干，或略蒸，除去死蜂、死蛹，晒干。

【药材收载标准】《中国药典》（2020年版一部）

DB50/YP125—2023

煅蜂房

Duanfengfang

本品为蜂房的炮制加工品。

【炮制】取净蜂房块，照密闭煅法煅透。

【性状】本品为不规则块状，表面黑色或焦褐色。腹面有多数整齐的六角形房孔，孔径3～4 mm或6～8 mm；部分背面有短柄。体轻，质松脆。气微，味微苦、涩。

【检查】水分　不得过8.0%（《中国药典》通则0832 第二法）。

【性味与归经】甘、平。归胃经。

【功能与主治】攻毒杀虫，祛风止痛。用于痈疽，风湿痹痛，瘾疹瘙痒等证。

【用法与用量】3～5 g。外用适量。

【贮藏】置通风干燥处，防压，防蛀。

【注】密闭煅法：取破碎成适宜形状的药材，装入罐内，上盖一个口径较小的锅，两锅接合处用盐泥封固，上压重物。盖锅内底部贴一白纸条或放几粒米（大米或小米），用武火加热，煅至白纸或米呈焦黄色为度，离火，待凉后取出，露去火毒。

DB50/YP034—2023

蜂房（酒洗）

Fengfang（Jiuxi）

本品为蜂房的炮制加工品。

【炮制】取蜂房，除去杂质，扯碎，用适量白酒浸洗，低温干燥。

每100 kg蜂房，用白酒300～400 kg。

【性状】本品为圆盘状或不规则的扁块状，有的似莲房状，大小不一。表面灰白色或灰褐色。腹面有多数整齐的六角形房孔，孔径3～4 mm或6～8 mm；背面偶见1个或数个黑色短柄。体轻，质韧，略有弹性。微有酒气。质酥脆或坚硬者不可供药用。

【检查】**水分**　不得过13.0%（《中国药典》通则0832第二法）。

总灰分　不得过10.0%（《中国药典》通则2302）。

酸不溶性灰分　不得过5.0%（《中国药典》通则2302）。

黄曲霉毒素　照真菌毒素测定法（《中国药典》通则2351）测定。

本品每1 000 g含黄曲霉毒素B_1不得过5 μg，黄曲霉毒素G_2、黄曲霉毒素G_1、黄曲霉毒素B_2和黄曲霉毒素B_1的总量不得过10 μg。

【性味与归经】甘，平。归胃经。

【功能与主治】攻毒杀虫，祛风止痛。用于疮疡肿毒，乳痈，瘰疬，皮肤顽癣，鹅掌风，牙痛，风湿痹痛。

【用法与用量】3～5 g。外用适量。

【贮藏】置通风干燥处，防压，防蛀。

鼠妇虫

Shufuchong

ARMADILLIDIUM

本品为平甲虫科动物平甲虫*Armadilidium vulgare*（Latreille）的干燥全体。4—9月捕捉，捉后用沸水烫死，晒干或焙干。

【药材收载标准】《湖南省中药材标准》（2009年版）

DB50/YP084—2023

鼠妇虫

Shufuchong

本品为鼠妇虫的加工炮制品。

【炮制】除去杂质。

【性状】本品全体椭圆形而稍扁，多卷曲呈近球形、半球形或呈扁平状，长约0.7 cm，宽约0.6 cm。背隆起，平滑，腹向内陷。表面稍有光泽，体灰白色。质脆易碎。气腥臭。

【鉴别】取本品粉末1 g，加80%乙醇10 ml，超声处理30 min，放冷，滤过，取滤液作为供试品溶液。另取亮氨酸、缬氨酸对照品，分别加无水乙醇制成每1 ml含0.5 mg的溶液，作为对照品溶液。照薄层色谱法（《中国药典》通则0502）试验，吸取上述3种溶液各2 μl，分别点于同一硅胶G薄层板上，以正丁醇-冰醋酸-水（4∶1∶1）为展开剂，展开，取出，晾干，喷以茚三酮试液，在105 ℃加热至斑点显色清晰。供试品色谱中，在与对照品色谱相应的位置上，显相后颜色的斑点。

【检查】**水分**　不得过13.0%（《中国药典》通则0832第二法）。

【性味与归经】酸、咸，凉。归肝、肾经。

【功能与主治】破瘀，利水，解毒，止痛。用于久疟疾，经闭癥瘕，小便不通，惊风撮口，鹅口疮，牙痛。

【用法与用量】3～6 g。

【贮藏】置通风干燥处。

粳米皮（米皮糠）

Jingmipi（Mipikang）

ORYZAE SATIVAE PERICARPIUM

本品为禾本科植物稻*Oryza sativa* L.的颖果经加工而脱下的果皮，夏、秋两季水稻成熟收割后，于碾制谷粒时收集，干燥。

【药材收载标准】《浙江省中药材标准》［（2017年版）第一册］

DB50/YP202—2023

粳米皮（米皮糠）

Jingmipi（Mipikang）

本品为粳米皮（米糠皮）的炮制加工品。

【炮制】除去杂质。

【性状】本品呈大小不一的碎块或粉末，淡黄色至黄色，较完整者外面可见纵向细棱条；内面颜色较淡，光滑。偶夹有白色半透明的种仁。气微，味淡。

【检查】**水分**　不得过16.0%（《中国药典》通则0832第二法）。

总灰分　不得过10.0%（《中国药典》通则2302）。

【性味与归经】甘，平。归肺、大肠经。

【功能与主治】健脾胃。用于脚气、浮肿、泄泻。

【用法与用量】10～30 g。

【贮藏】置干燥处。

满天星

Mantianxing

HYDROCOTYLE SHERBA

本品为伞形科植物天胡荽*Hydrocotyle sibthorpioides* Lamarck的干燥全草。夏、秋两季采收，除去杂质，洗净，干燥。

【药材收载标准】《重庆市中药材标准》（2023年版）

DB50/YP080—2022

满天星

Mantianxing

本品为满天星的炮制加工品。

【炮制】除去杂质，淋润，切段，干燥。

【性状】本品为不规则的段。根呈细圆柱形，外表面淡黄色或灰黄色。茎细长弯曲，黄绿色或淡棕色，节处残留细根或根痕。叶多皱缩或破碎，完整叶片展平后呈圆形或近肾形，掌状5～7浅裂或裂至叶片中部，淡绿色，叶柄扭曲状。可见伞形花序及双悬果。气香，味淡。

【鉴别】本品粉末淡棕绿色。非腺毛呈短角状或长角状锥形，长可达600 μm，由十数个至数十个细胞组成，排成多列，也可见由2～4个细胞组成、排成单列的小非腺毛。上表皮细胞垂周壁弯曲，直径27～58 μm，下表皮细胞壁薄而弯曲，直径14～20 μm，长18～24 μm。气孔不定式、平轴式或直轴式。

【检查】**水分**　不得过13.0%（《中国药典》通则0832第二法）。

总灰分　不得过16.0%（《中国药典》通则2302）。

酸不溶性灰分　不得过4.0%（《中国药典》通则2302）。

【浸出物】照水溶性浸出物测定法（《中国药典》通则2201）项下的热浸法测定，不得少于13.0%。

【性味与归经】微苦、辛，凉。归脾、胆、肾经。

【功能与主治】清热利湿，解毒消肿。用于黄疸，痢疾，水肿，淋症，目翳，喉肿，痈肿疮毒，带状疱疹，跌打损伤。

【用法与用量】9～15 g。外用适量。

【贮藏】置阴凉干燥处。

溪黄草

Xihuangcao

RABDOSIAE HERBA

本品为唇形科植物线纹香茶菜*Rabdosia lophanthoides*（Buch.-Ham. ex D.Don）H. Hara及其变种纤花香茶菜*Rabdosia lophanthoides*（Buch.-Ham. ex D. Don）Hara var. *graciliflora*（Benth）H. Hara或溪黄草*Rabdosia serra*（maxim.）H. Hara的干燥地上部分。夏、秋两季采收，除去杂质，晒干。

【药材收载标准】《广东省中药材标准》（第二册）

DB50/YP182—2023

溪黄草

Xihuangcao

本品为溪黄草的炮制加工品。

【炮制】除去杂质，洗净，切段，干燥。

【性状】**线纹香茶菜**　本品呈不规则的段，茎方柱形，有对生分枝，表面棕褐色，具柔毛及腺点；质脆，断面黄白色或灰白色，髓部有时中空。叶对生，多皱缩破碎，边缘具圆锯齿，上下表面灰绿色被短毛及红褐色腺点；有柄有时可见圆锥花序。叶水浸后以手揉之，有明显棕黄色液汁。气微，味微甘、微苦。

纤花香茶菜　线纹香茶菜的变种之一。叶上表面微粗糙至近无毛，下表面脉上微粗糙，其余部分满布红褐色腺点，宿萼二唇形。

溪黄草　茎呈钝四棱形，具四浅槽，向上密被倒向微柔毛，腺点少见。叶边缘具粗大内弯的锯齿；叶脉上被微柔毛。宿萼非二唇形。叶水浸后以手揉之，无明显黄色液汁。味苦。

【鉴别】本品粉末棕褐色，表皮细胞类长方形、多边形或不规则形，垂周壁平直或呈波状弯曲。薄壁细胞类方形、多边形或不规则形，有的细胞含棕色块状物。导管多见，具螺纹、梯状网纹、梯纹和具缘纹孔导管，有的导管内含棕色块状物。非腺毛1至多个细胞；腺鳞红褐色，头部扁球形；小腺毛类圆形，表面具细密断续条纹。分泌道多已破碎，分泌细胞中含棕色分泌物。

【检查】**水分**　不得过14.0%（《中国药典》通则0832第二法）。

总灰分　不得过10.0%（《中国药典》通则2302）。

酸不溶性灰分　不得过2.0%（《中国药典》通则2302）。

【浸出物】照水溶性浸出物测定法（《中国药典》通则2201）项下的热浸法测定，不得少于12.0%。

【性味与归经】苦，寒。归肝、胆、大肠经。

【功能与主治】清热利湿，凉血散瘀。用于湿热黄疸，腹胀胁痛，湿热泄泻，热毒痢疾，跌打损伤。

【用法与用量】15～30 g。

【贮藏】置干燥处。

蜻蜓

Qingting

DRAGONFLY

本品为蜻科昆虫赤蜻蛉*Crocothemis servilia* Drury、夏赤蜻*Sympetrum darwinianum* Selys及其近似种或蜓科昆虫青蜻蜓*Aesohnophlebia* sp、碧伟蜓*Anax parthenope julius* Brauer的干燥成虫。夏、秋两季捕捉，闷死，干燥。

【药材收载标准】《重庆市中药材标准》（2023年版）

DB50/YP086—2022

蜻蜓

Qingting

本品为蜻蜓的炮制加工品。

【炮制】除去杂质。

【性状】本品为整只或破碎呈不规则的碎块，头部有大型的复眼一对，左右相连，触角短小，口器发达。翅2对，膜质透明，翅脉呈细密的网状，多已脱落破碎。胸部有足3对，多已脱落，具细毛和刺。体细长，有环节。质松脆，易碎。

【鉴别】取本品粉末0.2 g，加70%乙醇5 ml，超声处理15 min，滤过，滤液作为供试品溶液。取丙氨酸对照品，加70%乙醇制成每1 ml含0.5 mg的溶液，作为对照品溶液。照薄层色谱法（《中国药典》通则0502）试验，吸取供试品溶液2 μl，对照品溶液1 μl，分别点于同一硅胶G板上，以正丁醇-冰醋酸-水（3∶1∶1）为展开剂，展开，取出，晾干，喷以2%茚三酮丙酮溶液，在105 ℃加热至斑点显色清晰。供试品色谱中，在与对照品色谱相应的位置上，显相同颜色的斑点。

【检查】**水分**　不得过14.0%（《中国药典》通则0832 第二法）。

【浸出物】照醇溶性浸出物测定法（《中国药典》通则2201）项下的热浸法测定，用乙醇做溶剂，不得少于8.0%。

【性味与归经】微寒、凉。归肾经。

【功能与主治】益肾强阴。用于肾虚阳痿，遗精。

【用法与用量】0.8～1.5 g。

【贮藏】置阴凉干燥处，防蛀，防压。

蜥蜴

Xiyi

EREMIAS

本品为蜥蜴科动物丽斑麻蜥*Eremias argus* Peters或山地麻蜥*Eremias brenchleyi* Günther的干燥全体。夏、秋两季捕捉，置开水中烫死，置通风处阴干、晒干或烘干。

【药材收载标准】《山西省中药材中药饮片标准》（第一册）

DB50/YP183—2023

蜥蜴

Xiyi

本品为蜥蜴的炮制加工品。

【炮制】除去杂质。

【性状】**丽斑麻蜥**　本品呈不规则扁条状。头部近三角形，吻长较眼耳间距短；鼻孔对，周围有鳞2片；额鼻鳞成对；前眶上鳞的长度短于后眶上鳞；眶下鳞不伸入上唇鳞之间；下额鳞四对。背部棕绿色，鳞细小，由前至后共有明显的六排浅色圆形眼斑，呈方格状排列；腹面色浅，无斑，鳞光滑，呈横形排列；后肢每侧有股孔8～12个。四肢发达，各有5趾。尾长，其鳞片排成环状。味微腥。

山地麻蜥　背部黄褐色或灰褐色；体侧各有2列黑缘的浅色眼斑或由此连成的白色纵纹；背上和斑纹之间有被黑色横纹相连的白色圆斑。额鼻鳞1对，略呈三角形，彼此邻接，眶下鳞伸入上唇鳞之间而达口缘。

【鉴别】取本品粉末1 g，加水10 ml，加热至沸，放冷，离心，取上清液作为供试品溶液。另取赖氨酸对照品、亮氨酸对照品、缬氨酸对照品，分别加水制成每1 ml各含1 mg、1 mg和0.5 mg的溶液，作为对照品溶液。照薄层色谱法（《中国药典》通则0502）试验，吸取上述4种溶液各3 μl，分别点于同一硅胶G薄层板上，以正丁醇-冰醋酸-水（4：1：1）为展开剂，展开，取出，晾干，喷以茚三酮试液，在105 ℃加热至斑点显色清晰。供试品色谱中，在与对照品色谱相应的位置上，显相同颜色的斑点。

【检查】**水分**　不得过16.0%（《中国药典》通则0502第二法）。

【浸出物】照醇溶性浸出物测定法（《中国药典》通则2201）项下的热浸法测定，用稀乙醇作溶剂，不得少于12.0%。

【性味与归经】咸，寒，有小毒。归肺、肝经。

【功能与主治】软坚散结，化痰消瘰。用于瘰疬，痰核，咳喘。

【用法与用量】1～3 g。外用适量。

【贮藏】置通风干燥处，防蛀，防霉。

蝉花

Chanhua

CORDYCEPS CICADAE

本品为麦角菌科真菌大蝉草*Cordyceps cicadae* Shing的无性型蝉拟青霉*Paecilomyces cicadae*（Miquel）Samson寄生于山蝉*Cicada flammata* Dist. 幼虫上的真菌孢梗束或子座和幼虫尸体的干燥复合体。6—8月采挖，除去泥土，干燥。

【药材收载标准】《重庆市中药材标准》（2023年版）

DB50/YP114—2023

蝉花

Chanhua

本品为蝉花的炮制加工品。

【炮制】除去杂质。

【性状】本品由虫体与从虫头部长出的真菌孢梗束或子座相连而成。虫体呈长椭圆形，微弯曲，长3～4 cm，直径1～1.5cm；表面灰褐色至棕黄色，大部分被灰白色菌丝包被，头部隐约可见眼及口器，胸腹间两侧具有一对翅芽，下侧有2对足，腹部呈圆锥形，背面有环节，尾短尖。数枚灰褐色或灰白色孢梗束从虫体前端生出，分枝或不分枝，长1～6 cm，结实部长椭圆形、椭圆形或纺锤形，长5～8 mm，直径2～3 mm，白色粉状，柄部直径1～2 mm，褐色或黑褐色；或子座单个或数枚成束地从虫体前端生出，长条形，常卷曲，扭曲，长2～6 cm，中空，其柄部深肉桂色，直径1.5～4 mm，有时具有不孕的小分枝，头部呈棒状，长7～28 mm，直径2～7 mm，灰褐色或灰白色。质脆，易折断，虫体内充满白色或类白色松软物质。气微腥，味淡。

【鉴别】（1）本品粉末黄褐色。刚毛红棕色或黄棕色，胞腔内含深棕色物质，偶见角状，短粗，壁较厚，胞腔较大的刚毛。体壁碎片较多，淡黄色或黄棕色，表面密布乳头状突起。菌丝无色或浅黄色，细长分支状。有的聚集形成菌丝团。

（2）取本品粉末1 g，加50%乙醇溶液20 ml，超声处理40 min，滤过，滤液蒸干，残渣加70%乙醇溶液2 ml使溶解，取上清液作为供试品溶液。另取腺苷对照品，加70%乙醇溶液制成每1 ml含1 mg的溶液，作为对照品溶液。照薄层色谱法（《中国药典》通则0502）试验，吸取上述对照品溶液5 μl和供试品溶液10 μl，分别点于同一硅胶GF$_{254}$薄层板上，以三氯甲烷-乙酸乙酯-异丙醇-水（8∶2∶6∶0.5）为展开剂，展开，取出，晾干，置紫外光灯（254 nm）下检视。供试品色谱中，在与对照品色谱相应的位置上，显相同颜色的斑点。

【检查】水分　不得过13.0%（《中国药典》通则0832第二法）。

总灰分　不得过15.0%（《中国药典》通则2302）。

【浸出物】照水溶性浸出物测定法（《中国药典》通则2201）项下的热浸法测定，不得少于20.0%。

【性味与归经】咸、甘，寒。归肝、心经。

【功能与主治】疏散风热，透疹，熄风止痉，明目退翳。用于外感风寒，发热头昏，咽痛；麻疹初期，疹出不畅；小儿惊风，夜啼；目赤肿痛，翳膜遮睛。

【用法与用量】3～9 g。

【贮藏】置通风干燥处，防潮，防蛀。

赛谷精草

Saigujingcao

ERIOCAULI HERBA

本品为谷精草科植物谷精草*Eriocaulon buergerianum* Körn. 或白药谷精草*Eriocaulon sieboldianum* Sieb. et Zucc. 的干燥全草。秋季开花时采收，除去杂质，干燥。

【药材收载标准】《四川省中药材标准》（2010年版）

DB50/YP087—2022

赛谷精草

Saigujingcao

本品为赛谷精草的炮制加工品。

【炮制】除去杂质，稍润，切段，干燥。

【性状】本品为不规则的段。有时可见不完整须根。完整的叶长披针状条形，宽3～6 mm；或狭条形，宽1～2 mm。花葶纤细，有数条扭曲的棱线。头状花序顶生，近半球形，直径4～6 mm，底部有苞片层层紧密排列，上部边缘密生白色短毛；或卵圆形，直径2～4 mm，灰黄色或灰褐色。破碎花序可见多数黑色或黄白色花药及细小黄绿色未成熟果实。质柔软，气微，味淡。

【鉴别】本品粉末黄绿色。叶表皮细胞类长方形，排列紧密，含颗粒状的硅质体，气孔平轴式，较密，下沉。导管螺纹、网纹。腺毛头部长椭圆形，1～4个细胞，顶端细胞较长；柄单细胞。非腺毛甚长，多数弯曲，2～4个细胞。花茎表皮细胞表面观长条形，表面观有纵直角质纹理。果皮细胞表面观类多角形，垂周壁串珠状增厚。花粉粒类圆形。

【检查】**水分**　不得过10.0%（《中国药典》通则0832 第二法）。

总灰分　不得过16.5%（《中国药典》通则2302）。

酸不溶性灰分　不得过10.0%（《中国药典》通则2302）。

【浸出物】照醇溶性浸出物测定法（《中国药典》通则2201）项下的热浸法测定，用乙醇作溶剂，不得少于3.0%。

【性味与归经】辛、甘，平。归肝、肺经。

【功能与主治】疏风散热，明目退翳。用于风热目赤，肿痛畏光，眼生翳膜，风热头痛。

【用法与用量】5～10 g。

【贮藏】置通风干燥处。

熊胆粉

Xiongdanfen

PULVIS FELLIS URSI

本品为熊科动物黑熊*Sellenarctos thibetanus* Cuvier 经胆囊手术引流胆汁而得的干燥品。

【药材收载标准】《国家药品标准新药转正标准》（第11册）

DB50/YP188—2023

熊胆粉

Xiongdanfen

本品为熊胆粉的炮制加工品。

【炮制】除去杂质。

【性状】本品为不规则碎片、颗粒和粉末，黄色至深棕色，有的呈深绿色或淡红色，半透明，有玻璃样光泽，质脆，易吸潮，气清香微腥，味极苦微回甜，有清凉感。

【鉴别】取本品粉末0.1 g，加10%氢氧化钠溶液5 ml，超声使溶解，120 ℃加热水解2 h，放冷，滴加盐酸调节pH值至2~3，用乙酸乙酯提取2次，每次10 ml，合并提取液，蒸干，残渣加乙醇5 ml使溶解，作为供试品溶液。另取猪去氧胆酸、熊去氧胆酸、鹅去氧胆酸、胆酸对照品，分别加乙醇制成每1 ml含0.5 mg的溶液，作为对照品溶液。照薄层色谱法（《中国药典》通则0502）试验，吸取上述五种溶液各5~10 µl，分别点于同一硅胶G薄层板上，以新配制的异辛烷-乙醚-冰醋酸-正丁醇-水（10∶5∶5∶3∶1）的上层溶液为展开剂，展开，取出，晾干，喷以10%硫酸乙醇溶液，在105 ℃加热至斑点显色清晰，在紫外光灯（365 nm）下检视。供试品色谱中，在与熊去氧胆酸、鹅去氧胆酸、胆酸对照品色谱相应的位置上，显相同颜色的荧光斑点。

【检查】**猪胆**　取［鉴别］项下薄层板观察。供试品色谱中，在与猪去氧胆酸对照品色谱相应的位置上，不得显相同颜色的荧光斑点。

猪、牛、羊胆　取［含量测定］项下的供试品溶液作为供试品溶液。取猪胆粉对照药材、牛胆粉对照药材、羊胆粉对照药材适量，分别加乙醇制成每1 ml含5 mg的对照药材溶液。照薄层色谱法（《中国药典》通则0502）试验，吸取上述4种溶液各5~10 µl，分别点于同一硅胶G薄层板上，以异戊醇-冰醋酸-水（18∶5∶3）为展开剂，展开，取出，晾干，喷以10%硫酸乙醇溶液，在105 ℃加热至斑点显色清晰，在紫外光灯（365 nm）下检视。供试品色谱中，分别不得显与猪胆粉、牛胆粉、羊胆粉对照药材完全相一致的荧光斑点。

糖　取本品约10 mg，加水2 ml使溶解，滴加α-萘酚乙醇溶液（1→50）数滴，摇匀，置60 ℃水浴中加热5 min，沿管壁缓缓加入硫酸约0.5 ml，两液接界面不得显紫红色环。

341

异型有机物　取本品约10 mg，加水2 ml使溶解，离心或滤取不溶物，置显微镜下观察，不得有植物组织、动物组织或淀粉等。

水分　取迅速研细的本品约0.3 g，精密称定，照水分测定法（《中国药典》通则0832第三法）测定，不得过9.0%。

微生物限度　照非无菌产品微生物限度检查：微生物计数法（《中国药典》通则1105）和控制菌检查法（《中国药典》通则1106）及非无菌药品微生物限度标准（《中国药典》通则1107）检查，需氧菌总数不得过10^5 cfu/g；霉菌和酵母菌总数不得过10^3 cfu/g；耐胆盐革兰阴性菌应小于10^4 cfu（1 g）；不得检出大肠埃希菌（1 g）；不得检出沙门菌（10 g）；不得检出金黄色葡萄球菌（1 g）；不得检出铜绿假单胞菌（1 g）。

【含量测定】照高效液相色谱法（《中国药典》通则0512）测定。

色谱条件与系统试验　以十八烷基硅烷键合硅胶为填充剂；以溶液（称取磷酸二氢钠4.68 g和庚烷磺酸钠2.0 g溶于400 ml水中，再加入600 ml甲醇，摇匀即可）为流动相A，甲醇为流动相B；检测波长为210 nm。理论板数以牛磺熊去氧胆酸计算应不低于4 000。

时间/min	流动相A/%	流动相B/%
0	97	3
10	94	6
23	90	10
30	90	10

对照品溶液的制备　取牛磺熊去氧胆酸照品适量，精密称定，加甲醇制成每1 ml含1 mg的溶液，即得。

供试品溶液的制备　取本品粉末（过三号筛）约50 mg，精密称定，置10 ml量瓶中，加甲醇适量，超声处理（功率250 W，频率40 kHz）使溶解，取出，放冷，加甲醇稀释至刻度，摇匀，滤过，取续滤液，即得。

测定法　分别精密吸取对照品溶液与供试品溶液各10 μl，注入液相色谱仪，测定，即得。

本品按干燥品计算，含牛磺熊去氧胆酸（$C_{26}H_{45}NO_6S$）不得少于23.0%。

【性味与归经】苦，寒。归肝、胆、心经。

【功能与主治】清热，平肝，明目。用于惊风抽搐，外治目赤肿痛，咽喉肿痛。

【用法与用量】0.3～1 g。外用适量。

【贮藏】密封，避光，置阴凉干燥处。

蕨麻

Juema

POTENTILLAE RADIX

本品为藏族习用药材。为蔷薇科委陵菜属植物蕨麻 *Potentilla anserina* L.的块根。春初秋末采挖，除去须根及泥沙，晒干。

【药材收载标准】《四川省中药材标准》（2010年版）

DB50/YP055—2023

蕨麻

Juema

本品为蕨麻的炮制加工品。

【炮制】除去杂质，洗净，润透，切厚片，干燥。

【性状】本品呈不规则厚片或不规则的小块。表面黄褐色至红棕色，具细纵皱纹及黑褐色点状皮孔。质硬脆，切面黄白色，粉性，略显角质样，可见棕黄色同心环纹，气微，味微甘。

【鉴别】（1）本品粉末灰白色。淀粉粒众多，多为单粒，卵圆形或类圆形，直径 10～25 μm，脐点裂缝状、叉状或点状；复粒少，多由2～4分粒组成。导管直径15～40 μm，多为环纹、螺纹，木化。木栓细胞淡黄色或黄棕色，类方形或长方形。纤维偶见，单个散在，呈长梭形，直径10～20 μm，壁厚，孔沟密集，木化。草酸钙晶体稀少，类方形或三角形，直径15～50 μm。

（2）取本品粉末5 g，加无水乙醇50 ml，加热回流1 h，滤过，滤液蒸干，残渣加20 ml使溶解，加乙酸乙酯振摇提取2次，每次20 ml，合并乙酸乙酯液，蒸干，残渣加甲醇1 ml使溶解，作为供试品溶液。另取熊果酸对照品，加甲醇制成每1 ml含0.1 mg的溶液，作为对照品溶液。照薄层色谱法（《中国药典》通则0502）试验，吸取上述2种溶液各10 μl，分别点于同一硅胶G薄层板上，以环己烷-三氯甲烷-乙酸乙酯-甲酸（20：5：4：0.2）为展开剂，展开，取出，晾干，喷以10%硫酸乙醇溶液，在105 ℃加热至斑点显色清晰。供试品色谱中，在与对照品色谱相应的位置上，显相同的紫红色斑点；置紫外光灯（365 nm）下检视，显相同颜色荧光斑点。

【检查】水分　不得过13.0%（《中国药典》通则0832第二法）。

总灰分　不得过4.0%（《中国药典》通则2302）。

酸不溶性灰分　不得过1.0%（《中国药典》通则2302）。

【浸出物】照水溶性浸出物测定法（《中国药典》通则2201）项下的热浸法规定，不得少于30.0%

【性味与归经】甘，平。归肝，脾经。

【功能与主治】健脾益胃，生津止渴，益气补血。用于脾虚腹泻，津伤口渴，气血亏虚。

【用法与用量】15～30 g。

【贮藏】置阴凉干燥处。

澄茄子

Chengqiezi

LITSEAE FRUCTUS

本品为樟科植物毛叶木姜子*Litsea mollis* Hemsl.或杨叶木姜子*Litsea populifolia*（Hemsl.）Gamble.的干燥成熟果实。秋季果实成熟时采收，除去杂质及果柄，阴干。

【药材收载标准】《重庆市中药材标准》（2023年版）

DB50/YP017—2023

澄茄子

Chengqiezi

本品为澄茄子的炮制加工品。

【炮制】除去杂质。

【性状】本品呈类球形。外表面黑褐色或棕褐色，有网状皱纹，先端钝圆，基部可见果柄脱落的圆形瘢痕，少数残留宿萼及折断的果柄。除去外果皮，可见硬脆的果核，表面暗棕褐色，有光泽，外1隆起纵环纹，质坚脆，破开后，内含种子1粒，胚具子叶2片，黄色，富油性。气芳香，味辛辣，微苦而麻。

【鉴别】（1）本品粉末黄棕色或棕褐色。外果皮细胞表面观多角形，壁薄，淡黄棕色，直径20～30 μm；侧面观类圆形或矩圆形，外被角质层。果皮石细胞成群或单个散在，多角形或类长方形，壁厚，胞腔小，纹孔及孔沟明显。果皮梭形石细胞黄色，侧面观栅状镶嵌排列，胞腔狭细，多含方晶；顶面观多角形，壁呈深波状弯曲。种皮细胞直径8～22 μm，具玻璃样纹理，壁连珠状增厚。油细胞类圆形，多含黄棕色或橙红色油滴。草酸钙方晶多见。

（2）取［含量测定］项下挥发油0.2 ml，加乙酸乙酯稀释至1 ml，作为供试品溶液。另取柠檬醛对照品适量，加乙酸乙酯制成每1 ml含10 μl的溶液，作为对照品溶液。照薄层色谱法（《中国药典》通则0502）试验，吸取上述2种溶液各1～3 μl，分别点于同一硅胶G薄层板上，以石油醚（60～90 ℃）-乙醚（5∶2）为展开剂，展开，取出，晾干，喷以10%硫酸乙醇溶液，在105 ℃加热至斑点显色清晰。供试品色谱中，在与对照品色谱相应的位置上，显相同颜色斑点。

【检查】**水分**　不得过15.0%（《中国药典》通则0832 第四法）。

总灰分　不得过10.0%（《中国药典》通则2302）。

【浸出物】照水溶性浸出物测定法（《中国药典》通则2201）项下的热浸法测定，不得少于10.0%。

【含量测定】照挥发油测定法（《中国药典》通则2204）测定，不得少于1.0%（ml/g）。

【性味与归经】辛、苦，温。归脾、胃、肾经。

【功能与主治】温中行气，止痛消食，祛风散寒。用于胃寒腹痛，暑湿吐泻，食滞饱胀，痛经，疝痛，疟疾，疮疡肿痛，咳喘，水肿，小便不利，寒湿痹痛。

【用法与用量】3～10 g。

【注意】热证忌用。

【贮藏】置阴凉干燥处。

燕窝

Yanwo

COLLOCALIAE NIDUS

本品为雨燕科动物金丝燕*Collocalia esculenta* L.及多种同属燕类分泌出的唾液与其绒羽混合凝结于悬崖上所筑成的巢窝。4、8、12月间采集，除去羽毛及杂质，干燥。

【药材收载标准】《湖北省中药材质量标准》（2018年版）

DB50/YP190—2023

燕窝

Yanwo

本品为燕窝的炮制加工品。

【炮制】除去杂质。

【性状】本品呈半月形或大小不一的碎块，完整者长6～10 cm，宽3～5 cm。类白色、黄白色，内侧凹陷成窝。附着于岩石的一面较平，外面微隆起，附着面黏液凝成层排列较整齐，较隆起面细致。窝内部粗糙，呈丝瓜络样。质硬而脆，断面角质。气微。

【鉴别】（1）本品粉末类白色、黄白色。呈类长方形、三角形或不规则形片状，无色半透明或淡黄棕色，边缘平整，具光泽。表面及断面具纤密的纹理，多平直或略弯曲，少见棱形纹理，有的呈放射状或弧状；有些团块隐约可见交叉的横向纹理，偶见不具纹理的小块片。

（2）本品在紫外光灯（365 mm）下观察，显蓝绿色荧光。

（3）取本品粉末0.1 g，加稀盐酸适量，煮沸5 min，即显棕褐色或棕黑色。

【检查】**干燥失重**　取本品1 g，精密称定，在105 ℃干燥6 h，减失重量不得过20.0%（《中国药典》通则0831）。

【性味与归经】甘、平。归肺、胃、肾经。

【功能与主治】养阴润燥，益气补中。用于虚损，痨瘵，咳嗽痰喘，咯血，吐血，久痢，久疟，噎膈反胃。

【用法与用量】3～9 g。另炖服。

【贮藏】密闭，置阴凉干燥处，防潮，防蛀。

橘络

Juluo

RETINERVUS FRUCTUS CITRI RETICULATAE

本品为芸香科植物橘*Citrus reticulata* Blanco及其栽培变种成熟果实的中果皮与内果皮之间的干燥筋络（维管束群）。

【药材收载标准】《卫生部药品标准》（中药材第一册）

DB50/YP141—2023

橘络

Juluo

本品为橘络的炮制加工品。

【炮制】除去杂质。

【性状】本品为松散的网络状或乱丝团状，黄白色或淡棕黄色，体轻、疏松，干燥后易断，香气浓，味微苦。

【性味与归经】甘、苦，平。归肝、脾经。

【功能与主治】化痰，通络。用于痰热咳嗽，胸胁痛，咯血。

【用法与用量】3~9 g。

【贮藏】置阴凉干燥处，防潮。

壁虎

Bihu

GEKKO

本品为壁虎科动物无蹼壁虎*Gekko swinhonis* Günther、多疣壁虎*G. japonicum* Duméril et Bibron或壁虎*G. chinensis* Gray的干燥全体。夏、秋两季捕捉，捕后处死，晒干或烘干。

【药材收载标准】《湖南省中药材质量标准》（2009年版）

DB50/YP014—2022

壁虎

Bihu

本品为壁虎的炮制加工品。

【炮制】除去杂质。

【性状】本品为扁平条状。头椭圆形而扁，背面灰棕色至黑褐色，被以细鳞；胸腹面黄白色，被较大的鳞；脊椎骨隆起，肋骨斜向排列整齐。尾几与体等长，尾基部宽厚，有深色横纹，多残缺。气腥，味微咸。

【性味与归经】咸，寒。小毒。归肝经。

【功能与主治】祛风定惊，散结解毒。用于中风瘫痪，历节风痛，风痰惊痫，瘰疬恶疮。

【用法与用量】3~6g，焙研入丸散。外用研末调敷。

【贮藏】置干燥处，防霉，防蛀。

壁钱

Biqian

UROCTEA

本品为壁钱科动物壁钱*Uroctea compactilis* Koch 的干燥卵囊。全年均可采，将附着在墙壁或屋檐上的壁钱卵囊揭下，用沸水烫死，干燥。

【药材收载标准】《北京市中药材标准》（1998年版）

DB50/YP010—2023

壁钱

Biqian

本品为壁钱的炮制加工品。

【炮制】除去杂质、灰屑。

【性状】本品呈扁圆形薄片状。大小不一，直径1.5～3 cm。外表面灰白色或黄白色，似丝棉而细软，微浮有灰尘，呈凸形。内表面白色，有丝样光泽。质轻软，无臭，无味。

【性味与归经】咸、苦，寒。归肝、肾经。

【功能与主治】清热解毒，止血。用于喉咙肿痛，扁桃体炎，口腔、牙龈溃疡，鼻衄，金疮出血。

【用法与用量】1～3个。外用适量。

【贮藏】置阴凉干燥处。

薰衣草

Xunyicao

LAVANDULAE HERBA

本品为唇形科植物狭叶薰衣草 *Lavandula angustifolia* Mill. 的干燥地上部分。夏季采摘，阴干。

【药材收载标准】《卫生部药品标准》（维吾尔药分册）

DB50/YP097—2023

薰衣草

Xunyicao

本品为薰衣草的炮制加工品。

【炮制】除去杂质，淋润，切段，干燥。

【性状】本品茎方形，密被白色茸毛，折断面淡黄白色或灰白色，有时可见中央有细小的空腔。叶多线状或线状披针形，灰绿色，具绒毛，边缘多内卷。轮伞花序生于枝的上部，花萼二唇形，筒状，长约5 mm，具5齿，其中1齿特肥大；花二唇形，蓝色，长6～10 mm。气芳香，味辛凉。

【鉴别】叶的横切面：上、下表皮细胞各1列，排列整齐，椭圆形或长方形，切向延长，壁显著增厚，外壁角质化，上表皮细胞较下表皮细胞大，上下表皮均生有较多的分枝状毛、腺鳞及少数腺毛。维管束外韧式，在表皮与维管束之间有3～5列厚角组织细胞。栅栏组织细胞2～3列。海绵组织细胞多角形、有油滴及粒状物。

【检查】**水分**　不得过9.0%（《中国药典》通则0832第二法）。

总灰分　不得过11.0%（《中国药典》通则2302）。

酸不溶性灰分　不得过2.0%（《中国药典》通则2302）。

【性味与归经】辛、甘、平。归肺、胃经。

【功能与主治】清热解毒，散风止痒。主治头痛，头晕，口舌生疮，咽喉红肿，水火烫伤，风疹，疥癣。

【用法与用量】3～9 g。

【贮藏】置阴凉干燥处。

藤梨根

Tengligen

ACTINIDIAE CHINENSIS RADIX

本品为猕猴桃科植物中华猕猴桃 *Actinidia chinensis* Planch. 的干燥根。春、秋两季采挖，洗净，或切成块、片，晒干。

【药材收载标准】《中国药典》（1977年版一部）

DB50/YP095—2022

藤梨根

Tengligen

本品为藤梨根的炮制加工品。

【炮制】除去杂质；或除去杂质，劈成小块。

【性状】本品为不规则的块片。外皮棕褐色或灰棕色，具纵沟及横裂纹。切面皮部棕褐色，有白色结晶状物，木部淡棕色，有多数小孔。质坚硬。气微，味淡、微涩。

【鉴别】本品粉末淡棕色。草酸钙针晶甚多，成束或散在，长43～208 μm，直径2～4 μm。淀粉粒单粒类圆形，脐点点状或裂缝状，直径3～16 μm；复粒由2～4粒组成。石细胞类方形、类圆形或梭形，直径28～96 μm。具缘纹孔及网纹导管直径20～804 μm。木栓细胞多角形，棕黄色。

【检查】**总灰分**　不得过6.0%（《中国药典》通则2302）。

酸不溶性灰分　不得过1.0%（《中国药典》通则2302）。

【性味与归经】苦、涩，凉。归肾、胃经。

【功能与主治】清解热毒，活血散结，祛风利湿。用于风湿性关节炎，淋巴结结核，跌扑损伤，痈疖。

【用法与用量】30～60 g。

【贮藏】置干燥处，防蛀。

覆盆子

Fupenzi

RUBI FRUCTUS

本品为蔷薇科植物华东覆盆子*Rubus chingii* Hu的干燥果实。夏初果实由绿变绿黄时采收，除去梗、叶，置沸水中略烫或略蒸，取出，干燥。

【药材收载标准】《中国药典》（2020年版一部）

DB50/YP040—2022

盐覆盆子

Yanfupenzi

本品为覆盆子的炮制加工品。

【炮制】取净覆盆子，用盐水拌匀、润透，待吸尽盐水后，照蒸法（《中国药典》通则0213）蒸至透心，干燥。

每100 kg覆盆子，用食盐2 kg。

【性状】本品为聚合果，由多数小核果聚合而成，呈圆锥形或扁圆锥形，高0.6～1.3 cm，直径0.5～1.2 cm。表面黄绿色或淡棕色至棕色，顶端钝圆，基部中心凹入。气微，味咸微涩。

【鉴别】（1）本品粉末棕黄色。非腺毛单细胞，长60～450 μm，直径12～20 μm，壁甚厚，木化，大多数具双螺纹，有的体部易脱落，足部残留而埋于表皮层，表面观圆多角形或长圆形，直径约至23 μm，胞腔分枝，似石细胞状。草酸钙簇晶较多见，直径18～50 μm。果皮纤维黄色，上下层纵横或斜向交错排列。

（2）取本品粉末（过四号筛）约1 g，置具塞锥形瓶中，加入70%甲醇50 ml，加热回流提取1 h，放冷，滤过，取滤液25 ml，蒸干，残渣加水20 ml使溶解，用石油醚（30～60 ℃）振摇提取3次，每次20 ml，弃去石油醚液，再用水饱和正丁醇振摇提取3次，每次20 ml，合并正丁醇液，蒸干，残渣加甲醇5 ml使溶解，作为供试品溶液。取椴树苷对照品，加甲醇制成每1 ml含0.1 mg的溶液，作为对照品溶液。照薄层色谱法（《中国药典》通则0502）试验，吸取供试品溶液5 μl与对照品溶液2 μl，分别点于同一硅胶G薄层板上，以乙酸乙酯-甲醇-水-甲酸（90∶4∶4∶0.5）为展开剂，展开，取出，晾干，喷以三氯化铝试液，在105 ℃加热5 min，置紫外光灯（365 nm）下检视。供试品色谱中，在与对照品色谱相应的位置上，显相同颜色的荧光斑点。

【检查】**水分** 不得过13.0%（《中国药典》通则0832第二法）。

【性味与归经】甘、酸、咸，温。归肝、肾、膀胱经。

【功能与主治】益肾固精缩尿，养肝明目。用于遗精滑精，遗尿尿频，阳痿早泄，目暗昏花。

【用法与用量】6～12 g。

【贮藏】置干燥处。

藿香

Huoxiang

AGASTACHIS HERBA

本品为唇形科植物藿香 *Agastache rugosa*（Fisch.et Mey.）O.Ktze.的干燥地上部分。夏、秋两季枝叶茂盛或花初开时采割，阴干，或趁鲜切段阴干。

【药材收载标准】《中国药典》（1977年版一部）

DB50/YP055—2022

藿香

Huoxiang

本品为藿香的炮制加工品。

【炮制】除去杂质；未切段者，淋润，切段，干燥。

【性状】本品呈段状。茎呈方柱形。表面绿色、黄绿色或灰褐色，被柔毛，髓部白色；中空。叶片较薄，多皱缩，破碎，完整者展平后呈卵形或长卵形，上下表面深绿色、黄棕色或灰褐色，先端尖或短渐尖，基部圆形或心形，边缘有钝锯齿。可见少数穗状轮伞花序。气香而特异，味淡，微凉。

【鉴别】本品叶的表面观：表皮细胞垂周壁波状弯曲；气孔及毛茸较多，气孔直轴式。非腺毛1～4细胞，表面有疣状突起。腺鳞头部8细胞，罕为4细胞，直径60～90 μm，柄单细胞，棕色；小腺毛头部1～2细胞，柄单细胞。

茎的横切面：表皮细胞外被角质层，并有腺毛及非腺毛。下皮厚角组织位于棱角处。皮层狭窄。中柱鞘纤维束断续排列成环，壁木化。韧皮部窄。形成层环不明显。木质部在棱角处较发达，均木化；射线宽窄不一。髓部薄壁细胞纹孔明显，有时可见细小草酸钙柱晶。

【检查】水分　不得过13.0%（《中国药典》通则0832第四法）。

【性味与归经】辛，微温。归脾、胃、肺经。

【功能与主治】祛暑解表，化湿和胃。用于暑湿感冒，胸闷，腹痛吐泻。

【用法与用量】6～12 g。

【贮藏】置阴凉干燥处，防潮。

DB50/YP056—2022

藿香叶

Huoxiangye

本品为藿香的炮制加工品。

【炮制】取净藿香，除去茎及杂质。

【性状】本品多皱缩、破碎。完整者有柄，展平后呈卵形或长卵形，上下表面深绿色、黄棕色或灰褐色，先端尖或短渐尖，基部圆形或心形，边缘有钝锯齿，质脆。可见少数穗状轮伞花序。气香而特异，味淡，微凉。

【鉴别】本品叶的表面观：表皮细胞垂周壁波状弯曲；气孔及毛茸较多。气孔直轴式。非腺毛1～4细胞，表面有疣状突起。腺鳞头部8细胞，罕为4细胞，直径60～90 μm，柄单细胞，棕色；小腺毛头部1～2细胞，柄单细胞。

【检查】**水分** 不得过13.0%（《中国药典》通则0832第四法）。

【性味与归经】辛，微温。归脾、胃、肺经。

【功能与主治】祛暑解表，化湿和胃。用于暑湿感冒，胸闷，腹痛吐泻。

【用法与用量】6～12 g。

【贮藏】置阴凉干燥处，防潮。

糯稻根

Nuodaogen

ORYZAE GLUTINOSAE RADIX

本品为禾本科植物糯稻*Oryza sativa* L.var. *glutinosa* Matsum.的干燥根及茎基。秋季采挖，洗净，干燥。

【药材收载标准】《中国药典》（1977年版）

DB50/YP071—2023

糯稻根

Nuodaogen

本品为糯稻根的炮制加工品。

【炮制】除去杂质，洗净，干燥；或洗净，切段，干燥。

【性状】本品常集结成疏松的团状或为不规则的段。茎基圆柱形，中空，外包数层黄白色的叶鞘；下端簇生多数须根，须根细长而弯曲，表面黄白色至黄棕色，略具纵皱纹。体轻，质软。气微，味淡。

【鉴别】取本品粉末0.1 g，加70%乙醇2 ml，温浸30 min，滤过，滤液作为供试品溶液。另取果糖对照品，加50%乙醇制成每1 ml含1 mg的溶液，作为对照品溶液。照薄层色谱法（《中国药典》通则0502）试验，吸取上述2种溶液各5 μl，分别点于同一硅胶G薄层板上，以乙酸乙酯-甲醇-乙酸-水（12∶3∶3∶2）为展开剂，展开，取出，晾干，喷以α-萘酚试液，热风吹至斑点显色清晰。供试品色谱中，在与对照品色谱相应的位置上，显相同颜色的斑点。

【检查】水分　不得过12.0%（《中国药典》通则0832第二法）。

总灰分　不得过15.0%（《中国药典》通则2302）。

酸不溶性灰分　不得过6.0%（《中国药典》通则2302）。

【性味与归经】甘，平。归心、肝经。

【功能与主治】止汗。用于自汗，盗汗。

【用法与用量】30～60 g。

【贮藏】置通风干燥处。

附 录

[附录1]

炮制通则

中药炮制是按照中医药理论，根据临床用药需求和药材自身性质，所采取的一项独特的制药技术。

药材凡经净制、切制或炮炙等处理后，均称为"饮片"；药材必须净制后方可进行切制或炮炙等处理。

中药加工炮制所用原药材，应按药材对应的质量标准检验合格。

中药加工炮制所用的水，除特别规定外，应符合饮用水标准要求。

中药加工炮制，除另有规定外，应符合下列有关要求。

一、净制　即净选加工。可根据具体情况，分别使用挑选、筛选、风选、水选、剪、切、刮、削、剔除、酶法、剥离、挤压、刷、擦、火燎、烫、撞、碾串等方法，以达到净度要求。

挑选　除去非药用部位、杂质、虫蛀及霉变品，或将药材大小、粗细分开，便于加工处理。

筛选　选用不同孔径的药筛，筛除砂土、灰屑等杂质。

风选　利用药材和杂质的比重不同，用风选设备去除杂质。

水选　用水洗去附在药材表面的泥沙等杂质。

剪、切　剪或切去药材残留的非药用部分，或分离不同的药用部位。

刮、削　刮或削去药材表面的粗皮、附生杂物等。

剔除　剔去非药用部位。

酶法　在适宜条件下，利用蛋白酶等酶制剂酶解除去动物类药材的残肉筋膜等附着物。

剥离　剥去果实类药材的外壳等非药用部位。

挤压　挤压除去果实类药材的果核等。

刷、擦　刷或擦去药材表面的绒毛或异物。

挖　挖除果实类药材中的内瓤、毛核等。

火燎、烫　用火燎或烫，去除药材表面残留的茸毛等。

撞　撞去药材非药用部位。

碾串　去除药材外表附着的毛须、钩刺、果皮等非药用部位。

二、切制　切制时，除鲜切、干切外，均须进行软化处理。软化处理应按药材的大小、粗细、质地等分别处理。分别规定温度、水量、时间等条件，应少泡多润，防止有效成分流失。切后应及时干燥，以保证质量。

1. 软化　包含喷淋、洗、浸泡、润、漂、煮、蒸等方法。也可使用回转式减压浸润罐、气相置换润药箱等软化设备。

356

喷淋　有些全草类药材不宜用水浸泡，干切又易破碎，根据其质地，适量喷淋清水，稍润使柔软。

洗　用适量水洗去药材表面的杂质；洗药时间依据药材性质而定，对吸水性强或芳香性药材应迅速洗净，以免有效成分流失，称为抢水洗。

浸泡　用水或辅料浸泡至该品种规定的时间或程度时，取出，以"少泡多润""药透水尽"为基本原则，防止有效成分流失。

润　将浸湿的药材，堆放洁净处或置其他容器内，上盖布等遮盖物，使水分缓缓渗入，闷润至软硬适宜程度。在闷润中要勤翻动，勤检查，以免发霉、发热变质。

漂　用水漂去毒性成分、盐分或腥臭异味。

煮　加水煮透，至切开内无白心或规定的程度。

蒸　将药材湿润后，置蒸制设备内，加热蒸使之软化。

2. 切制　包括：切制、镑、刨、敲、轧等。

切制　选用药刀或机械将药材切成片、段、块等。

镑、刨　用镑片机或刨刀等设备镑或刨成极薄片。

敲、轧　坚硬不宜切片的药材可采用敲或轧等方法，制成规定小块。

切制品有片、段、块、丝等。其饮片规格厚度通常为：

片　极薄片0.5 mm以下，薄片1～2 mm，厚片2～4 mm；

段　短段5～10 mm，长段10～15 mm；

块　8～12 mm的方块；

丝　细丝2～3 mm，宽丝5～10 mm。

其他不宜切制者，一般应捣碎或碾碎使用。

3. 干燥　干燥包括烘干、晒干、阴干等，一般饮片干燥温度不超过80 ℃，含芳香挥发性和热敏性成分的饮片应低温干燥。应根据饮片的性质选择适宜的干燥方式，保持饮片的形、色、气、味。

三、炮炙　除另有规定外，常用的炮炙方法和要求如下：

1. 炒　炒制分单炒（清炒）和加固体辅料炒。待炮炙品应为干燥品，且大小分档；炒制时火力应均匀，并不断翻动。应掌握加热温度、炒制时间及程度要求。

单炒（清炒）　包含炒黄和炒焦。

炒黄　取待炮炙品，置预热的炒制设备内，用文火炒至膨胀鼓起，或表面淡黄色或颜色加深，或逸出其固有气味等规定程度时，取出，放凉。

炒焦　取待炮炙品，置预热的炒制设备内，用中（武）火炒至表面焦黄色至焦褐色，断面黄色至焦黄色，具焦香气味时，取出，放凉。炒焦时易燃者，可喷淋清水少许，再炒干。

加固体辅料炒　包含麸炒、米炒、土炒、砂炒（烫）、蛤粉炒（烫）、滑石粉炒（烫）、盐炒等方法。炮制有毒饮片的辅料应妥善处置。

麸炒　取麸皮，置预热的炒制设备内，加热至冒烟时，投入待炮炙品；或先将炒制设备加热，至撒入麸皮即刻烟起时加入麸皮，随即投入待炮炙品，迅速翻动，用中火炒至表面呈黄色或深黄色时，取出，筛去麸皮，放凉。除另有规定外，每100 kg待炮炙品，用麸皮10～20 kg。

蜜麸炒　用蜜麸皮炒制（蜜麸皮制法 取炼蜜置锅内，加适量水稀释后，将麸皮倒入，趁热拌匀，搓散，用文火炒至不黏手，过筛。每100 kg麸皮，用炼蜜20～60 kg。），方法同麸炒。每100 kg待炮炙品，用蜜麸皮10～20 kg。

米炒　将米用清水浸湿后，在适宜设备内均匀平铺一层，用文火加热，待米黏在锅底，加入待炮炙品，轻轻翻动，炒至规定程度时，取出，筛去米，放凉。或将米置炒制设备内，用中火炒黄，投入待炮炙品，拌炒至规定的程度，取出，筛去米，放凉。除另有规定外，每100 kg待炮制品，用米10～20 kg。

土炒　取赤石脂粉、伏龙肝粉或黄土粉，置锅内炒至能随铲翻动时，加入待炮炙品迅速翻动，炒至表

357

面显土色并透出药材香气时，取出，筛去赤石脂粉、伏龙肝粉或黄土粉，摊凉。

除另有规定外，每100 kg待炮炙品，用赤石脂粉、伏龙肝粉或黄土粉20～30 kg。

砂炒（烫） 取洁净河砂，置炒制设备内，用武火加热至滑利状态时，投入待炮炙品，不断翻动，炒（烫）至表面鼓起、酥脆或至规定的程度时，取出，筛去河砂，放凉。除另有规定外，河砂以掩埋待炮制品为度。如需醋淬时，筛去辅料后，趁热投入醋液中淬酥，捞出，干燥。

蛤粉炒（烫） 取碾细过筛后的蛤粉，置预热的炒制设备内，用中火加热至翻动较滑利时，投入待炮炙品，翻炒或烫至鼓起或成珠、内部疏松、外表呈黄色时，迅速取出，筛去蛤粉，放凉。除另有规定外，每100 kg待炮炙品，用蛤粉30～50 kg。

滑石粉炒（烫） 取滑石粉，置预热的炒制设备内，用中火加热至灵活状态时，投入待炮炙品，翻炒（烫）至鼓起、酥脆、表面黄色或至规定程度时，迅速取出，筛去滑石粉，放凉。除另有规定外，每100 kg待炮炙品，用滑石粉40～50 kg。

盐炒 将锅烧热，加入盐炒燥后，投入待炮炙品，用文火炒至药材膨胀，表面呈棕黄色或色变深时，具有一定的焦斑，取出，筛去盐，放凉。

除另有规定外，每100 kg净药材或切制品，均用盐20 kg。

2. 炙法 将待炮炙品与液体辅料共同拌润，并炒至一定程度的方法。包含酒炙、醋炙、蜜炙、盐炙、姜炙、油炙、药汁炙等方法。

酒炙 取待炮炙品，加黄酒拌匀，闷透，置预热的炒制设备内，用文火炒至规定的程度时，取出，放凉。除另有规定外，一般用黄酒。每100 kg待炮炙品，用黄酒10～20 kg。

醋炙 取待炮炙品，加醋拌匀，闷透，置预热的炒制设备内，用文火炒至规定程度时，取出，放凉；或取待炮炙品，置预热的炒制设备内，用文火炒至规定程度时，喷醋，继续炒至微干，取出，放凉。除另有规定外，每100 kg待炮炙品，用米醋20 kg。

蜜炙 取待炮炙品加入用适量沸水稀释后的炼蜜拌匀，闷透，置预热的炒制设备内，用文火炒至规定程度时，取出，放凉；或取待炮炙品，置预热的炒制设备内，用文火炒至规定程度时，喷淋加适量沸水稀释的炼蜜，继续炒干，取出，放凉。蜜炙时，用炼蜜。除另有规定外，每100 kg待炮炙品，用炼蜜25 kg。

盐炙 取待炮炙品，加盐水拌匀，闷透或闷润至盐水被吸尽，置预热的炒制设备内，用文火加热，炒干或至规定的程度时，取出，放凉；或取待炮炙品，置预热的炒制设备内，用文火炒至规定程度时，喷淋盐水，继续炒干，取出，放凉。盐炙时，用食盐，应先加适量水溶解后，滤过，备用。除另有规定外，每100 kg待炮炙品，用食盐2 kg。

姜炙 取待炮炙品，加姜汁拌匀，闷润至姜汁被吸尽，置预热的炒制设备内，用文火炒至规定的程度时，取出，晾干。除另有规定外，每100 kg待炮炙品，用生姜10 kg或用干姜3 kg。（姜汁制备方法：将生姜洗净，捣烂，加水适量，压榨取汁，姜渣再加水适量重复压榨一次，合并汁液，即得。或取干姜，捣碎后加水煎煮二次，合并煎液，滤过，取滤液。每10 kg生姜或3 kg干姜，制姜汁10～15 kg。）

油炙 羊脂油炙时，先将羊脂油置预热的炒制设备内加热融化后去渣，加入待炮炙品拌匀，用文火炒至油被吸尽，表面光亮时，摊开，放凉。除另有规定外，每100 kg待炮炙品，用羊脂油20 kg。

药汁炙 取规定的药汁与待炮炙品拌匀，根据不同要求，再用炒制、蒸制或煮制等方法制至规定的程度时，取出，干燥。常见的药汁有甘草汁、黑豆汁、皂角汁、胆汁等。

3. 制炭 包含炒炭和煅炭。制炭时应"存性"，并防止灰化，更要避免复燃。

炒炭 取待炮炙品，置预热的炒制设备内，用武火炒至表面焦黑色、内部焦褐色或至规定程度，取出，放凉。根据具体品种和设备，必要时喷淋清水少许，熄灭火星，取出，晾干。

煅炭 取待炮炙品，置煅制设备内，密封，加热至所需程度，放凉，取出。

4. 煅 包括明煅、煅淬和密闭煅。煅制时应注意煅透，使酥脆易碎。

明煅 取待炮炙品，破碎成小块，置煅制设备内，煅至酥脆或红透时，取出，放凉，破碎。含有结晶水的盐类药材，不要求煅红，但需使结晶水蒸发至尽，或全部形成蜂窝状的块状固体。

煅淬　将待炮炙品煅至红透时，立即投入规定的液体辅料中，淬酥（若不酥，可反复煅淬至酥），取出，干燥，破碎或粉碎。

密闭煅　将待炮炙品置煅锅内，密闭加热焖煅至透，煅炭存性，待冷，取出。

5. **蒸**　取待炮炙品，大小分档，按各品种炮制项下的规定，加清水或液体辅料拌匀、润透，置适宜的蒸制设备内，用蒸汽加热至规定程度，取出，稍晾，拌回蒸液，再晾至六成干，切片或段，干燥。

6. **煮**　取待炮炙品，大小分档，按各品种炮制项下的规定，加清水或规定的辅料共煮透，至溶液完全被吸尽或切开内无白心时，取出，晾至六成干，切片，干燥。

有毒药材煮制后剩余汁液，除另有规定外，一般应按规定妥善处置。

7. **炖**　取待炮炙品，按各品种项下的规定，加入液体辅料，置适宜的容器内，密闭，隔水或用蒸汽加热炖透，或炖至辅料完全被吸尽时，放凉，取出，晾至六成干，切片，干燥。

蒸、煮、炖时，除另有规定外，每100 kg待炮炙品，用辅料20～30 kg或水适量。

8. **煨**　取待炮炙品，用面皮或湿纸包裹，或用吸油纸均匀地隔层分放，进行加热处理；或将其与麸皮同置炒制设备内，用文火煨至规定程度时，取出，放凉。

（1）**面裹煨**　将净药材用湿面包裹，置于炒热的砂或热火灰中，加热煨至面皮焦黄色时，取出，剥去面皮，放凉。

（2）**纸煨**

烘煨　取湿润的切制品，置铁丝匾中，用一层草纸，一层切制品，间隔平铺数层，置炉火旁或烘房内，烘煨至挥发油渗至纸上，取出，放凉。

纸裹煨　取湿润的净药材或切制品，用多层草纸包裹，以水浸湿，置热火灰中煨至纸呈焦黑色或熟透时，取出，除去纸，放凉。

（3）**麦麸煨**　取麦麸或炙过的糖麸置锅内炒热，将净药材或切制品埋入热麦麸或糖麸中，加热煨至所需程度时，取出，筛去麦麸，放凉。

除另有规定外，每100 kg待炮炙品，用麸皮50 kg。

四、其他

1. **燀**　取待炮制品，投入沸水中，翻动片刻，捞出。有的种子类药材，燀至种皮由皱缩至舒展，易搓去时，捞出，放入冷水中，除去种皮，晒干。

2. **制霜（去油制霜）**　除另有规定外，取待炮制品碾碎如泥，经微热，压榨除去大部分油脂，含油量符合要求后，取残渣研制成符合规定的松散粉末。

3. **水飞**　取待炮制品，置适宜容器内，加适量水共研成糊状，再加水，搅拌，倾出混悬液。

残渣再按上法反复操作数次，合并混悬液，静置，分取沉淀，干燥，研散。

4. **发芽**　取待炮制品，置容器内，加适量水浸泡后，取出，在适宜的湿度和温度下使其发芽至规定程度，晒干或低温干燥。注意避免带入油腻，以防烂芽。一般芽长不超过1 cm。

5. **发酵**　取待炮制品，加规定的辅料拌匀后，制成一定形状，置适宜的湿度和温度下，使微生物生长至其中酶含量达到规定程度，晒干或低温干燥。发酵过程中不应出现黑色、霉味及酸败味等异常现象。

6. **复制**　将待炮制品置适宜容器内，加入一种或数种辅料，按工艺程序，或浸、泡、漂，或蒸、煮，或数法共用，反复炮制达到规定的质量要求时，取出，晾至六成干，切片，干燥。

7. **提净法**　取待炮制品，经过溶解，过滤，除净杂质后，再进行重结晶。

8. **制绒**　将待炮制品经捶打、推碾成绒絮状。

9. **揉搓**　将待炮制品揉搓成团或小碎块。

［附录2］

炮制常用辅料

辅料是炮制中药材时加入的辅助材料。因此，所用的品种，必须符合食用或药用的要求，以确保炮制品的质量。常用辅料有：

1. 麦麸　为小麦（*Triticum aestivum* L.）种子的皮。

2. 米　为稻（*Oryza sativa* L.）或糯稻（*Oryza sativa* L.var.*glutinosa* Matsum.）去皮的种仁。

3. 面粉　为禾本科植物小麦（Triticum aestivum L.）的种仁，经净制、粉碎加工制成。

4. 土　为药用的赤石脂（为硅酸盐类矿物多水高岭石族多水高岭石，主含四水硅酸铝〔Al_4（Si_4O_{10}）（OH）$_8$·$4H_2O$〕）或伏龙肝（灶心土）或土黄germ，碾成的细粉。

5. 砂　为质地坚硬、中等粗细的河砂，主要成分含SiO_2。筛取中等粗细的河砂，淘尽泥土，除尽杂质，晒干而成。

油砂　取净河砂，置锅内炒热，加入菜籽油，炒至油烟散净、砂呈深灰色时，取出，备用。

每100 kg河砂，用菜籽油1～2 kg。

6. 蛤壳粉　为帘蛤科动物文蛤（Meretrix meretrix L.）或青蛤（Cyclina sinensis Gmelin）等的贝壳，煅制后经粉碎而成的细粉。

7. 白矾　取净白矾，捣碎或碾粉。主含KAl（SO_4）$_2$·$12H_2O$。

8. 石灰　为石灰石经煅烧而成，除去未煅透的石块，打碎。主含CaO。

9. 生姜　为姜科植物姜*Zingiber officinale* Rosc.的新鲜根茎。

10. 干姜　为姜科植物姜*Zingiber officinale* Rosc.的干燥根茎。

11. 姜汁　为生姜或干姜捣碎加清水压取或煎熬滤得的汁液。

生姜汁　将生姜压榨取汁后，姜渣再加适量清水压榨1～2次，去渣，取汁备用。或取生姜洗净，切片捣碎，加适量清水煎煮制得的煎液。

干姜汁　为干姜加适量清水煎煮制得的煎液。干姜用量为生姜量的30%。

12. 盐　为食用盐（不得添加碘、铁等其他影响炮制效果的成分）。主含氯化钠（NaCl）。

13. 蜂蜜　为蜜蜂科昆虫中华蜜蜂Apis cerana Fabricius或意大利蜂Apis mellifera L.所酿的蜜。

炼蜜　取蜂蜜置锅内，加适量清水，加热至沸，捞去泡沫，滤去死蜂及杂质，再倾入锅内炼至起细泡（习称鱼眼泡）时或炼至滴水成珠，即得。

14. 酒　《规范》中未注明时均指黄酒。

黄酒　食用黄酒，含乙醇量为15%～20%。

白酒　食用白酒，含乙醇量为55%～60%。

15. 醋　为发酵米醋或其他酿制的食用醋。

16. 羊脂油　为牛科动物绵羊*Ovis aries* L.或山羊*Caapra hircus* L.的脂肪油。取羊的新鲜脂肪，煎熬去渣取油。

17. 甘草汁　为甘草（豆科植物甘草*Glycyrrhiza uralensis* Fisch.、胀果甘草*Glycyrrhiza inflata* Bat.或光果

甘草*Glycyrrhiza glabra* L.的干燥根和根茎）加适量清水煎煮制得的煎液。每100 kg煎液相当于甘草20 kg。

18. 黑豆汁　为黑豆（豆科植物大豆Glycine max（L.）Merr.的干燥成熟种子）加适量清水煎煮制得的煎液。每100 kg煎液相当于黑豆25 kg。

19. 米泔水　稻米加适量水淘洗两次，弃去第一次淘洗水，滤取第二次淘洗水，即得。每100 kg米泔水，用米30 kg。

20. 石灰　为石灰石经煅烧而成，除去未煅透的石块，打碎。主含CaO。

21. 酒曲　为以水、麦麸、谷壳等为主要原料，经蒸、煮，冷却，接种根霉、酵母培养之后干燥制成的曲剂。

22. 胆汁　为牛、羊、猪等动物的新鲜胆汁。

23. 制药用水　饮用水为天然水经净化处理所得的水，其质量应符合中华人民共和国国家标准GB 5749—2022《生活饮用水卫生标准》。

[附录3]

中药材加工与炮制的目的及作用

一、药材加工炮制的目的

1. 提高药材的净度。中药材在收集、贮存、运输过程中常夹有其他杂质或非药用部分或霉变虫蛀物质等。为了使药材清洁、纯净及确保用量的准确，在炮制前必须除去泥沙、非药用部分等，经过净选、洗刷等加工，使饮片达到规定的净度。

2. 消除或降低药材毒性或副作用。中药材品种繁多、来源复杂、各具一定性能。据药材对人体作用的强烈程度，中医将中药分列为大毒、小毒和峻烈、燥性等，因此，用药安全是药材炮制重要目的。例如，川乌、草乌、附子含有毒性较大的乌头碱，经加工炮制后（洗漂、蒸煮或加热处理），其毒性成分酯型生物碱含量降低到安全有效的程度。半夏、南星、白附子均含有强烈刺激性物质，能使人体黏膜发生水泡、红肿、失音、腹泻等。但经洗漂和白矾等辅料炮制后，可消除刺激性物质，而具有化痰止咳的功效。千金子、巴豆等会有能引起人体腹泻的油脂成分，经过制霜后，除去部分脂肪油，可达到安全有效。

3. 转变或缓和药材的性能。中医采用寒、热、温、凉和辛、甘、酸、苦、咸来表达中药的性能，不同的药材各具不同性能，但性味偏盛的中药，在临床应用时，会带来一定的副作用。为了适应不同病患者体质的需要，可经过药材的炮制来转变或缓和药材的偏盛的性或味，以增强其疗效，避免其不良反应。例如：麻黄生用辛散解表作用较强，蜜炙后散解表作用缓和，止咳平喘作用增强。生地性寒味甘，有滋阴凉血作用，熟地性温味甘，有滋阴补血作用。生甘草性平、味甘，有泻火、镇咳、解毒等作用；蜜炙甘草性温、味甘，能补中益气作用。

4. 增强药材疗效。通过对药材的炮制，由保证用药安全上升到增强药材疗效是药材炮制又一重要目的。例如：醋延胡索可提高有效成分（生物碱）在汤剂中的溶解度，而增强镇痛作用。酒炙川芎能增强活血通经的作用。羊脂炙淫羊藿可增强治疗阳痿的功效。

5. 矫味矫臭。中药材经漂洗、酒炙、蜜炙、炒黄等多种适宜的方法，经炮制处理后可矫味矫臭，以便于服用。特别是动物类或其他有特异臭、味的药材，病患者难以接受，故需炮制处理而入药。例如：龟甲等经砂炙醋淬后既可使其酥脆，又可除去腥臭味。

6. 便于调剂制剂。将中药材经加工炮制处理后，既可制得便于中药调剂配方的饮片，也可制得适宜于中成药制剂生产需要的符合有关质量标准规格要求的原料，以适应于中医临床治疗用药需要。例如：果类、种子类药材经捣碎或火单制是使其达到一定的粉碎度或种皮剥离；根茎、根、藤木、皮类药材经切制为片、丝、段、块等一定规格的饮片；矿物、贝壳、动物骨甲类药材经煅、砂炙等炮制，使其质地变为酥脆利于粉碎和有效成分的煎出。

7. 利于贮运、防止霉变、保持药效。中药生产供应过程中，都需经一定的运输与贮存，有一定的贮运藏期。经加工炮制后可杀灭虫害、微生物，防止霉变、酸败或虫害。对一些含甙类有效成分的药材如：黄芩、柴胡、杏仁、芥子、槐花、桔梗等，经加热处理后，可使共存的酶受热（70 ℃左右）而失去活力，以免酶解失去应有疗效，以便贮存保质。同时，某些药材经炮制处理后，尚能更好防止走油、变色、黏连等变异现象发生，能减小体积，便于包装，利于携带、运输与贮藏，以保存药效，确保质量。

二、药材加工炮制的作用

（一）中药材净选的作用

1.使药材达到一定净度标准，保证用药剂量的准确。例如：当归、生地、白芷、紫菀等根或根茎类药材，常带有泥沙，须水洗净后才可入药；玄参、白术等常带有地上非药用部分，必须除去；又如：海藻、海带、全蝎等常有盐分，必须洗漂后入药；麻黄须将地上部分和地下根部分开，分别入药。地上部分的麻黄具有发汗，散寒等功能；地下部分的麻黄根，具相反的作用，止汗功能。莲子与莲子心应分开分别入药。莲子具有补脾养心，涩肠固精的功效；而莲子心清心热。

2.便于切制和炮制。药材大小、粗细分类，利于湿润适度，利于切制，利于控制火候等。

3.便于汤剂成方的调配。朱砂须水飞；巴豆、千金子等须制霜等。

（二）中药材切制的作用

1.便于煎出有效成分。切制成一定规格的片、段、丝、块等，破碎面积增大，容易与溶剂接触，利于煎出有效成分，提高汤剂质量。

2.便于进行炮制。利于辅料如酒、醋、盐、蜜、药汁等渗入饮片内，达到改变药性或消除副作用的目的。

3.便于处方调配和鉴别，便于称量及鉴别核对等。

（三）中药炮制的作用

1.清炒的作用：（1）利于煎出药效和捣碎。（2）增强消毒作用。如：炒山楂、炒麦芽、炒建曲、炒槟榔等。（3）利于保持饮片质量。如：种子类药材生品在一定温度和湿度条件下，其共存的氧化酶、脂肪酶等易促使种子萌动而引起成分变化，故有"逢子必炒"之说，炒后酶在70℃左右失去活性。

2.麸炒的作用：（1）增强其健脾作用。（2）缓和药性。白术、枳壳、枳实等含有较高的挥发油，易引起恶心、发呕，麸炒后可除去部分油类，缓和燥性。（3）矫臭。如：动物类僵蚕等。

3.土炒主要起协同作用，增强补脾安胃作用。如：山药、白术、党参等。

4.米炒主要起协同作用和解毒作用。如：党参、红娘、斑蝥等。

5.烫制的作用：通过烫制使饮片松脆，利于粉碎和煎出有效成分，降低毒性。如：烫马钱子，减少马钱子中的士的宁含量。干姜、附子、骨碎补、马钱子、龟板、鳖甲、刺猬皮、穿山甲、豹骨、象皮、水蛭、鸡内金、阿胶等。

6.煅制的作用：使药材质地酥脆，利于粉碎。如：矿石类、贝壳类、骨骼等坚硬药材。如：明煅枯矾，密闭盖煅血余炭、灯心草、蜂房、蛇蜕、干漆等。煅淬自然铜、磁石、紫石英、炉甘石、白石英、阴起石、阳起石、石蟹等。

7.制炭的作用：（1）增强止血及清热凉血作用。如：大蓟、小蓟、槐花、地榆、藕节等止血药及黄芩、黄柏、栀子、丹皮、荷叶等清热药，制炭后可增强止血及清热凉血作用。（2）消减药材的副作用。如：干漆、干姜制炭后可减缓刺激性。如炒炭：大黄、大蓟、小蓟、干姜、乌梅、白茅根、艾叶、石榴皮、地黄、地榆、卷柏、侧柏叶、荆芥、茜草、黄柏、蒲黄、槐花、藕节、莲房等。如煅炭：灯心草、血余炭、荷叶等。

8.酒炙的作用：（1）改变药性，引药上行。如：苦寒清热药黄连、黄柏、大黄等，经酒制后可缓和其寒性，借助酒的性能而引起药上行的作用。（2）增强温补肝肾的作用。如：地黄、山茱萸、女贞子等补益药，酒制后可缓和其酸涩性，增强温补肝肾的作用。（3）增强活血通络作用。如当归、白芍等补血药和乌梢蛇、蕲蛇等祛风药，酒制后可增强活血通络作用。（4）矫臭作用。如：胆南星、乌梢蛇等腥气大，酒制后可除去一定的腥气，以免造成恶心呕吐或不适。酒炙（酒炒）如：大黄、牛膝、川芎、丹参、乌蛇、白芍、当归、黄芩、黄连、续断、柴胡等。酒炖如：大黄、山茱萸、女贞子、地黄、肉苁蓉、黄精等。酒蒸如：大黄、山茱萸、女贞子、地黄、豨莶草等。

9.醋炙的作用：醋性温味酸，有散瘀止痛，散水气，解毒等作用。（1）引药入肝经，增强活血祛瘀、理气止痛的作用。如：延胡索、三棱、莪术、乳香、没药、五灵脂、自然铜等活血祛瘀药及香附、青皮、柴胡等理气药，经醋制后可引药入肝经，以增强活血化瘀、理气止痛的作用。（2）缓和药性，减少其副作用。如：大戟、莞花、商陆等峻下逐水药，经醋制后可减其毒性。（3）利于粉碎和煎出药效。如：醋淬品，紫石英、磁石、龟板、鳖甲等坚硬药。醋炙（醋炒）三棱、艾叶、甘遂、延胡索、芫花、没药等。醋煮：延胡索、莪术。醋蒸：五味子等。

10. 盐水炙的作用：食盐性寒味咸，具有润下、利尿、走血、治目赤、痈肿、血热、坚肌骨、软坚定痛等作用。（1）增强润下利水的作用。如：车前子、泽泻等利水渗湿药，经盐水炙后可增强利尿作用。（2）引药入肾，增强益肝肾作用。如：补骨脂、沙苑子、巴戟天、杜仲等补阳药及刺蒺藜等平肝熄风药，经盐水炙后可增强补肝肾及舒肝明目的作用，故有"盐水炙走肾"之说。（3）增强滋阴降火作用。如：黄柏、知母等清热药经盐水炙后可增强滋阴降火、清血热作用。盐炙：小茴香、车前子、杜仲、沙苑子、补骨脂、知母、泽泻、荔枝核、葫芦巴、韭菜子、益智仁、菟丝子、黄柏、续断、巴戟天、香附等。盐蒸：巴戟天、覆盆子等。

11. 姜汁炙的作用：生姜性温味辣，有温中止呕，开痰等作用。（1）增强温中止呕作用。如：黄连、栀子、竹茹等寒性药及厚朴、草果等芳香化湿药，经姜汁炙后可缓其寒性，增强温中止呕等作用，故有"姜汁炙温散而开痰"之说。（2）缓和其副作用。如：厚朴、半夏、等有刺激咽部的副作用，经姜汁炙后可消减其刺激性。姜汁炙品种主要有：草果、厚朴、黄连、香附、吴茱萸、竹茹等。

12. 蜜炙的作用：蜂蜜性温味甘，具有滋补益肺，润肠通便的作用。（1）增强润肺止咳的作用。如：紫菀、桑白皮、款冬花、马兜铃等化痰止咳药，故有"蜜炙甘缓而润肺"之说。（2）增强补中益气的作用。如：甘草、黄芪等。（3）缓和药性。如：麻黄、罂粟壳等，经蜜制可缓和发汗或收涩作用，增强平喘止咳作用。

13. 制霜的作用：（1）消减副作用。（2）利于配方和制剂。（3）增强协同作用。

如：大风子、千金子、木鳖子、巴豆、柏子仁、瓜蒌子、苦杏仁、西瓜霜、苦瓜霜等。

14. 水飞的作用：（1）除去杂质或有毒成分。（2）便于配方和制剂。水飞的品种主要有：朱砂、炉甘石、珍珠、滑石、雄黄、钟乳石、礞石等。

15. 药汁制的作用：（1）消除或减弱毒性或副作用，达到安全用药。如：川乌、草乌、附子、关白附子等生品具大毒，药汁制后可减弱毒性。又如：半夏、南星、白附子（禹白附）等有强烈刺激咽喉的副作用，经药汁制后，可消除其麻辣感，增强饮片的疗效。（2）起协同作用，增强疗效。如：胆汁制南星后可增强天南星的抗惊厥作用。又如：灯心草、淡竹叶共制大豆黄卷后可增强利湿清热作用。药汁制的品种有：半夏、水半夏、白附子、吴茱萸炒黄连、黄精、川乌、草乌、胆南星、远志、何首乌等。

16. 油脂炙的作用：（1）增强饮片疗效。如：淫羊藿经羊脂制后，可增强其助阳作用。（2）利于粉碎。

17. 煨制的作用：主要是减低药材挥发性油脂的含量以缓和其药性。如：肉豆蔻、诃子等药，经煨制后可起到涩肠止泻作用。

18. 焙制的作用：（1）矫臭或增加香气。（2）除去部分油脂。（3）便于煎出药效。如焙蜈蚣、焙虻虫等。

[附录4]

中药饮片杂质检查法

饮片中混存的杂质系指下列各类物质：

1. 来源与规定相同，但性状或药用部位与规定不符。

2. 来源与规定不同的物质。

3. 无机杂质，如砂石、泥块、尘土等。

检查方法：

1. 取适量的供试品，摊开，用肉眼或放大镜（5～10倍）观察，将杂质拣出；如其中有可以筛分的杂质，则通过适当的筛，将杂质分出。

2. 将各类杂质分别称重，计算其在供试品中的含量（％）。

【注意】

1. 饮片中混存的杂质如与正品相似，难以从外观鉴别时，可称取适量，进行显微、化学或物理鉴别试验，证明其为杂质后，计入杂质重量中。

2. 个体大的药材或饮片，必要时可破开，检查有无虫蛀、霉烂或变质情况。

3. 杂质检查所用的供试品量，除另有规定外，照药材和饮片取样法（《中国药典》通则0211）取样。

［附录5］

中药饮片检定通则

饮片的检定包括"性状""鉴别""检查""浸出物""含量测定"等项目。检定时应注意下列有关的各项规定。

一、检验样品的取样应按药材和饮片取样法（《中国药典》通则0211）的规定进行。

二、为正确检验饮片，必要时可用符合《中国药典》规定的相应药材标本作对照。

三、供试品如已破碎或粉碎，除"性状""显微鉴别"项可不完全相同外，其他各项应符合规定。

四、"性状"系指饮片的形状、大小、表面（色泽与特征）、质地、断面（折断面或切断面）及气味等特征。性状的观察方法主要用感官来进行，如眼看（较细小的可借助于放大镜或体视显微镜）、手摸、鼻闻、口尝等方法。

1. 形状是指饮片的外形。观察时一般不需预处理，如观察很皱缩的全草、叶或花类时，可先浸湿使软化后，展平，观察。观察某些果实、种子类时，如有必要可浸软后，取下果皮或种皮，以观察内部特征。

2. 大小是指饮片的长短、粗细（直径）和厚薄。一般应测量较多的供试品，可允许有少量高于或低于规定的数值。测量时应用毫米刻度尺。对细小的种子或果实类，可将每10粒种子紧密排成一行，测量后求其平均值。测量时应用毫米刻度尺。

3. 表面是指在日光下观察饮片的表面色泽（颜色及光泽度）；如用两种色调复合描述颜色时，以后一种色调为主，例如黄棕色，即以棕色为主；以及观察药材和饮片表面的光滑、粗糙、皮孔、皱纹、附属物等外观特征。观察时，供试品一般不作预处理。

4. 质地是指用手折断饮片时的感官感觉。

断面是指在日光下观察饮片的断面色泽（颜色及光泽度），以及断面特征。如折断面不易观察到纹理，可削平后进行观察。

5. 气味是指饮片的嗅感与味感。嗅感可直接嗅闻，或在折断、破碎或搓揉时进行。必要时可用热水湿润后检查。味感可取少量直接口尝，或加热水浸泡后尝浸出液。有毒饮片如需尝味时，应注意防止中毒。

6. 饮片不得有虫蛀、发霉及其他物质污染等异常现象。

五、"鉴别"系指检验饮片真实性的方法，包括经验鉴别、显微鉴别、理化鉴别、聚合酶链式反应法等。

1. 经验鉴别系指用简便易行的传统方法观察饮片的颜色变化、浮沉情况以及爆鸣、色焰等特征。

2. 显微鉴别法系指用显微镜对饮片的切片、粉末、解离组织或表面以及含有饮片粉末的制剂进行观察，并根据组织、细胞或内含物等特征进行相应鉴别的方法。照显微鉴别法（《中国药典》通则2001）项下的方法制片观察。

3. 理化鉴别系指用化学或物理的方法，对饮片中所含某些化学成分进行的鉴别试验。包括一般鉴别、光谱及色谱鉴别等方法。

（1）如用荧光法鉴别，将供试品（包括断面、浸出物等）或经酸、碱处理后，置紫外光灯下约10 cm处观察所产生的荧光。除另有规定外，紫外光灯的波长为365 nm。

（2）如用微量升华法鉴别，取金属片或载玻片，置石棉网上，金属片或载玻片上放一高约8 mm的金属圈，圈内放置适量供试品粉末，圈上覆盖载玻片，在石棉网下用酒精灯缓缓加热，至粉末开始变焦，去火待冷，载玻片上有升华物凝集。将载玻片反转后，置显微镜下观察结晶形状、色泽，或取升华物加试液观察反应。

（3）如用光谱和色谱鉴别，常用的有紫外-可见分光光度法、红外分光光度法、薄层色谱法、高效液相色谱法、气相色谱法等。

4. 聚合酶链式反应鉴别法是指通过比较饮片的DNA差异来鉴别饮片的方法。

六、"检查"系指对饮片的纯净程度、可溶性物质、有害或有毒物质进行的限量检查，包括水分、灰分、杂质、毒性成分、重金属及有害元素、二氧化硫残留、农药残留、黄曲霉毒素等。

除另有规定外，饮片水分通常不得过13%；药屑及杂质通常不得过3%；药材及饮片（矿物类除外）的二氧化硫残留量不得过150 mg/kg。

七、"浸出物测定"系指用水或其他适宜的溶剂对饮片中可溶性物质进行的测定。

八、"含量测定"系指用化学、物理或生物的方法，对供试品含有的有关成分进行检测。

【附注】

（1）进行测定时，需粉碎的饮片，应按正文标准项下规定的要求粉碎过筛，并注意混匀。

（2）检查和测定的方法按正文标准项下规定的方法或指定的有关通则方法进行。

［附录6］

毒性中药品种

砒石（红砒、白砒）	砒霜	水银	生马钱子
生川乌	生草乌	生白附子	生附子
生半夏	生南星	生巴豆	斑蝥
青娘虫	红娘虫	生甘遂	生狼毒
生藤黄	生千金子	生天仙子	闹羊花
雪上一枝蒿	红升丹	白降丹	蟾酥
洋金花	红粉	轻粉	雄黄

注：毒性中药品种来源于《医疗用毒性药品管理办法》（1988年12月27日发布）。

[附录7]

中药的十八反和十九畏

凡两种以上的药物配合应用，即失去原有性能，或转而具有毒性作用的，称为配伍禁忌。中药的配伍禁忌，依据传统用药经验，已知的有十八反和十九畏。

十八反药歌

本草明言十八反，半蒌贝蔹及攻乌。

藻戟遂芫俱战草，诸参辛芍叛藜芦。

十九畏药歌

硫黄原是火中精，朴硝一见便相争。

水银莫与砒霜见，狼毒最怕密陀僧。

巴豆性烈最为上，偏与牵牛不顺情。

丁香莫与郁金见，牙硝难合京三棱。

川乌草乌不顺犀，人参最怕五灵脂。

官桂善能调冷气，若逢石脂便相欺。

十八反和十九畏，以及其他的配伍禁忌，是前人的经验总结，有些药物如藜芦、水银、砒石、巴豆、密陀僧、生川乌、生草乌、狼毒等，本来就是剧毒药剂量关系甚大，超过剂量就会中毒，甚至死亡。相反相畏的问题，是有待进一步研究的，在未得到更多的科学论据时，我们还得严肃认真地对待这部分经验。

从古代文献和临床实践证明，有些相反相畏的药物是可以配伍的，如《金匮要略》甘遂半夏汤，就是甘遂和甘草同用；在一些方中，也有巴豆、牵牛、大戟、芫花与甘草同用，贝母、半夏与乌头同用的例子，不过是要有把握有目的地使用，才是对人的健康负责。总之，对于前人经验，应该用科学的态度，认真学习和慎重验证。

索 引

[饮片拼音名索引]

[饮片标准编号索引]

［拉丁学名索引］

A

M

N

O

P

R

S

重庆市

ChongQing Shi ZhongYao YinPian PaoZhi GuiFan

中药饮片炮制规范

中药饮片

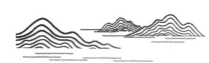